박성희 박사의

New Sports Rope Exercise

리드믹요가_로프

Part 2

Rhythmic YOGA
리드믹요가

저자 **박 성 희**

리드믹요가는
아름답고(Beauty),
유연하고(Flexibility),
창조적인(Creativity) 요가입니다.

영 문 출 판 사

■ **저자**

박성희 경희대학교 후마니타스 칼리지 겸임교수
대한리드믹요가협회 회장

박성희 박사의 New Sports Rope Exercise

리드믹요가_로프

Rhythmicyoga Part 2 _ Rope

박성희 박사의 New Sports Rope Exercise
리드믹요가_로프 Part 2

2024년 1월 10일 초판인쇄
2024년 1월 17일 초판발행

지은이 : 박 성 희
발행인 : 박 병 조
발행처 : 도서출판 영문출판사
등 록 : 1987년 12월 21일 제2-419호
주 소 : 서울시 강남구 삼성동 69-2
전 화 : (02) 514-5590, 776-5590
팩 스 : (02) 756-8943
홈페이지 : www.ymsbook.net
E-mail : yeongmunsa@empal.com
정 가 : 16,000 원
ISBN 978-89-7224-563-6 93510

※ 파본은 교환해 드립니다.

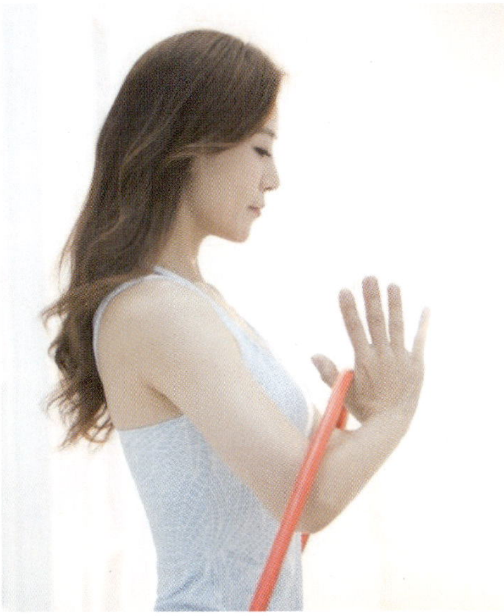

저자 **박 성 희**

저자는 경희대학교 체육대학 체육학과를 졸업하고 같은 대학 체육대학원에서 스포츠의 과학 전공으로 석사학위를 취득하였으며, 스포츠빅테인먼트 전공으로 체육학박사 학위를 영득하였다. 세계 최초로 리드믹요가를 창시한 저자는 아홉 살부터 13년간 기계체조와 리듬체조 선수 생활을 하며 수많은 부상으로 인해 만성통증으로 고생하였으나 요가를 수련하면서 몸과 마음을 치유할 수 있었고 그로 인해 요가를 사랑하며 내 몸을 더 아끼고 사랑하게 되었다.

저자의 이런 경험은 많은 요가인들에게 요가의 바른 자세를 보다 더 흥미롭게 집중력을 향상하면서 즐겁고 행복한 몸과 마음으로 요가를 수련할 수 있도록 직접 창시한 볼, 로프, 후프요가는 새로운 스타일의 뉴스포츠 운동으로 발전시키기 위해 리드믹요가 보급에 전념하고 있다. 리드믹요가의 과학화와 체계화를 위해 기능해부학, 운동생리학, 체형교정학, 운동처방 등 관련 학문과 접목하기 위해 노력하고 있는 저자는 현재 경희대학교 후마니타스칼리지 체육교과 겸임교수로 후학들에게 리드믹요가를 강의하고 있으며, 대한요가회 대회위원장으로 대회규정집을 만들고 국제심판으로도 활동하며 대한민국 요가 발전을 위해 끊임없이 노력하는 국내 최고의 리드믹요가 지도자이다.

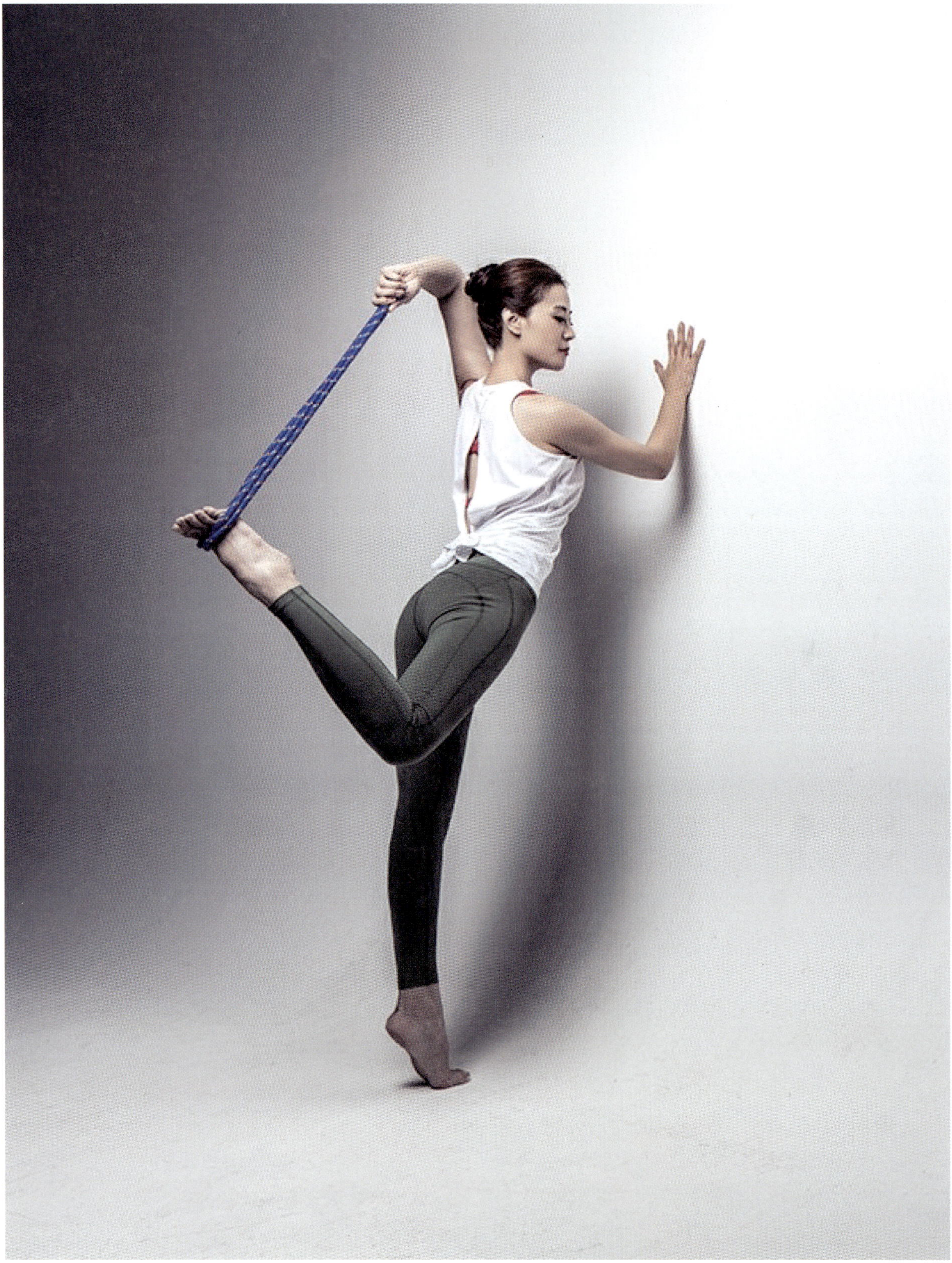

감사의 글

리드믹요가의 두 번째 책은 로프요가입니다.

리드믹요가 Part 1에 이어 출간될 로프요가는 요가의 새로운 신체적 자각을 느끼는 흥미로운 소도구입니다. 벽이나 천장에 로프를 매달고 요가를 하는 아헹가 구루의 사진은 잘못된 자세를 스스로 교정하는 로프요가를 만드는 데 과감히 도전할 수 있는 영감을 주었습니다. 지금은 돌아가셨지만, 후세의 요가인에게 많은 기록을 남겨 깨달음을 주신 아헹가 구루께 존경을 표현하고 싶습니다.

이번 책에서는 제게 관심과 성원을 해주시는 분들께 감사의 마음을 전하고자 합니다.

먼저, 제가 흔들림 없이 정진할 수 있게 늘 따뜻한 말씀으로 독려해 주시는 송종국 학장님, 리드믹요가 책은 꼭 있어야 한다며 출간에 힘을 실어 주신 김효철 교수님, 모교에서 전통요가와 리드믹요가를 가르칠 수 있도록 기회를 주신 고인태 교수님, 도전을 두려워하지 않는 리더가 되라고 조언해 주신 김도균 교수님뿐만 아니라 오산대학교 노재준 부총장님, 김상훈 교수님, 경희대학교 체육대학동문회 김태용 회장님, 체육대학동문회 및 체육대학원동문회 사무국에서 함께 일하는 든든한 후배 고영정, 문기범, 이동건, 양혜진, 김동규, 이인엽, 박진민, 김로한 교수 그리고 책 서두의 저자 소개를 비롯하여 책의 모든 부분에서 감수를 해주신 저의 멘토 성기석 교수님께 다시 한번 깊은 감사의 마음을 전합니다.

리드믹요가를 알리는 데 도움을 주신 (사)한국여성스포츠회 회장이신 임신자 교수님, 경기일보 황선학 국장님, CKLZ 김수미 대표님, 동아오츠카 이진숙 전무님, ㈜DK코스텍 김덕호 대표님 감사합니다.

11년간 체조선수로서의 경험을 바탕으로 요가대회의 규정집을 만들어 한국 요가 발전에 기여할 수 있도록 자리를 만들어 주신 대한요가회 윤우근 회장님, 박태균 수석부회장님, 최순옥 부회장님, 허정욱 사무총장님, 이승환 사무처장님께도 감사드립니다.

제가 리드믹요가 책을 준비하며 스튜디오와 야외에서 아름다운 모습을 사진에 담을 수 있었던 것은 아몬드온 요가복을 협찬해 주신 덕분입니다. 귀사의 무궁한 발전이 있기를 바랍니다.

Rhythmicyoga Part 1 – Ball에 이어 로프에도 관심과 사랑을 보여주신 여러분 모두 요가의 의미처럼 평온한 마음으로 일상이 평화롭기를 두 손 모아 기원합니다. 나마스테~

머리말(작가의 말)

점이 이어져 선이 되고 선이 이어져 원이 됩니다.

볼은 점을, 로프는 선을, 후프는 원을 의미합니다. 리드믹요가는 개인이 만나 인연을 맺고 그 인연의 힘을 모아 인류 건강의 큰 뜻을 이루고 싶은 소망과 희망이 담겨 있는 New-Sports이며, Modern-Yoga라고 할 수 있습니다.

처음 리드믹요가를 만들고 세상에 나왔을 때, 요가는 맨손, 맨발, 맨몸으로 하는 것이라는 말이 저를 주눅 들게 했던 시절도 있었지만, 모든 것을 수용하고 결합할 수 있는 것이 요가라고 믿으며, 용기를 내어 도전했기에 여기까지 올 수 있었습니다.

리드믹요가 지도자 과정 중 헤드티쳐 교육에서는 모든 자세를 기능해부학 해설이 되어 있는 교재로 수업을 진행하여 리드믹요가가 좀 더 과학적인 프로그램으로 자리매김하기 위해 체계화하고 있습니다. 따라서 본 책은 Part 1 - Ball, Part 2 - Rope, Part 3 - Hoop 시리즈로 구성되어 시퀀스 활용의 목적으로 완결되지만 향후에는 모든 동작이 기능해부학과 움직임해부학 등의 관련 학문과 접목하여 출판될 수 있길 바라봅니다.

Part 2 - Rope에서 사용되는 소도구는 리듬체조 선수용 로프로 가격이 저렴하고 재질이 좋아서 한번 구매하시면 평생을 쓸 수 있는 튼튼한 재질입니다. 하지만 로프가 없으면 집에 있는 줄넘기나 필라테스용 세라밴드로 대체해서 사용해도 무방합니다. 또한, 경기일보와 함께 공동작업으로 리드믹요가 영상물을 Youtube에서 확인하면 로프 대신 스카프나 수건을 활용한 동작도 볼 수 있으므로 참고하여 활용하시길 바랍니다.

세 개의 소도구는 각기 개성이 모두 다르다는 점에서 매우 매력적입니다. 볼은 작고 다루기 쉽지만, 주의력이 흩어지면 떨어뜨릴 수 있기 때문에 볼요가를 할 때는 모두가 요가 자세 하나하나에 집중하는 것이 눈에 보입니다. 로프요가는 3m 길이의 로프를 반으로 접기도 하고, 또 그 반으로 접기도 하며 신체의 교정을 도와줍니다. 세라밴드처럼 탄성이 없어서 요가 자세 후에 되돌아오는 동작이 안전하고 바르게 정렬할 수 있는 장점이 있습니다. 마지막 소도구인 후프요가는 원형의 틀, 높이, 공간 등을 활용한 재미있는 응용 자세를 경험한 분은 '후프는 허리만 돌리는 것인 줄로만 알았는데 후프를 활용해 다양한 동작을 할 수 있는 것'에 신기해하기도 합니다.

세 가지 소도구의 장점을 살려 교정운동이 가능한 새로운 운동 프로그램으로 만든 리드믹요가를 많은 분께서 공감하고 수업에 참여해 주신 것에 대해 이 자리를 빌려 감사의 말씀을 전하고 싶습니다. 현재 서울, 경기, 강원, 충청, 경남, 경북, 제주 등 전국 주요 도시에서 리드믹요가 수업이 열리고 있으며, 용인에 위치한 대한리드믹요가협회 아카데미에서 지도자 교육을 하고 있습니다. 요가는 인도에서 시작되었지만, 리드믹요가는 제가 대한민국에서 만들었다는 자부심은 많은 지역에서 리드믹요가를 가르치는 선생님들도 함께 갖고 있는 듯합니다. 사랑하는 제자들이 자부심을 느끼고 수업할 수 있도록 저도 리드믹요가를 발전시키는 데 기여하고자 이렇게 Part1 – Ball에 이어 Part 2 – Rope를 준비하였습니다.

Part – 1 머리말에서 말씀드린 바와 같이 리드믹요가 책은 바른 자세로 가는 안내서이자 지침서입니다. 각각의 동작은 시퀀스로 연결되어 수업에 바로 활용할 수 있게 준비하였기에 초보자부터 상급자까지 응용이 가능합니다.
참고로 책의 모든 용어의 표기가 산스크리트(Sanskrit)어로 되어 있는 것은 요가의 의미를 전달하고자 함입니다. 대중화를 위해 영어와 한국어를 함께 사용하였기에 원어의 된소리가 아닌 일반화된 번역에 맞추어 표기하였습니다. 이는 전통요가 수련자 및 현대요가 수련자의 구분 없이 New–Sports로써 모두가 즐겨주기를 바라는 마스터의 마음임을 알아주시기를 바랍니다.

목차 CONTENTS

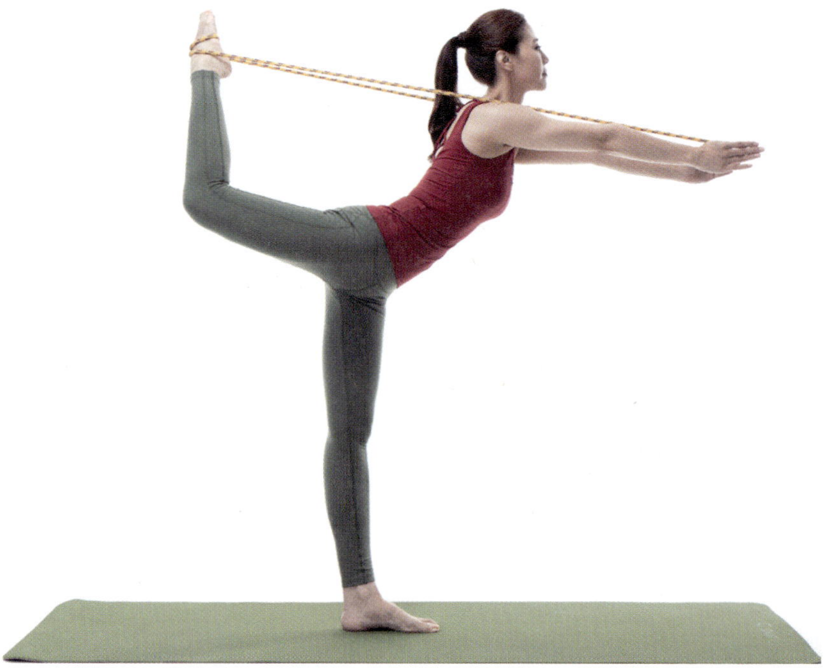

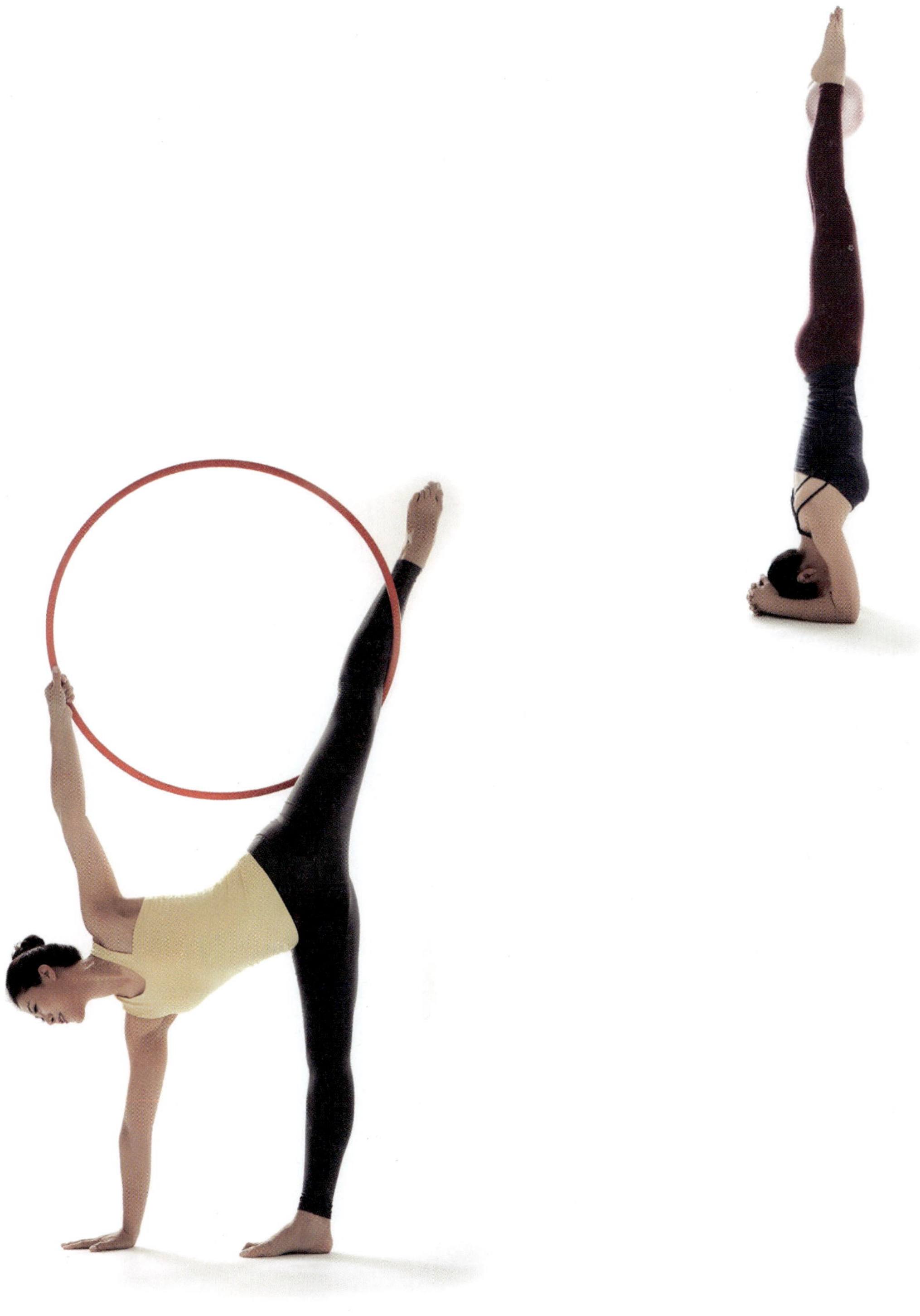

1장. Rhythmicyoga philosophy

몸의 리듬, 마음의 리듬, 생활의 리듬을 되찾게 해주는 리드믹요가

볼, 로프, 후프의 소도구가 머무르는 곳에 따라 신체의 자각과 집중력을 높여주며,
호흡의 리듬, 순환의 리듬, 생활의 리듬을 되돌려주는(**Re**thmicyoga) 의미를 담고 있습니다.

우리는 다양한 리듬을 갖고 있습니다.
사랑의 감성과 감정을 담아 리드미컬한 소리를 내는 심장의 리듬,
생명력을 느끼게 해주는 호흡의 리듬, 걸을 때나 움직일 때 일어나는 운동의 리듬이 있고,
음악을 들을 때도 몸은 그 리듬에 반응을 보입니다.
리드믹요가는 삶에서 일어나는 다양한 리듬을 되찾아 주기 위해 창시된
New-Sports 입니다.
따라서 리드믹요가는 아사나(자세) 유지 시간에
신체의 멈춤이 아니라 신체의 순환 리듬을 느낄 수 있도록
볼, 로프, 후프가 친절하게 안내합니다.

리드믹요가 로고의 의미 Significance of logo

"점(볼)이 이어져 선(줄)이 되고 선이 이어져 원(후프)을 이루듯 개인이 만나 인연을 맺고 그 인연의 힘을 모아 인류건강의 큰 뜻을 이룬다."

As points (Ball) become lines (Rope) and lines (Hoop) form, individuals meet and relate to each other. The strength of those ties together makes a great contribution to human health.

Rhythmic
YOGA

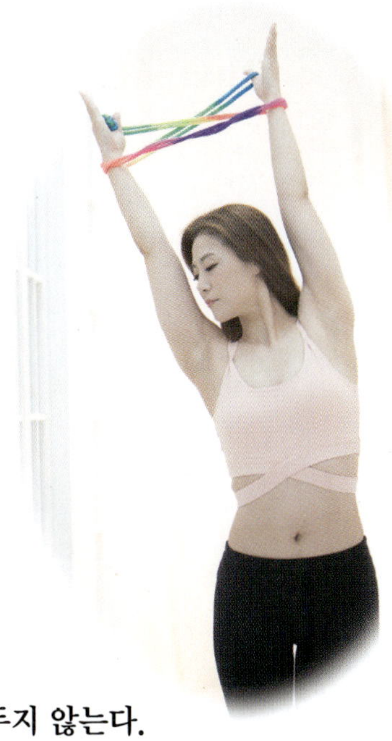

Rhythmicyoga 기본 원리

1. 리드믹요가는 단순히 체중을 감량하는 것에 목적을 두지 않는다.

➔ 볼, 로프, 후프는 신체 정렬을 바탕으로 하고 있기 때문이다.

2. 리드믹요가는 소도구가 신체에 머무르는 위치에 따라 그 효과가 다르다.

➔ 지도자의 정확한 근육의 명칭을 말하여 자각을 이끈다.

3. 리드믹요가는 스스로 바디 얼라이먼트와 어져스트먼트를 경험할 수 있다.

➔ 소도구의 각도가 몸의 균형이 틀어졌음을 바로 알 수 있고 소도구에 에너지를 싣고 그 힘을 사용해 핸즈온의 효과를 얻을 수 있다.

4. 리드믹요가는 집중력을 향상한다.

➔ 맨손으로 할 때보다 소도구가 신체의 근육에 집중시킴으로 더욱 몰입하게 만든다.

5. 각각의 소도구 개성과 다양한 난이도를 지도자가 수업에 따라 조절할 수 있다.

➔ 소도구에 따라 쉽고 어려운 난이도를 단계별로 선택할 수 있어 지도자와 수련자는 늘 새로운 요가를 경험할 수 있다.

Rhythmicyoga 수업준비 방법 및 주의 사항

Rhythmicyoga - Rope

- 3m의 로프를 수련자의 키에 맞춰 매듭을 만들어 준다.
  → 가운데를 두 발로 밟아 어깨 바로 아래 정도가 적당하다. 매듭을 묶은 후에 로프는 1/2로 접어 왼손 엄지손가락에 고리를 걸고 오른손바닥에 매듭 두 개를 모아 잡고 팔을 펴서 에너지를 실어본다.
  → 짧으면 팔이 안 펴지고 길면 로프가 팽팽하지 않고 느슨하게 되어 로프에 힘을 전달할 수 없게 된다.
- 로프를 목에 걸고 수카아사나로 앉아 명상한다.
- 로프는 언제나 팽팽함을 유지한다.
- 로프에 실은 에너지는 내게 파워를 줄 수 있음을 아사나를 지도할 때 얘기한다.
- 나의 힘이 아닌 로프에 너무 많이 의지하면 손이 얼얼할 수 있음을 주의시킨다.
- 로프는 맨손으로 할 때 알지 못했던 나의 신체 각도가 눈에 보이므로 바로 바르게 고칠 수 있으며 왼쪽과 오른쪽의 아사나 차이를 느낄 수 있다.
  → 이는 바디얼라이먼트 즉, 신체의 정렬을 스스로 교정할 수 있음을 상기시킨다.
- 로프를 당기며 혹은 밀어내며 하는 전굴과 밸런스는 작은 에너지로 큰 효과를 기대한다.

이 책을 보며 리드믹요가를 따라하는 분께 알립니다.

이 책에는 50개의 피크 자세와 8개의 종합 시퀀스, 250여 개의 동작을 시퀀스화 하였고,
혼자서도 연습이 가능하도록 자세한 방법을 동작마다 넣었습니다.
편의상 한쪽 방향의 사진을 실었으며, 모든 동작의 마무리는 역순으로
처음 준비 자세로 되돌아온 후 반대쪽을 실시합니다.
책에서 소개되는 자세는
요가의 자세, 요가 응용 자세, 창작 자세로 구성되어
시퀀스의 연결이 될 수 있도록 운동 순서에 맞춰
힘의 방향, 로프의 위치, 잡는 법, 호흡, 동작, 시선 등을 넣어
누구나 쉽게 리드믹요가를 따라 할 수 있습니다.

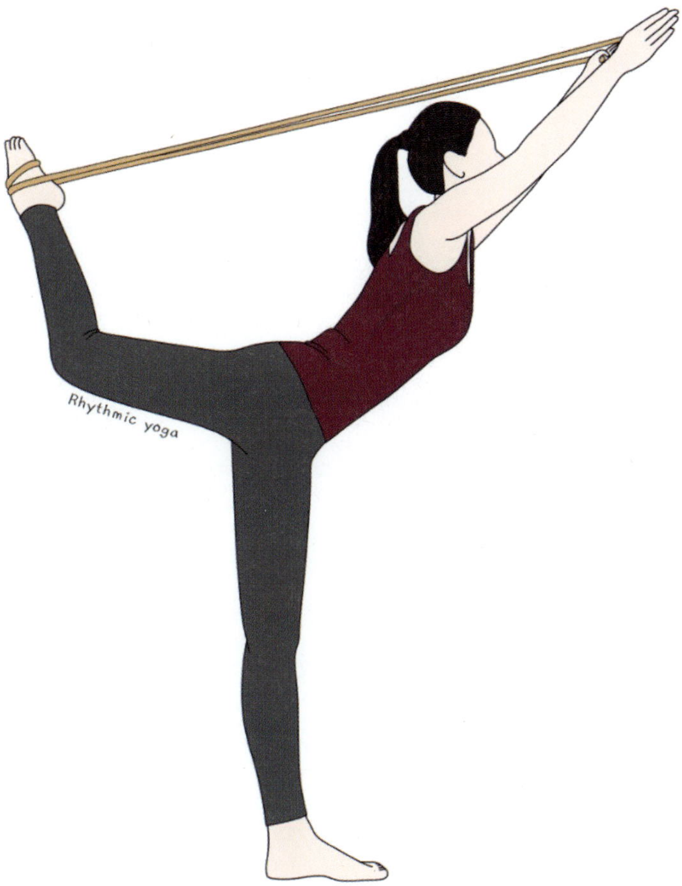
Rhythmic yoga

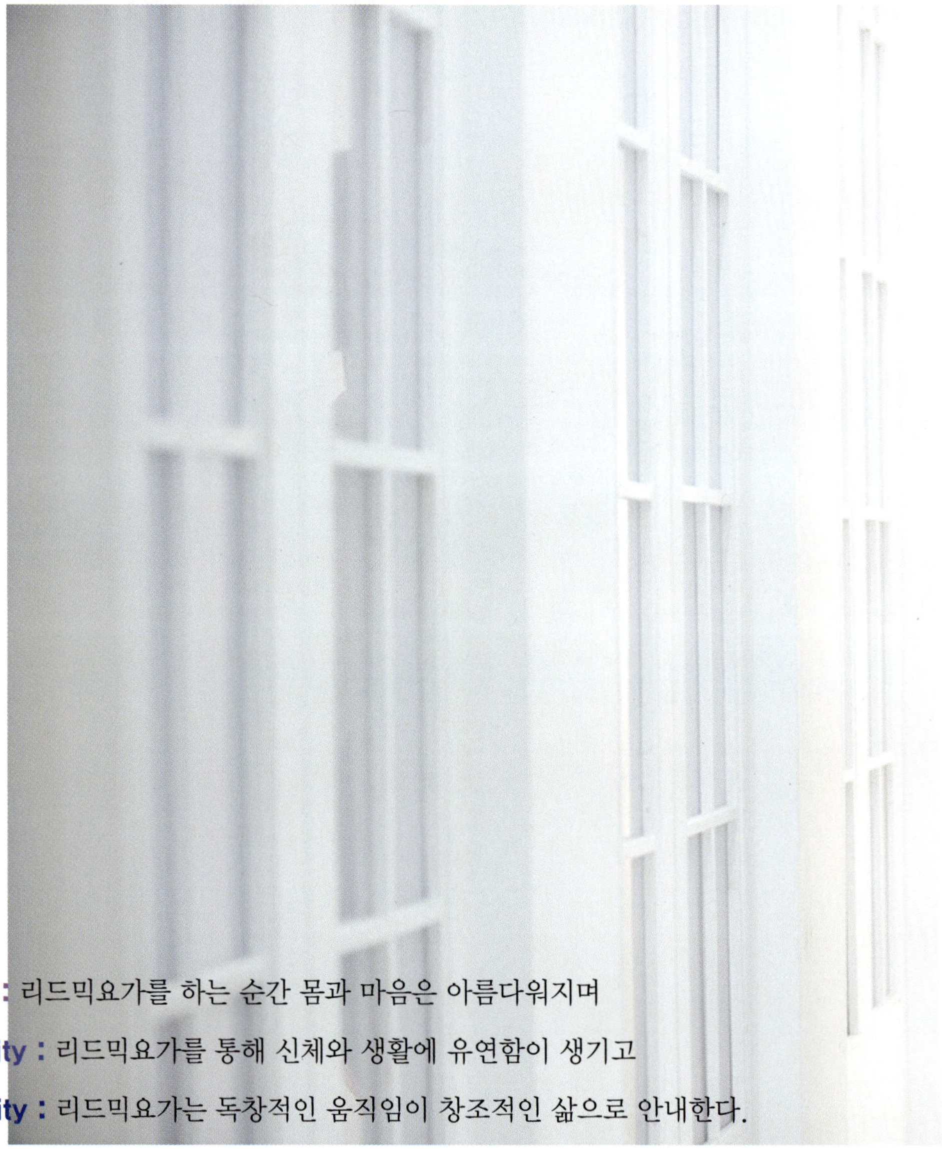

Beauty : 리드믹요가를 하는 순간 몸과 마음은 아름다워지며

Flexibility : 리드믹요가를 통해 신체와 생활에 유연함이 생기고

Creativity : 리드믹요가는 독창적인 움직임이 창조적인 삶으로 안내한다.

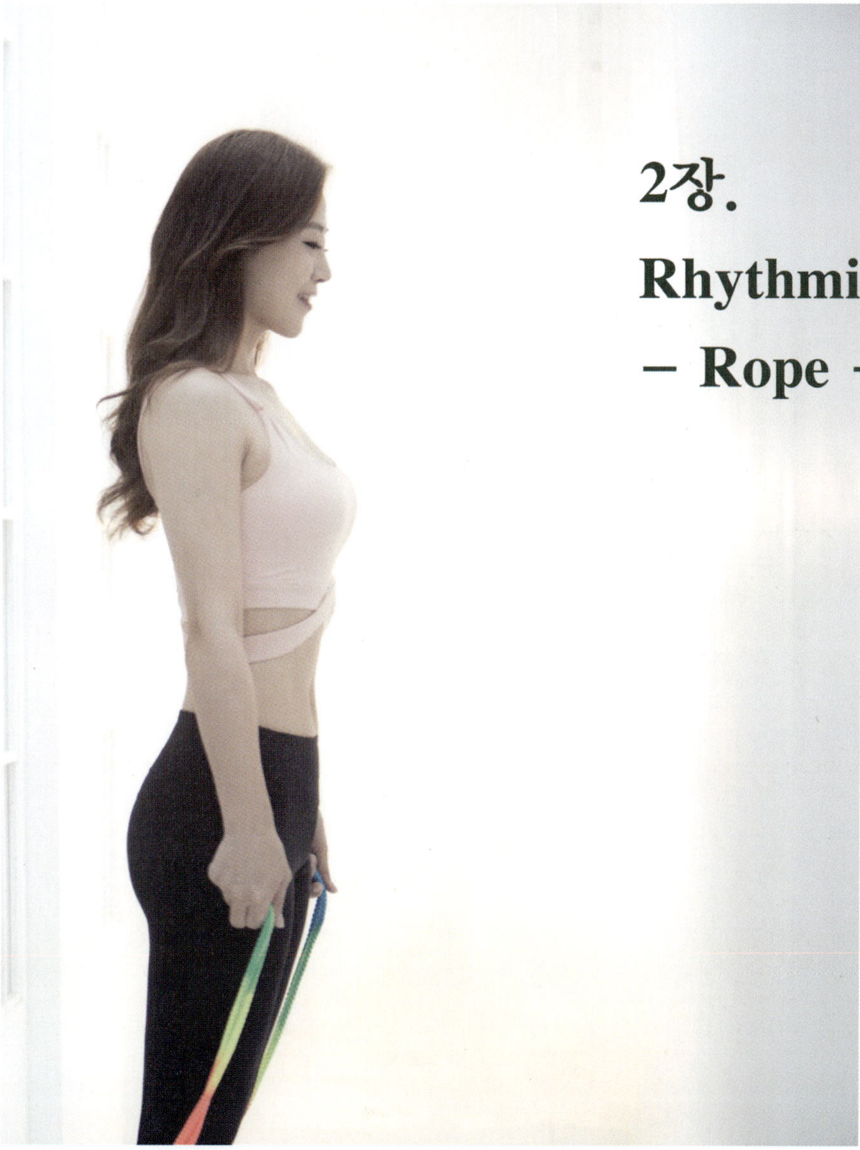

2장.
Rhythmicyoga
– Rope –

Rhythmicyoga – Rope

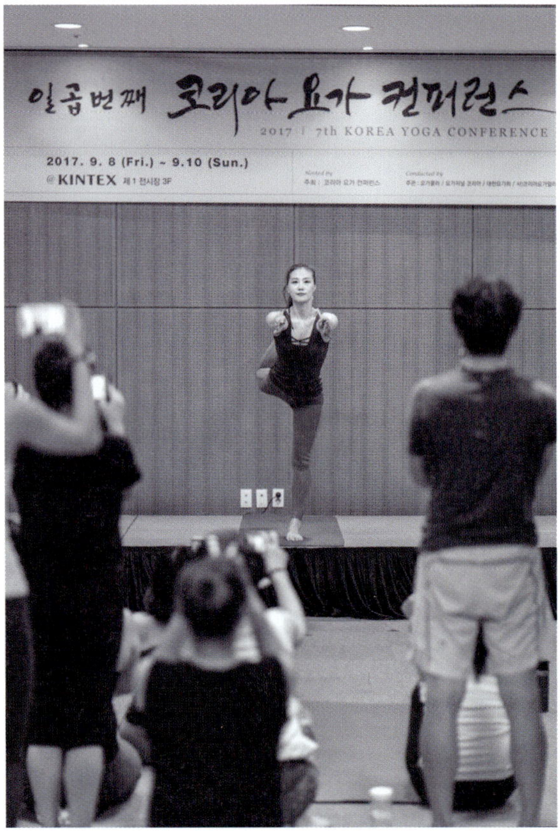

일곱번째 코리아 요가 컨퍼런스
2017 | 7th KOREA YOGA CONFERENCE
2017. 9. 8 (Fri.) ~ 9.10 (Sun.)
@KINTEX 제1 전시장 3F

리듬체조 로프의 특징

리듬체조 로프는 가볍고 탄성을 가진 마 또는 합성 재료로 만들어져 있다. 길이는 선수 키에 비례하며 로프의 중간을 발로 밟았을 때 양쪽 끝은 겨드랑이에 위치해야 한다. 로프 끝의 매듭은 루틴을 하는 동안 로프의 기술과 팽팽함을 유지하기 위해 필요하며 로프 루틴의 기본 요구 사항은 도약과 건너뛰기, 던지기, 몸에 감기 등을 하며 경쾌한 움직임과 함께 견고하고 힘찬 리듬감을 연기한다.

Rhythmicyoga – Rope

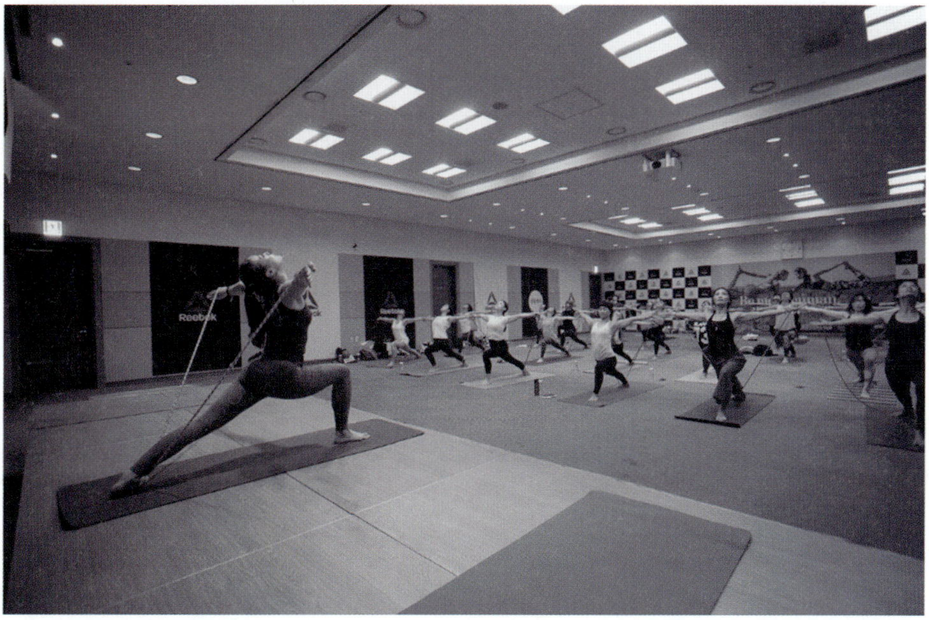

리드믹 로프 요가에서의 로프의 의미 : 끝없이 나를 신장시키는 에너지

Teaching point : 흐느적거리는 로프는 에너지를 실었을 때 나에게 파워를 줘서 나의 신체 기능을 향상한다.

줄넘기는 전 국민이 하는 운동 중 하나로써 로프를 넘으며 생기는 신체 조정 능력향상과 집중력, 비만 해소는 널리 알려진 효과이다. 리드믹 로프는 로프를 뛰어넘지는 않지만, 모든 요가 동작에 로프를 이용해 바디 얼라이먼트 효과를 위해 활용한다.

로프요가는 언제나 로프를 당기며 팽팽함을 유지한다.

이는 신체 각 부위의 근육을 심화 있게 쓰는 효과가 있다. 깊은 속 근육까지 운동시키기 때문에 몸의 안정화 운동에 좋다. 또한, 체내에 축적된 젖산을 제거하는 데도 효과적이며, 로프로 인해 자세 유지 시간을 연장 해주기 때문에 체지방은 빠지고 근력은 키울 수 있다. 잘못된 자세는 근육뿐만 아니라 관절과 뼈에도 통증을 만듦으로 로프요가는 목의 각도, 어깨의 위치, 허리와 골반의 기울기, 다리의 높낮이를 즉각적으로 알아차릴 수 있으므로 바른 자세로 가기 위해 로프를 더 당기며, 스스로 몸을 바르게 정렬할 수 있어 근육, 관절의 위치도 점점 개선할 수 있다.

리드믹 로프의 가장 큰 특징은 핸즈온 없이 로프에 의지해 유연성과 밸런스를 편하고 쉽게 하므로 수련자의 만족도를 높일 수 있다.

기본 동작 & Sequence

Various rope positions
로프 잡는 법 • 로프를 반으로 접어 왼손 엄지손가락에 고리를 걸고 수평으로 당겼을 때 팔이 굽어지거나 뒤로 가서 휘어지지 않고 팽팽함을 느껴야 한다. • 오른손 엄지손가락 사이에 끼는 로프의 끝에 매듭을 한번 묶어주고 다시 한번 로프의 길이를 체크한다.

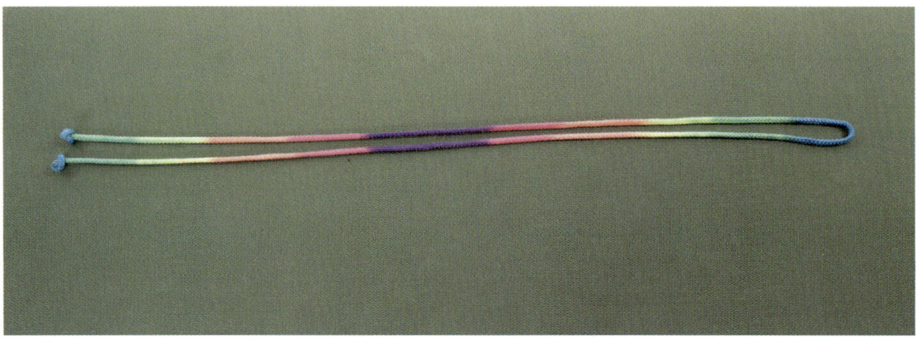

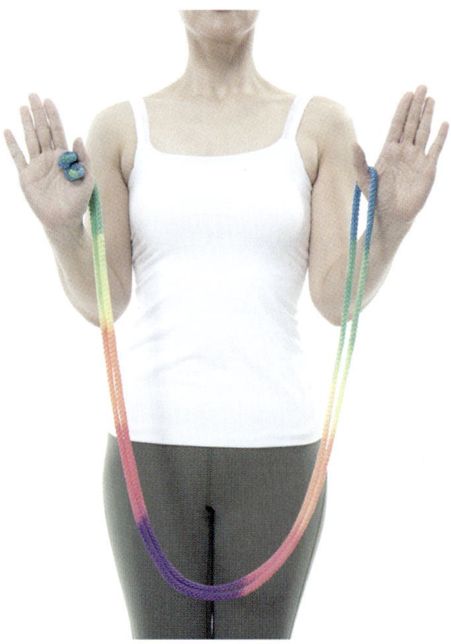

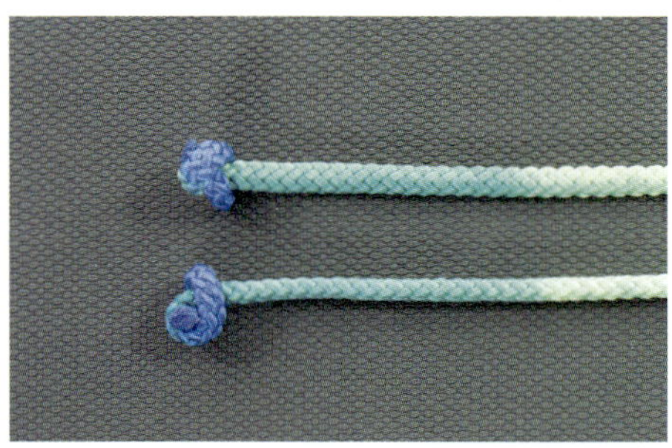

로프 잡는 법

Various rope positions

로프 명상 안내

- 길이를 맞춘 로프를 목에 걸고 명상 자세로 바르게 앉는다.
- 손의 다양한 무드라를 취하고 로프에 에너지를 전달하여 신체의 일부임에 집중하며, 명상을 할 수 있다.

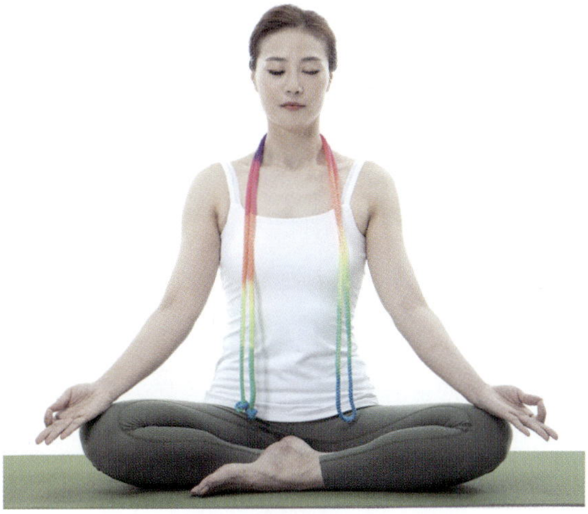

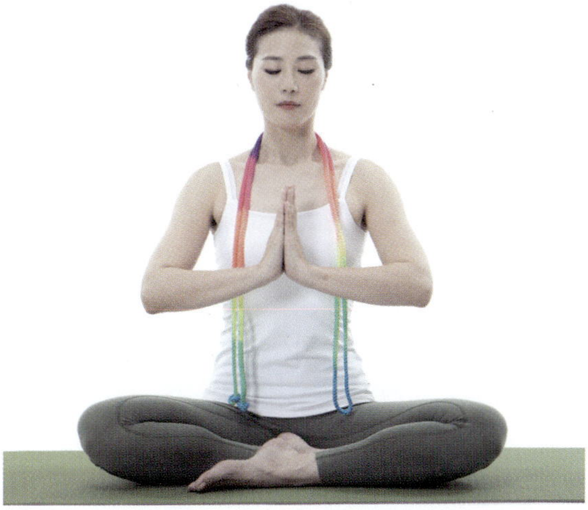

기본 동작 & Sequence

Various rope positions
로프 잡는 법 – 1/2 기본잡기 오른손 매듭, 왼손 고리(보여지는 방향) • 오른손에 두개의 매듭이 있고, 엄지손가락 사이로 줄이 나와 왼손 엄지손가락에 고리를 건다. • 로프를 팽팽하게 양손을 바깥쪽으로 펼쳐 로프에 에너지를 싣는다. • 로프는 가슴 앞에서 또는 목뒤에서 수평을 만들어 신체를 정렬한다.

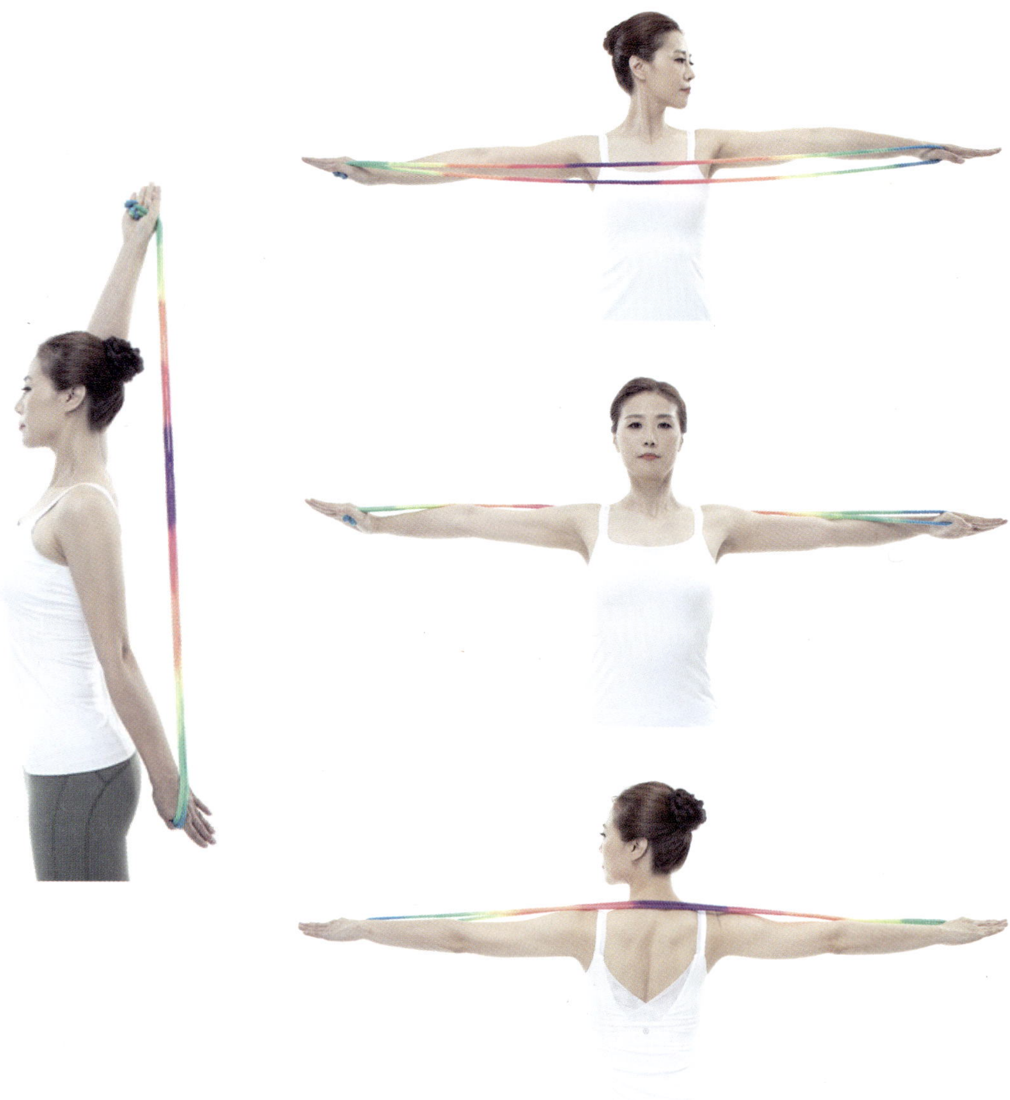

로프 잡는 법

Various rope positions

로프 잡는 법 – 1/4 잡기

- 로프를 무릎 위에 올리고 다리 바깥쪽으로 단단하게 잡는다.
- 나바아사나와 같은 신체의 균형을 견고하게 잡을 때나 전굴 동작 시 로프를 당기며 척주기립근을 신장시킬 때 유용하다.

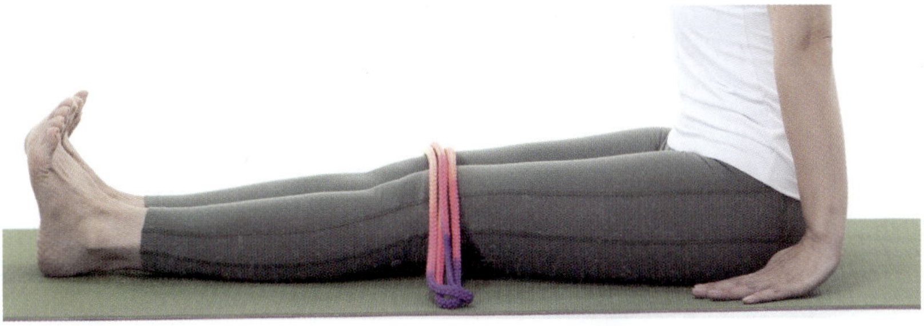

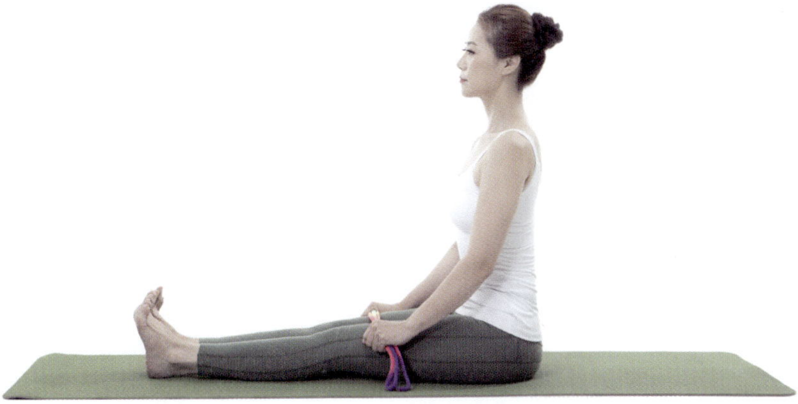

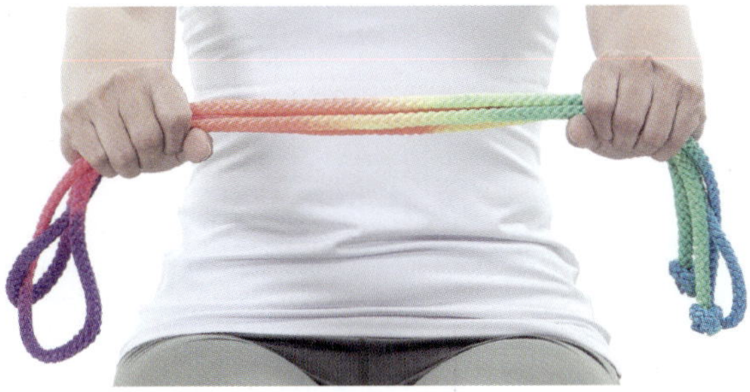

기본 동작 & Sequence

Various rope positions
1/2 기본잡기 기본 자세 : 목뒤에 걸고 장골의 높이를 맞추고 준비자세를 한다. 1/3 접어 아사나 활용하기 : 발에 걸거나 몸에 둘러 안정감 있는 밸런스 동작을 한다.

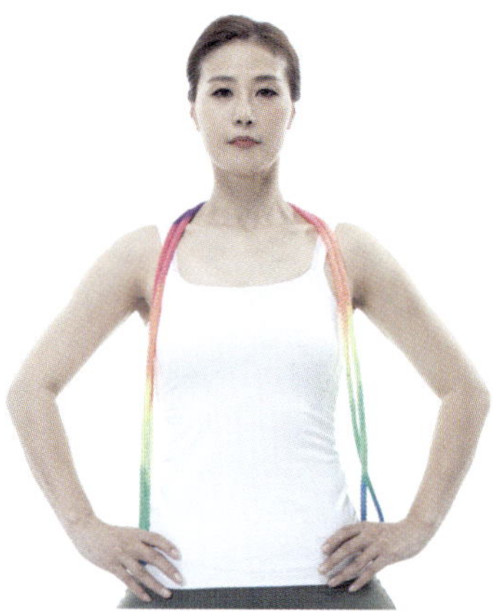

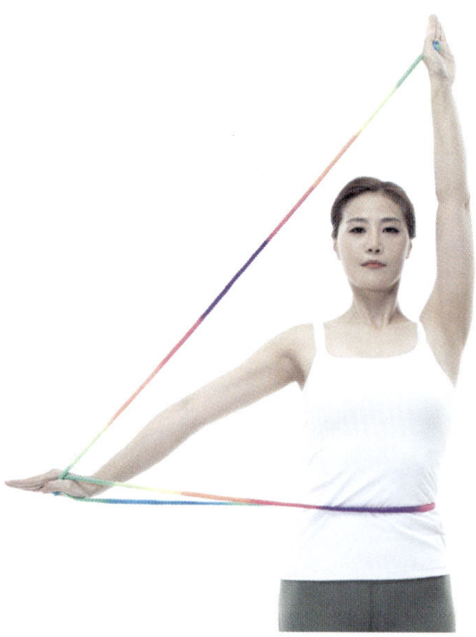

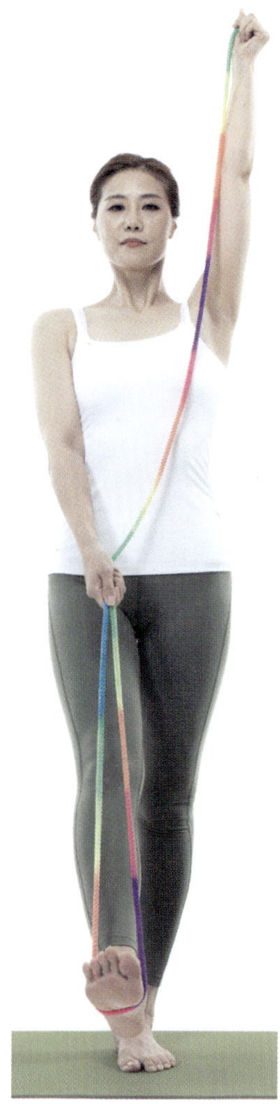

로프 잡는 법

Various rope positions

로프 잡는 법

- **끝잡기** – 로프넘기를 잡듯 매듭이 엄지손가락 사이 손바닥쪽으로 오게 하여 끝을 잡는다.
- **교차잡기** – 끝잡기에서 로프 가운데를 밟고 오른손 매듭은 왼손으로, 왼손 매듭은 오른손으로 교차해서 끝잡기를 한다.

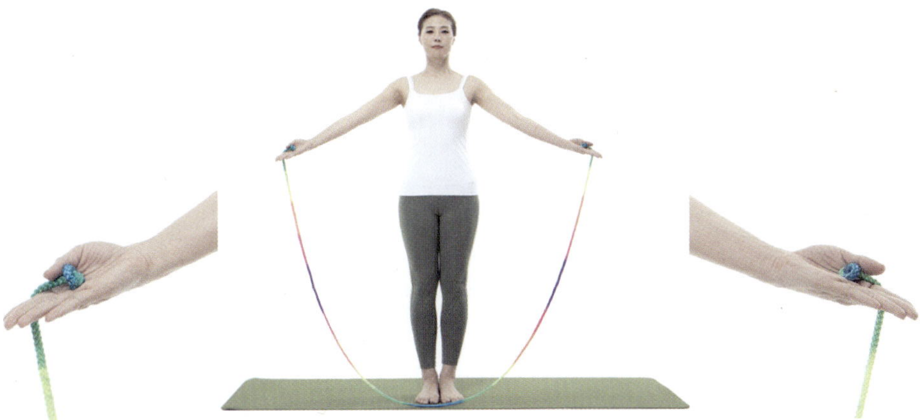

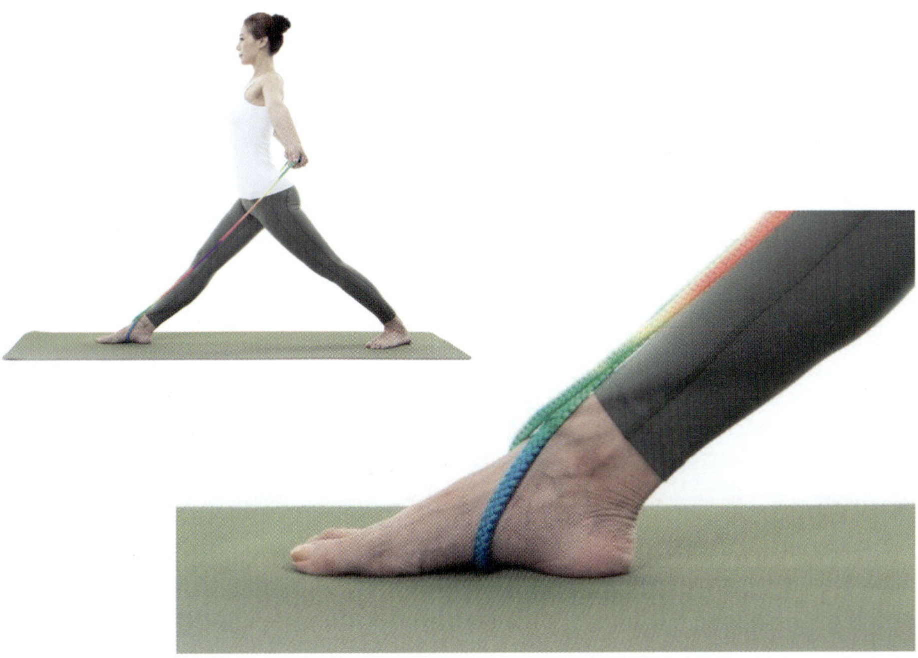

Various rope positions

X자 만들기 → 손목에 매듭 만들기

- 로프를 1/2 접어 왼손의 로프를 오른팔 바깥쪽으로 두른다.
- U자 형태가 된 로프의 공간에 왼손을 밀어 넣고 어깨너비로 팔을 만들면 X자가 만들어진다.
- X자를 만든 후에 매듭을 잡은 오른손을 몸쪽으로 당겨 빼면 손목에 로프가 한번 묶인다.

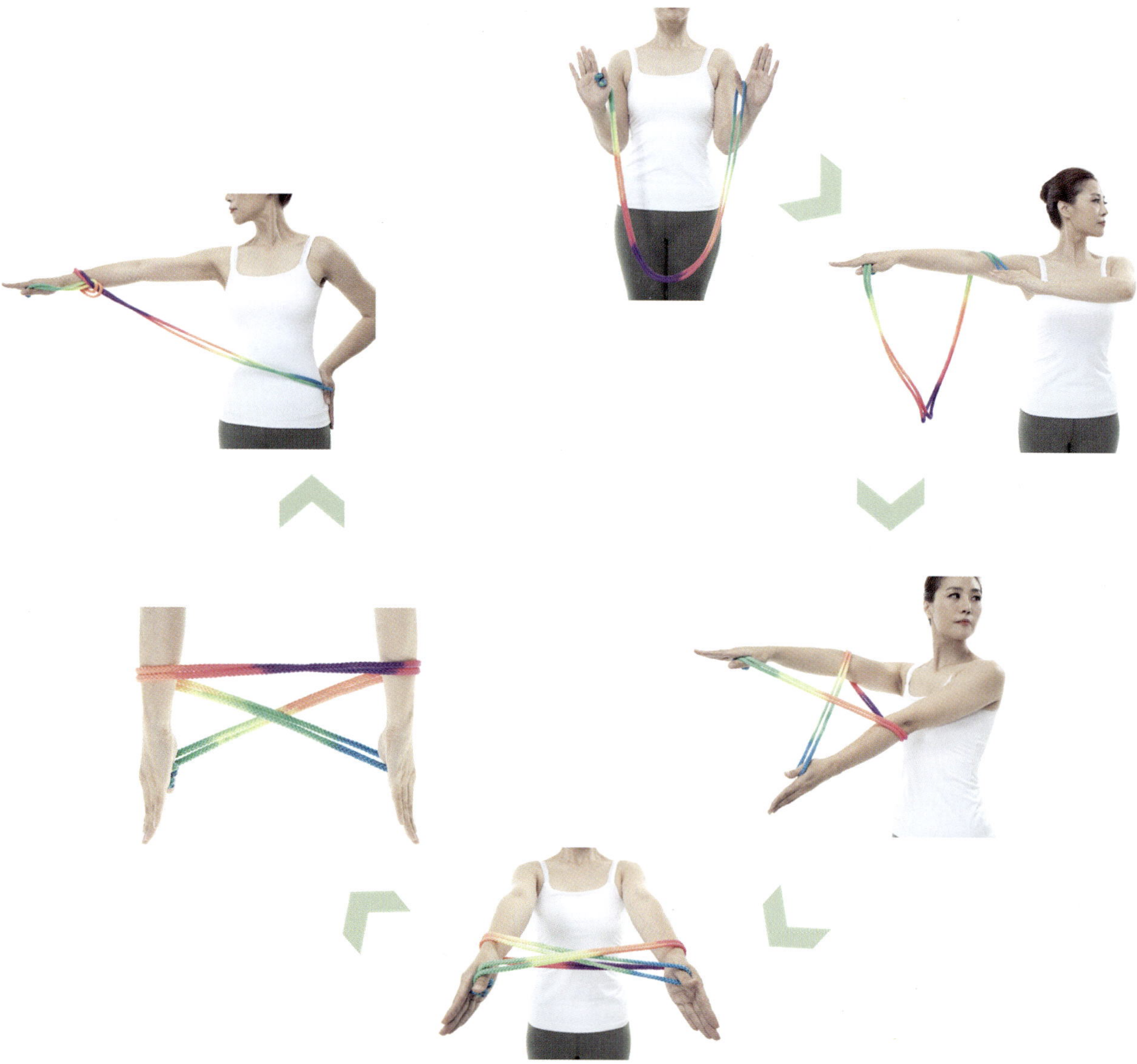

로프 잡는 법

Various rope positions

X자 만들기의 다양한 아사나 적용 사례

- 어깨 간격을 유지해야 하는 동작을 할 때 팔과 머리의 간격이 동일한 상태로 안정감 있는 자세 유지가 가능하기 때문에 어깨와 척추의 정렬을 맞추기 쉽다.

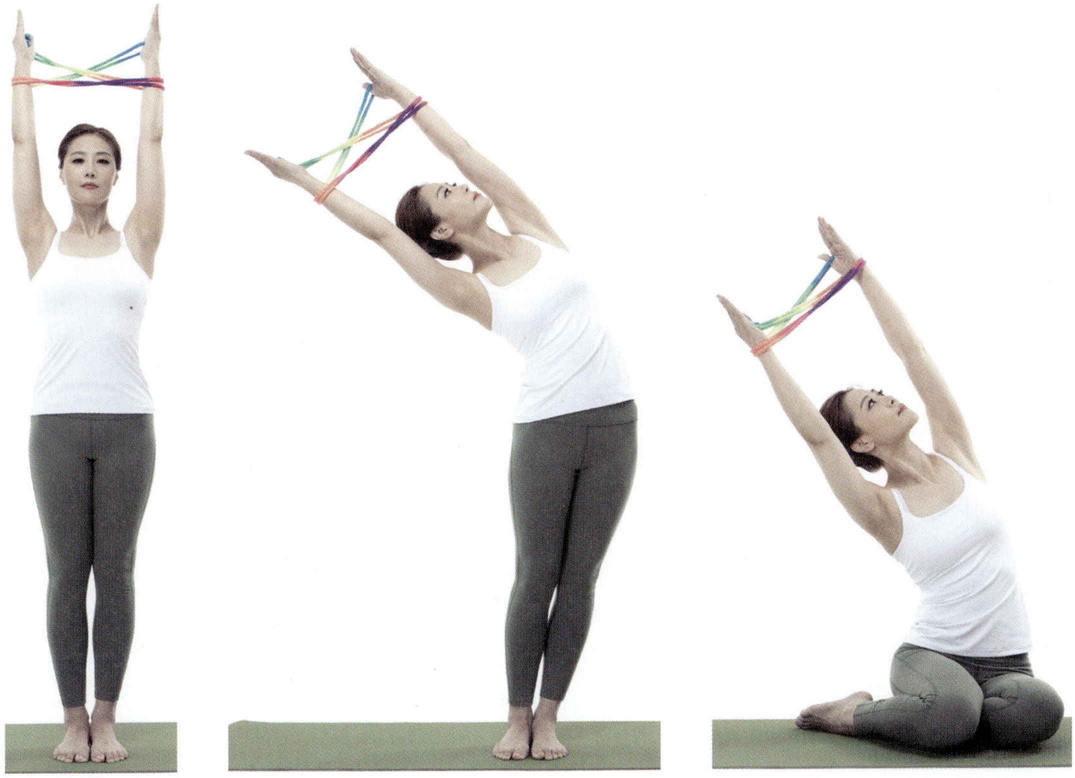

Warming up & Sequence

시작 Start

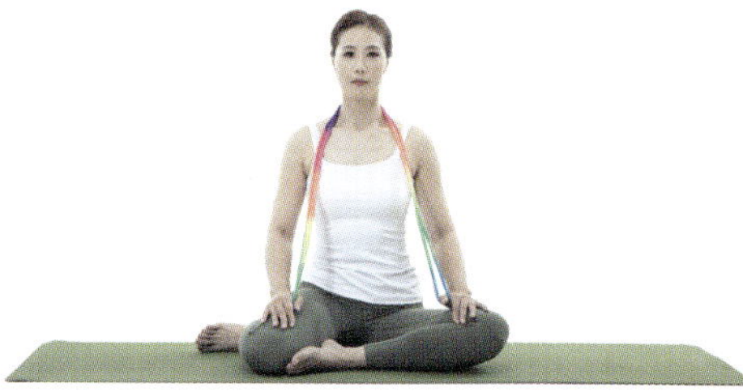

Pose - 고무카아사나
Rope - 1/2 목에 건다(1/2 기본잡기)
Breathing - Exhale

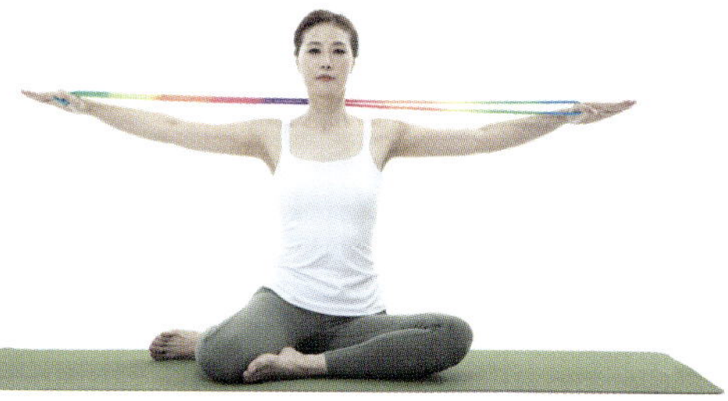

Pose - 비라아사나
Rope - 1/2 양팔을 어깨 높이로 올림
Breathing - Inhale

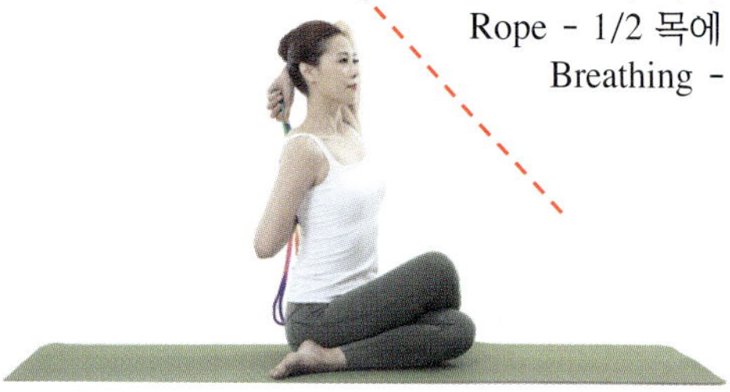

Pose - 고무카아사나
Rope - 1/4 접는다
Breathing - Exhale

로프요가 워밍업 시퀀스

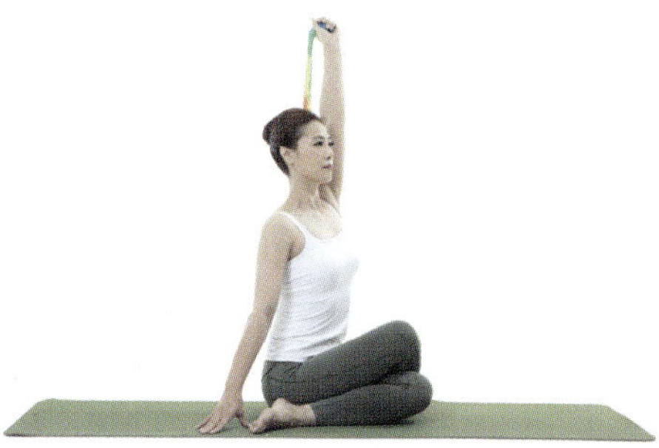

Pose - 고무카아사나
Rope - 1/4 접는다
Breathing - Inhale

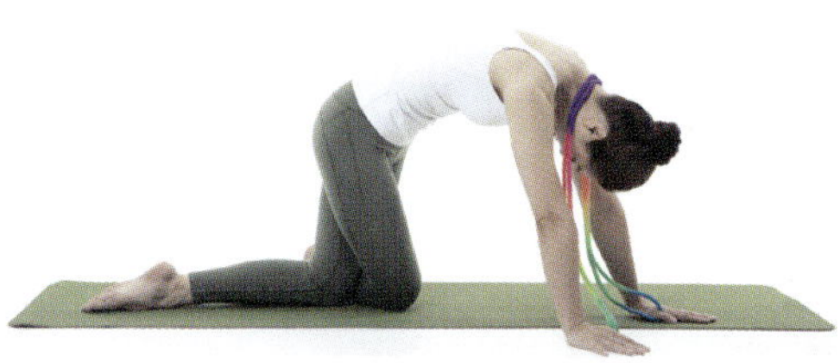

Pose - 고무카아사나
Rope - 1/2 목에 걸기
Breathing - Exhale

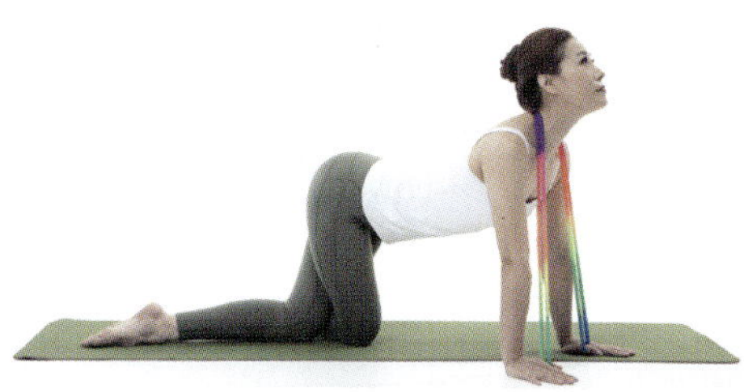

Pose - 고무카아사나
Rope - 1/2 접어 목에 걸어 당김
Breathing - Inhale

Warming up & Sequence

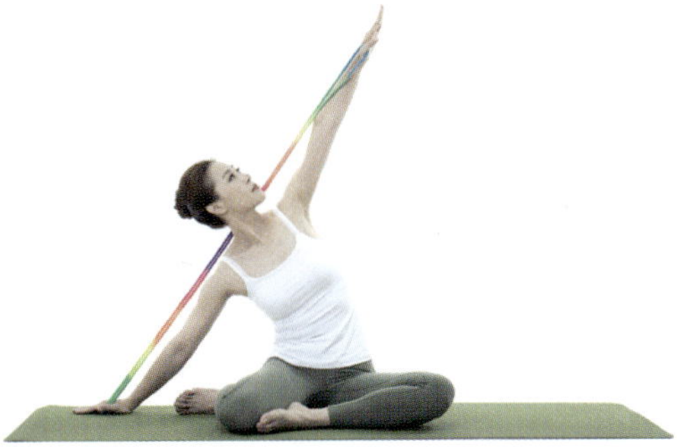

Pose - 비라아사나
Rope - 1/2 접어 대각선
Breathing - Exhale

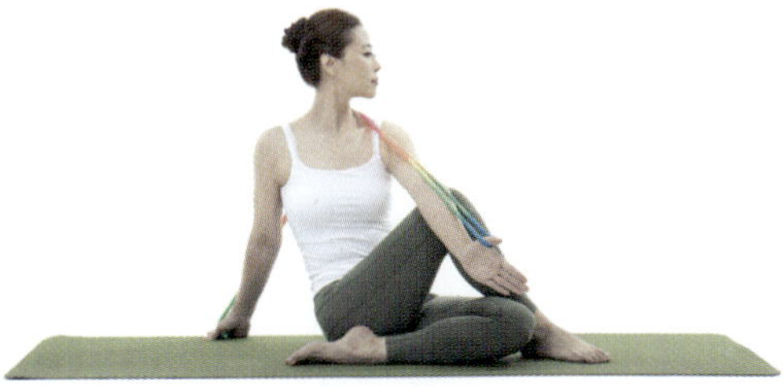

Pose - 아르다 마센드라아사나
Rope - 1/2 접어 어깨에 걸기
Breathing - Exhale

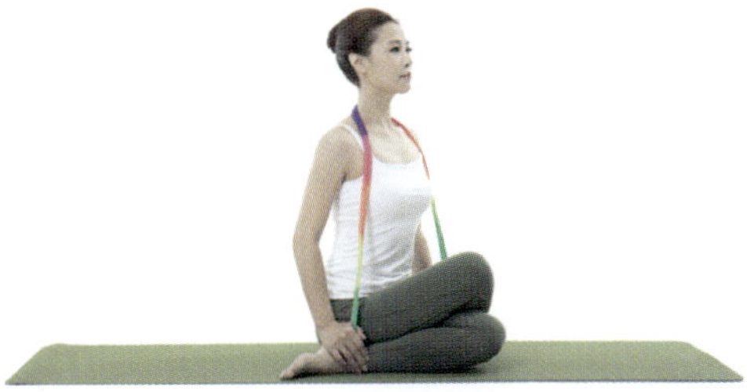

Pose - 고무카아사나
Rope - 1/2 접어 목에 걸기
Breathing - Inhale

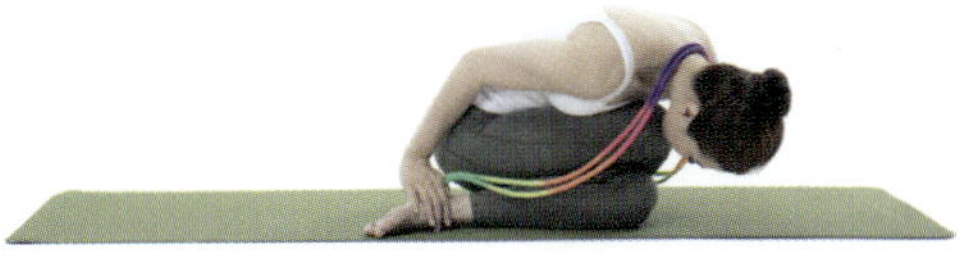

Pose - 고무카아사나
Rope - 1/2 목에 걸기
Breathing - Exhale

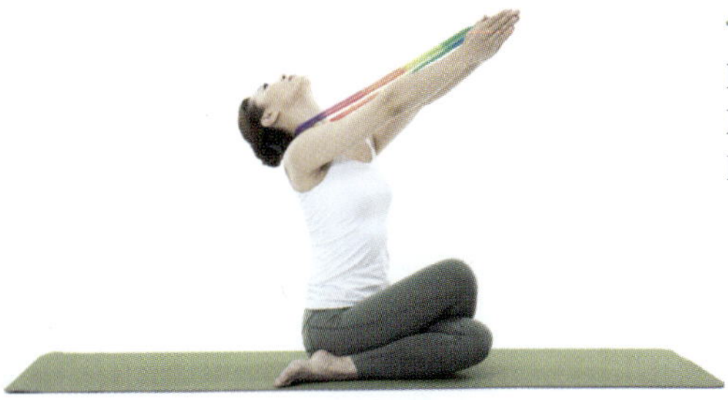

Pose - 고무카아사나
Rope - 1/2 목에 걸기
Breathing - Inhale

Warming up & Sequence

시작 Start

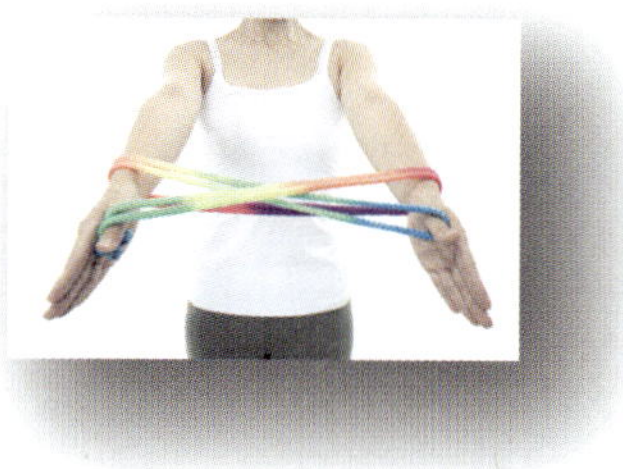

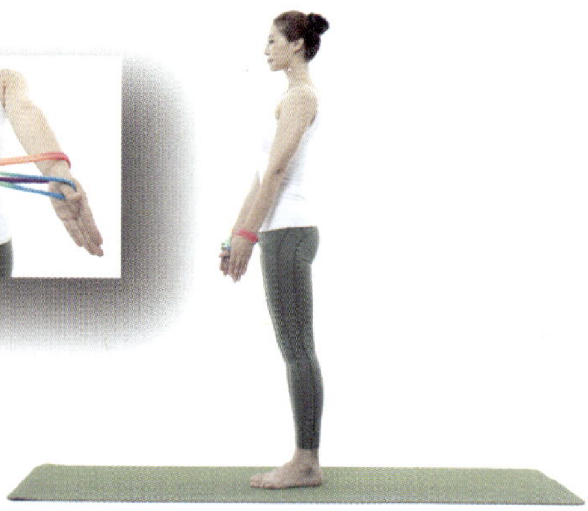

Pose - 타다아사나
Rope - X자 만들기
Motion - 바르게 서기

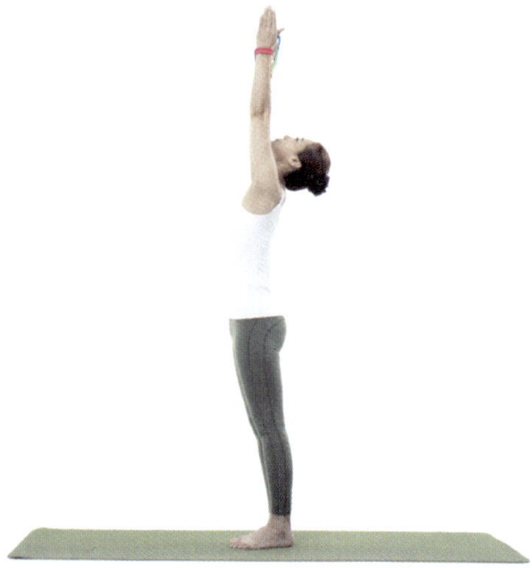

Pose - 우르드바 하스타아사나
Rope - X자 만들기
Breathing - Inhale

태양경배 A 시퀀스

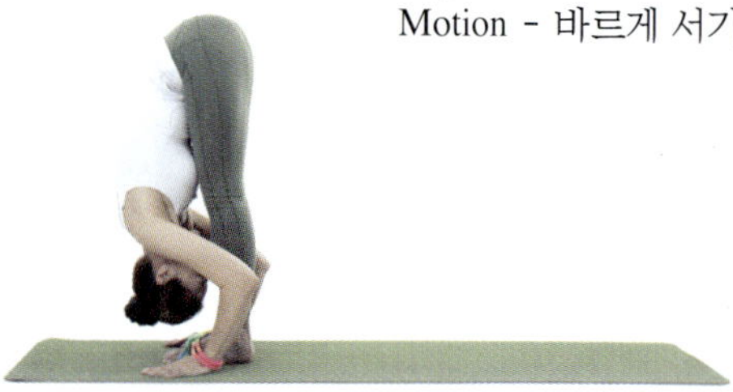

Pose - 웃타나아사나
Rope - X자 만들기
Breathing - Exhale

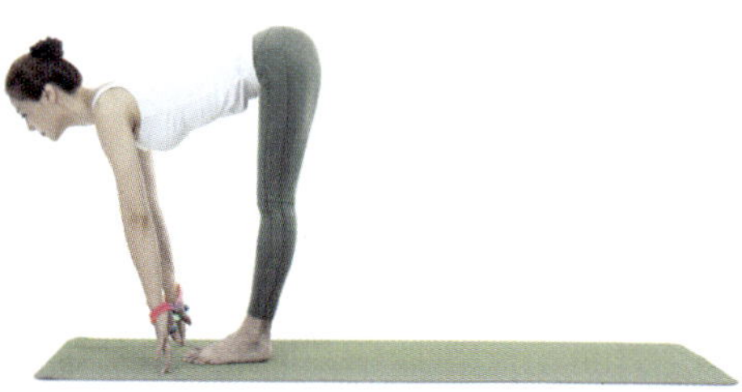

Pose - 아르다 웃타나아사나
Rope - X자 만들기
Breathing - Inhale

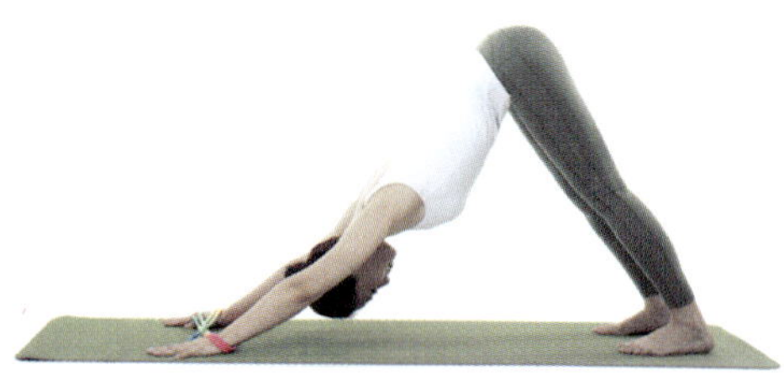

Pose - 아도무카 스바나아사나
Rope - X자 만들기
Breathing - Exhale

Warming up & Sequence

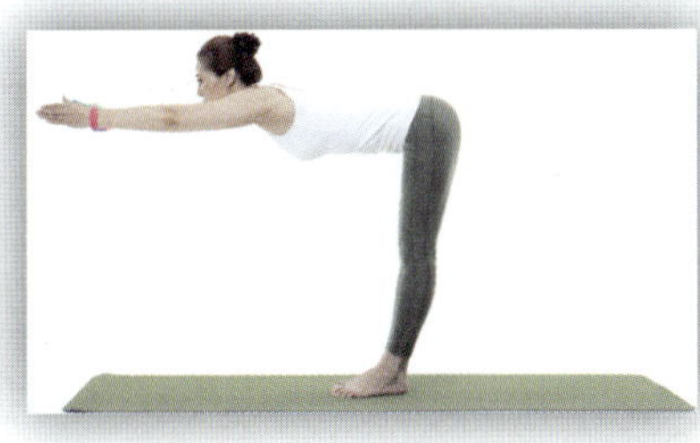

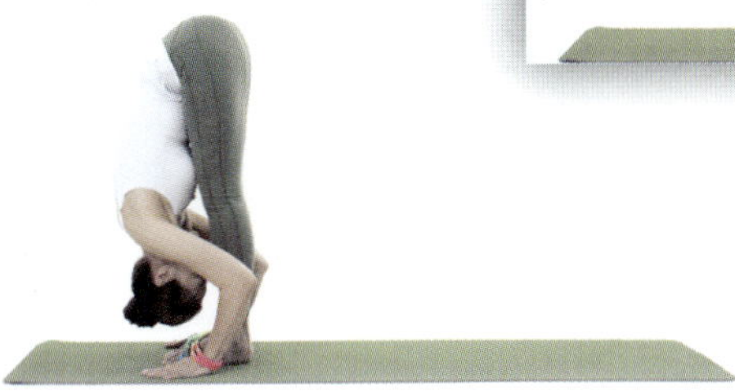

Pose - 웃타나아사나
Rope - X자 만들기
Breathing - Exhale

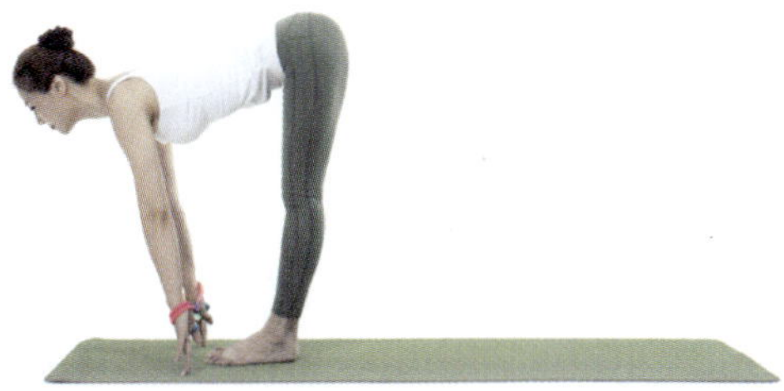

Pose - 아르다 웃타나아사나
Rope - X자 만들기
Breathing - Inhale

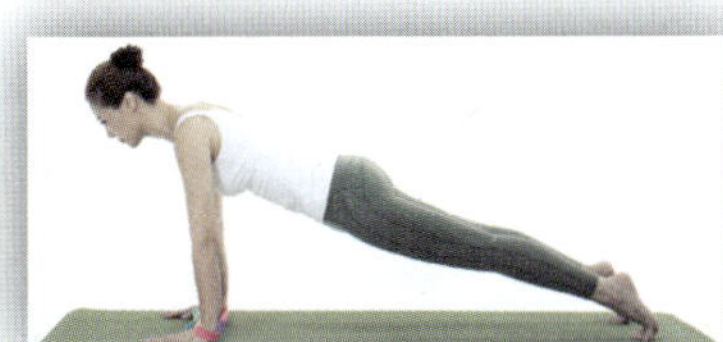

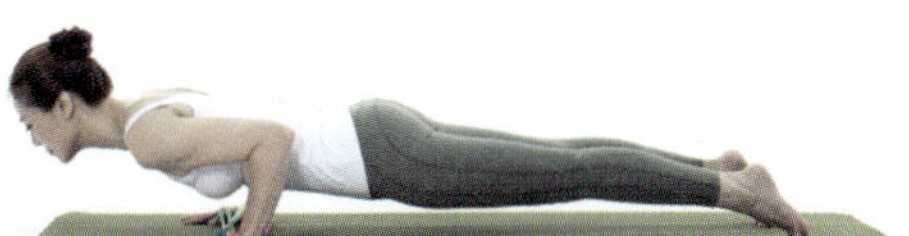

Pose - 차투랑가 단다아사나
Rope - X자 만들기
Breathing - Exhale

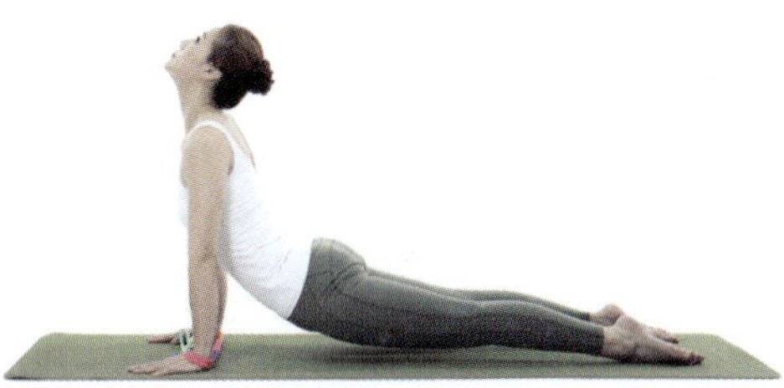

Pose - 우르드바 무카 스바나아사나
Rope - X자 만들기
Breathing - Inhale

어깨 이완 스트레칭 자세

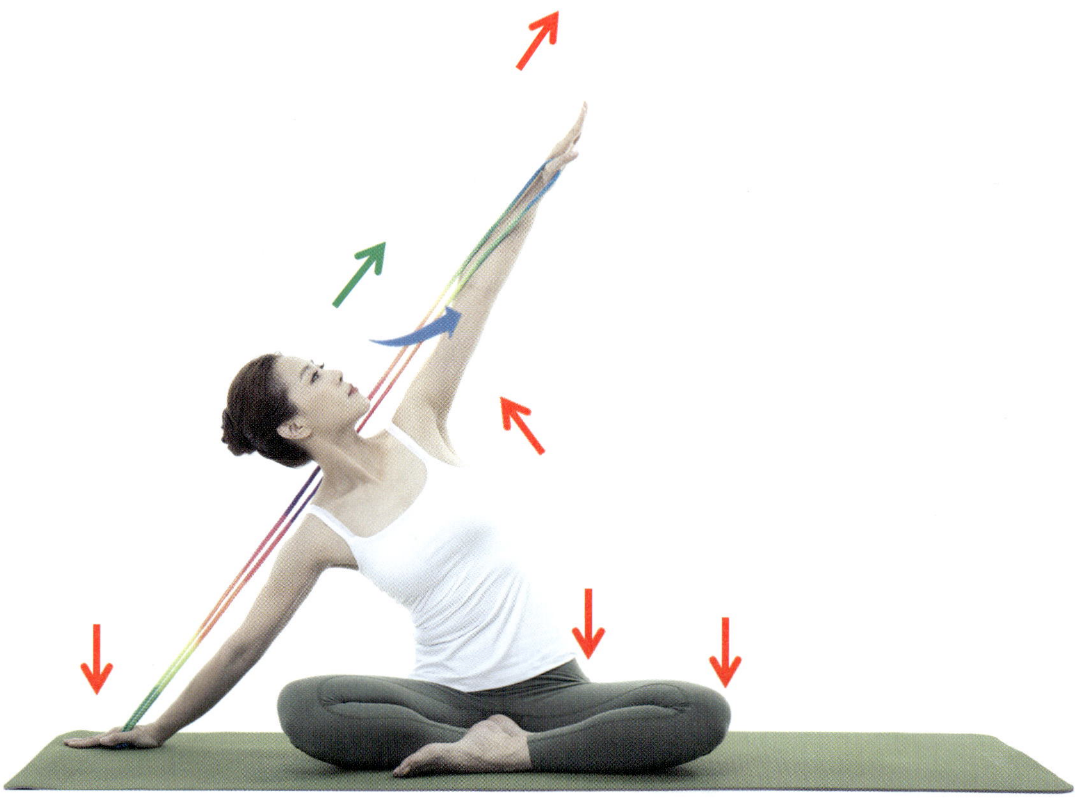

효과 Effect – 수카아사나만으로도 고관절이 외회전되며 로프의 양쪽 끝을 잡고(1/2 기본잡기) 대각선으로 뻗어는 동작에서 척주기립근의 스트레칭을 돕는다. 특히 로프가 목뒤에 닿지 않게 대각선을 뻗는 손을 살짝 뒤로 한다는 느낌으로 하여 굽은 어깨를 펼 수 있다.

주의사항 Caution – 신체를 옆으로 많이 기울이면 운동 효과가 높아질 듯하지만, 오히려 좌골이 뜨며 기반이 무너질 수 있으므로 로프의 대각선만큼만 뻗으며 자세를 유지한다.

핵심사항 Key point – 1/2 기본잡기를 한 모든 자세는 팔을 유지한다는 느낌이 아닌 로프를 팽팽하게 양옆으로 뻗으며 신장시킨다.

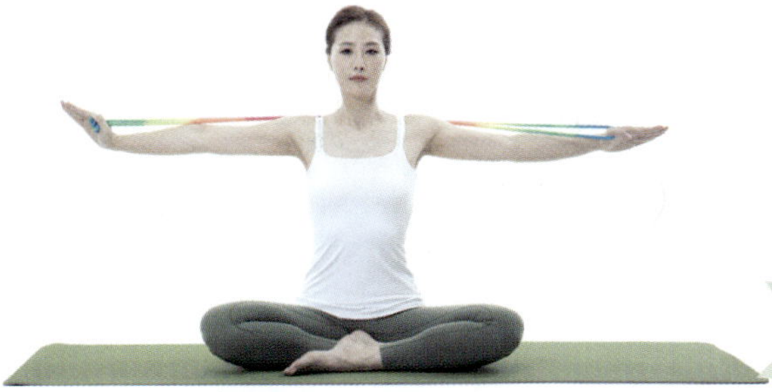

Leg - 수카아사나(편한 명상자세)
Rope - 1/2 기본잡기
Breathing - Inhale
Motion - 팔을 어깨 높이로 올리고 로프를 팽팽하게 함
Drishti - 정면

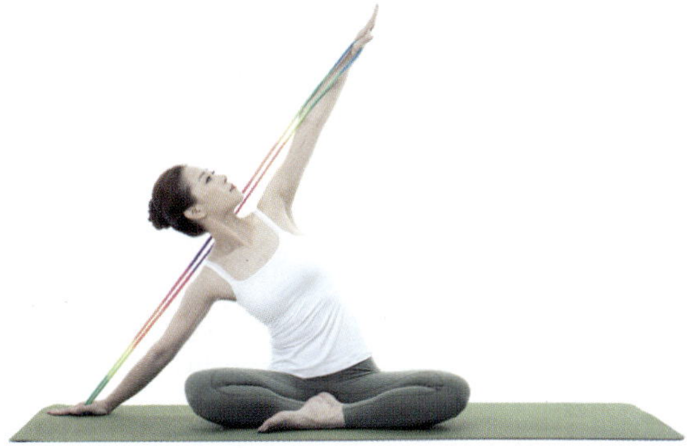

Leg - 준비자세 유지
Rope - 대각선 뻗음
Breathing - Exhale
Motion - 오른쪽으로 기울인 후 로프를 팽팽하게 함
Drishti - 손끝

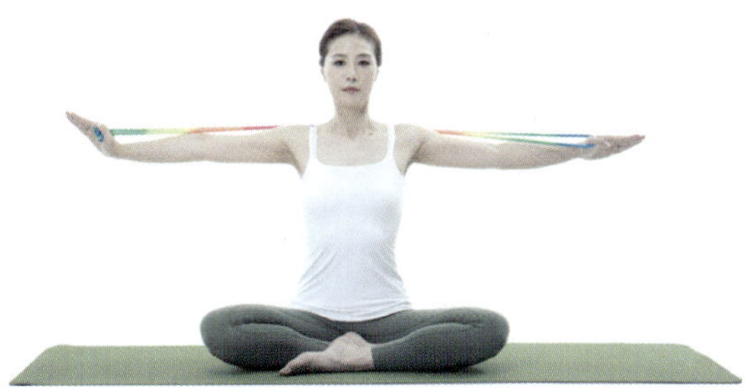

Leg - 준비자세 유지
Rope - 수평 뻗음
Breathing - Inhale
Motion - 팔을 어깨 높이로 올리고 로프를 팽팽하게 함
Drishti - 정면

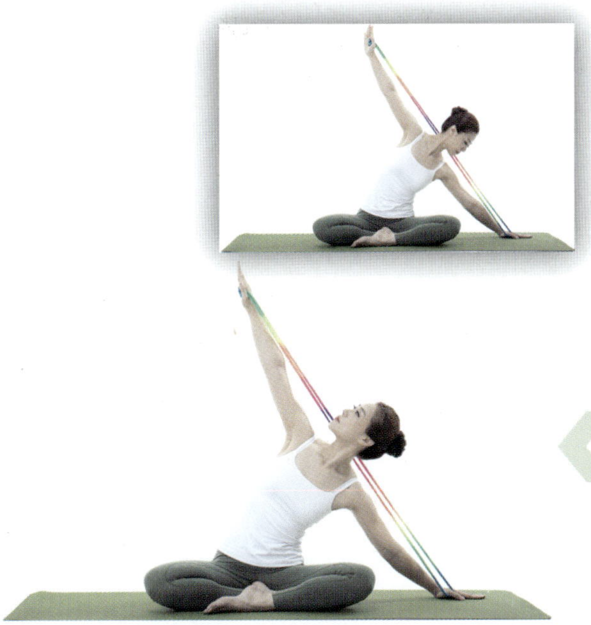

Leg - 준비자세 유지
Rope - 반대쪽 대각선 뻗음
Breathing - Exhale
Motion - 왼쪽으로 기울인 후 대각선으로 로프를 팽팽하게 함
Drishti - 손끝

비라아사나 – 골반교정 자세

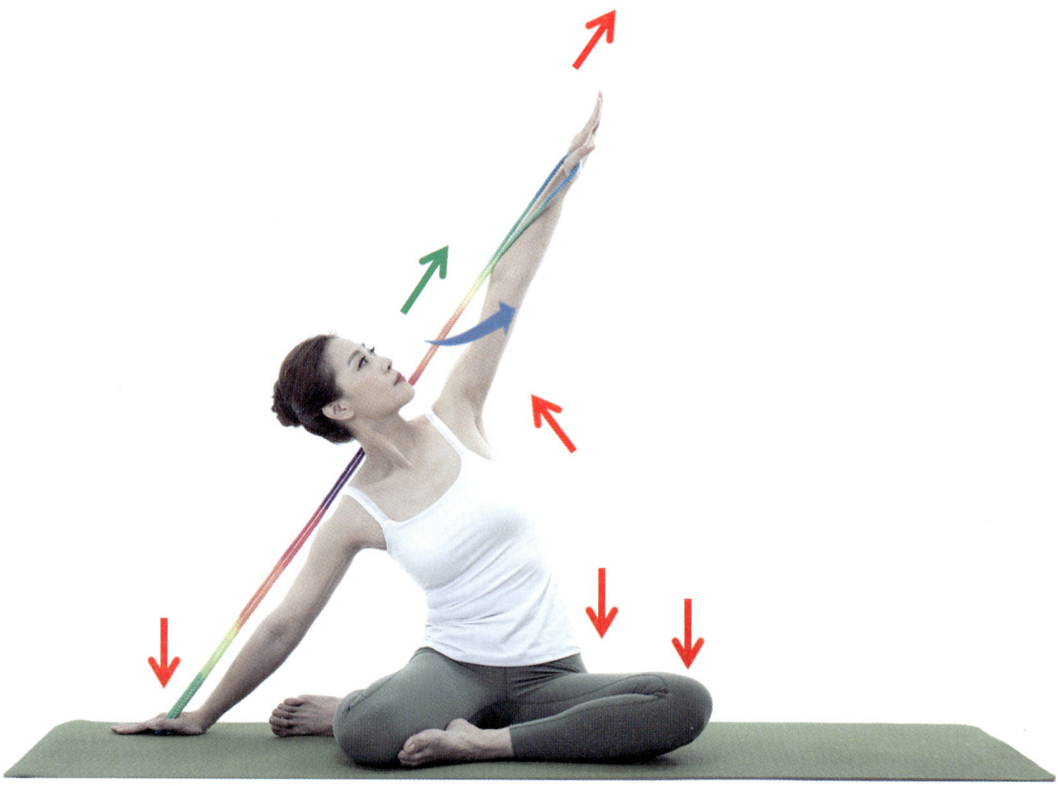

효과 Effect – 굳어진 고관절과 무릎관절을 유연하게 해주는 효과가 있으며, 로프의 에너지 방향으로 로프를 팽팽하게 유지하여 굽은 어깨를 펴주고, 어깨 관절을 강하게 한다.

주의사항 Caution – 기울어지는 반대쪽 엉덩이 좌골과 무릎이 뜨지 않도록 바닥을 눌러주고 바닥을 짚은 손으로 바닥을 눌러 기반을 견고하게 한다.

핵심사항 Key point – 무릎의 통증과 고관절의 통증이 느껴지면 발 안쪽을 대고 있던 발의 발등을 바닥으로 해서 난이도를 낮춘다.

Warming up & Sequence

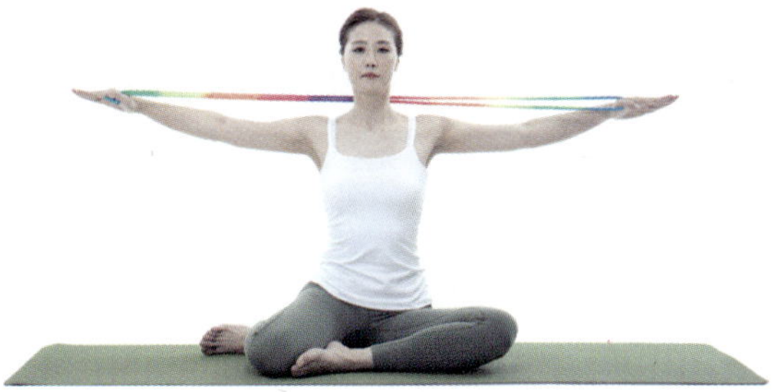

Leg - 비라아사나
Rope - 1/2 기본잡기 : 수평 뻗음
Breathing - Inhale
Motion - 로프를 수평으로 올림
Drishti - 정면

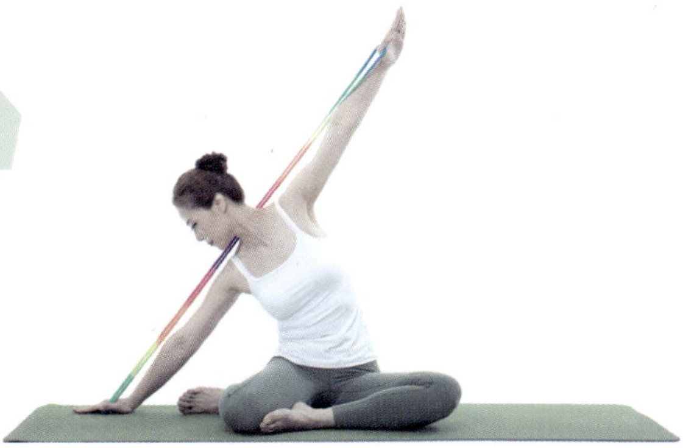

Leg - 준비자세 유지
Rope - 대각선 뻗음
Breathing - Exhale
Motion - 로프의 팽팽함을 유지한 채 손바닥을 바닥에 댐
Drishti - 바닥 손등

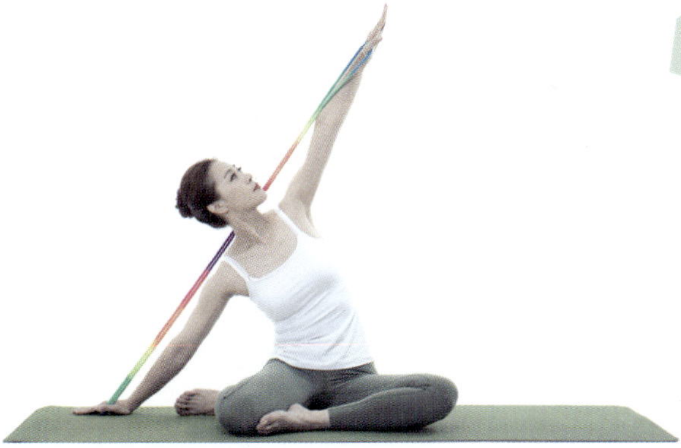

Leg - 준비자세 유지
Rope - 반대쪽 대각선 뻗음
Breathing - Inhale
Motion - 로프의 대각선 유지
Drishti - 위 손끝

아르다 마센드라아사나 – 척추유연성 향상 시퀀스

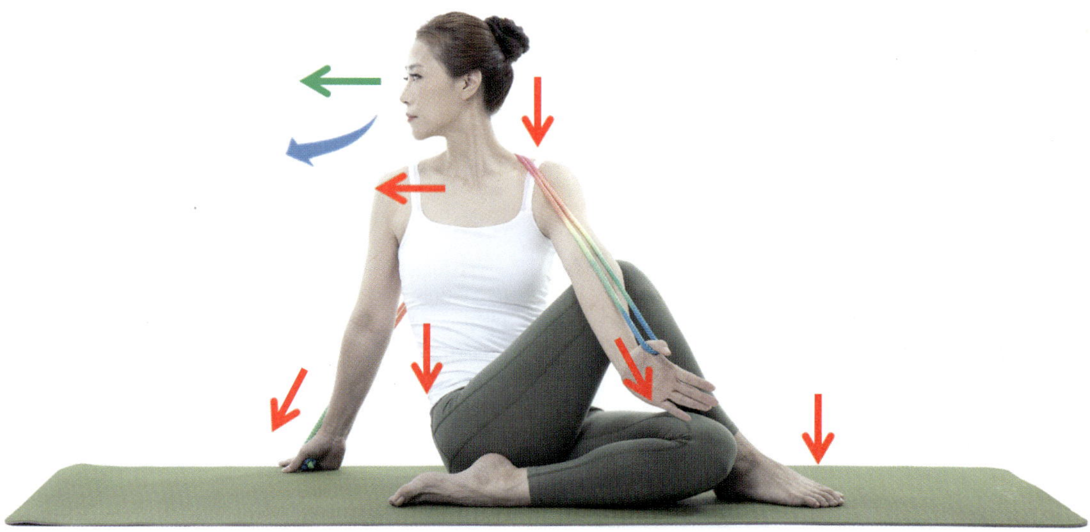

효과 Effect – 로프를 활용한 척추 로테이션 자세에서는 양쪽 손으로 로프를 아래로 당겨 귀와 어깨를 멀어지게 하는 자극을 통해 보다 안정적으로 목과 등 근육의 가동성을 만든다.

주의사항 Caution – 척추의 유연성이 향상되는 자세이지만 반드시 양쪽 좌골이 바닥에 닿아 있어야 하며, 세운 다리의 엄지발가락이 들리지 않도록 바닥으로 눌러서 지지 기반을 돕는다.

핵심사항 Key point – 바른 비틀기 자세는 척추가 기울어짐 없이 수직으로 세워진 채 요추, 흉추, 경추의 순서대로 천천히 뒤를 향해야 하는 자세로써 로프의 에너지가 척추를 바르게 한다.

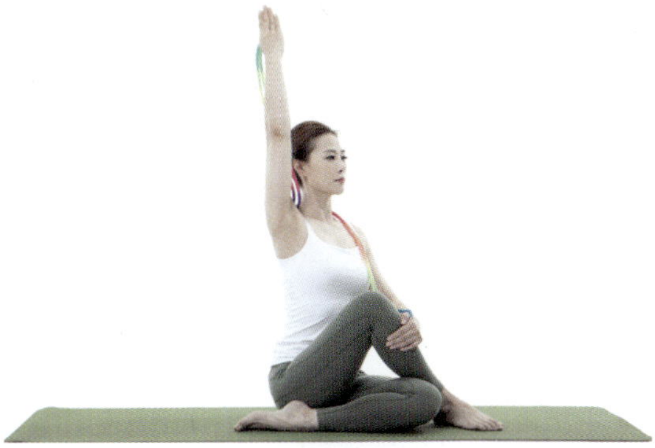

Leg - 아르다 마센드라아사나(한 무릎 세워 앉기)
Rope - 1/2 기본잡기
Breathing - Inhale
Motion - 왼손은 정강이를 잡고 오른손을 위로 올림
Drishti - 정면

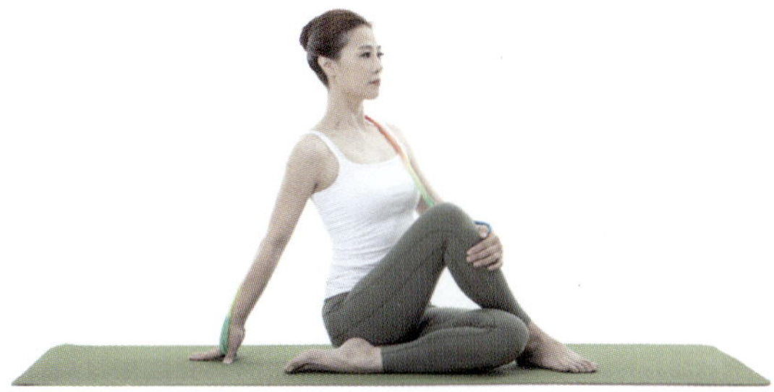

Leg - 준비자세 유지
Rope - 왼쪽 어깨에 걸기
Breathing - Exhale
Motion - 오른손 끝을 바닥에 댐
Drishti - 정면

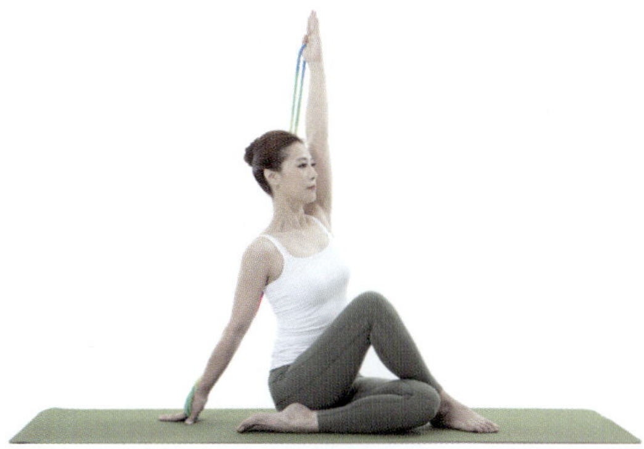

Leg - 준비자세 유지
Rope - 위로 팽팽하게 당김
Breathing - Inhale
Motion - 왼손을 위로 올려 척주기립근 신장
Drishti - 정면

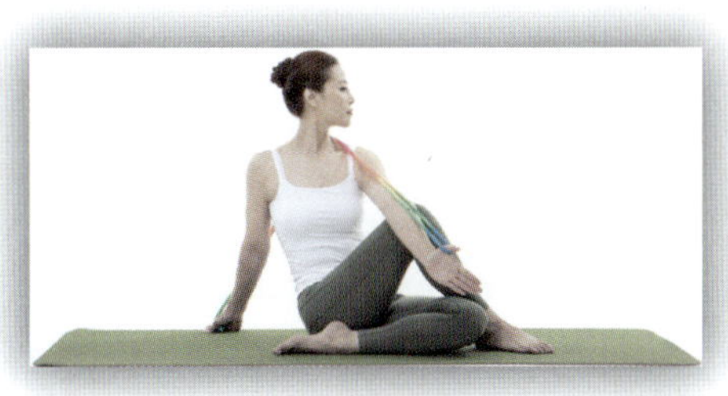

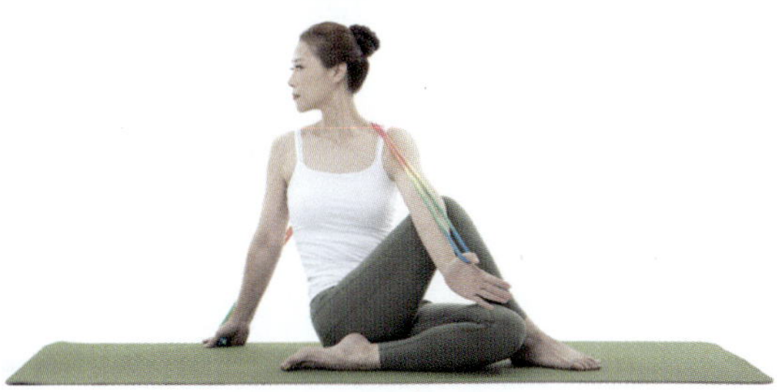

Leg - 준비자세 유지
Rope - 왼쪽 어깨 위에 걸기
Breathing - Exhale
Motion - 오른 무릎 바깥쪽에 팔꿈치를 댄 후 척추 로테이션
Drishti - 뒤

고무카아사나 – 골반교정 및 척추 유연성 콤비네이션 시퀀스

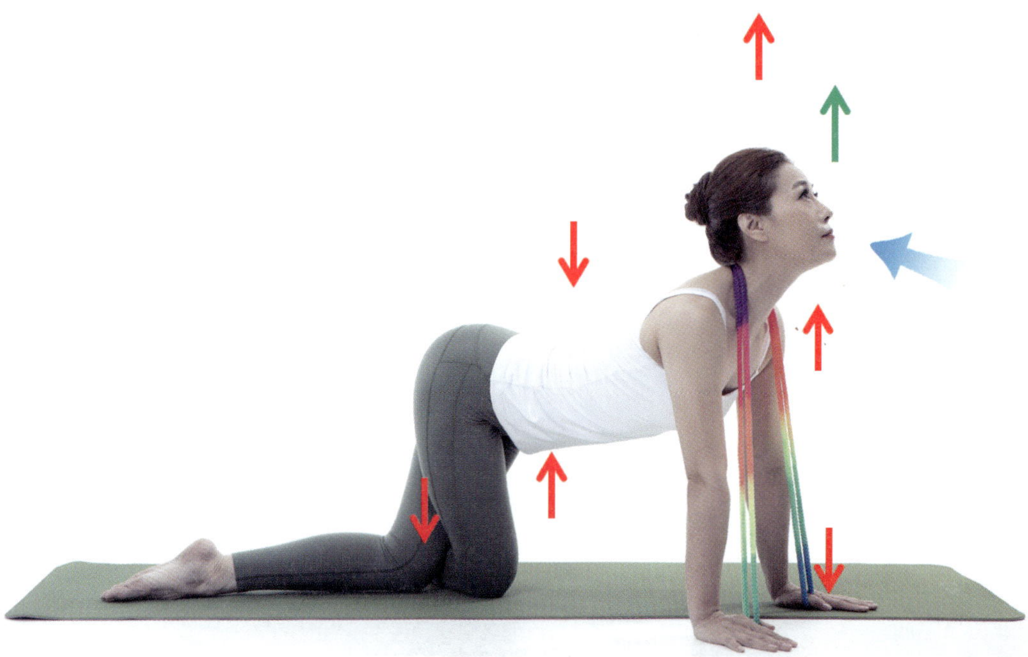

효과 Effect – 척추의 활력을 주는 카우포즈, 캣포즈에 다리는 고무카아사나를 유지하여 고관절 운동까지 함께하는 동작이다. 이때 로프를 목에 걸어 안정적인 경추의 신전 운동을 돕는다.

주의사항 Caution – 두 손으로 바닥을 누르며 목으로 로프의 팽팽함을 느끼면서 동작을 실시한다. 손바닥의 매듭이 불편하면 매듭을 엄지손가락 바깥으로 빼도 좋다.

핵심사항 Key point – 목의 신전 운동 시 목의 문제가 있는 사람은 불편함과 통증을 느낄 수 있으므로 로프를 이용하면 경추의 안정성을 확보하여 신전 운동이 가능하다.

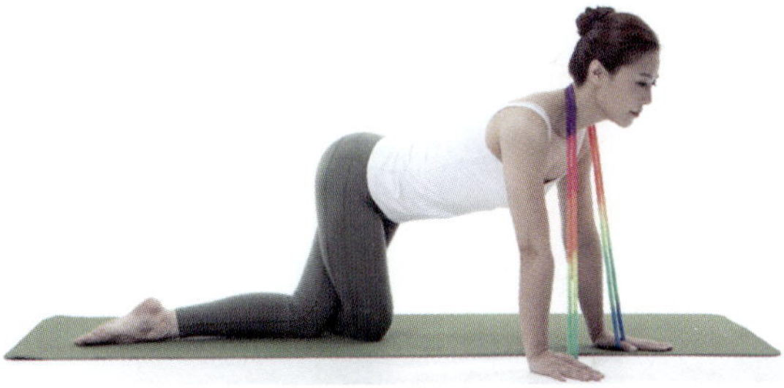

Leg - 고무카아사나
Rope - 1/2 기본잡기
Motion - 어깨 아래 손목, 골반 아래 무릎을 유지하고 테이블 포즈
Drishti - 정면

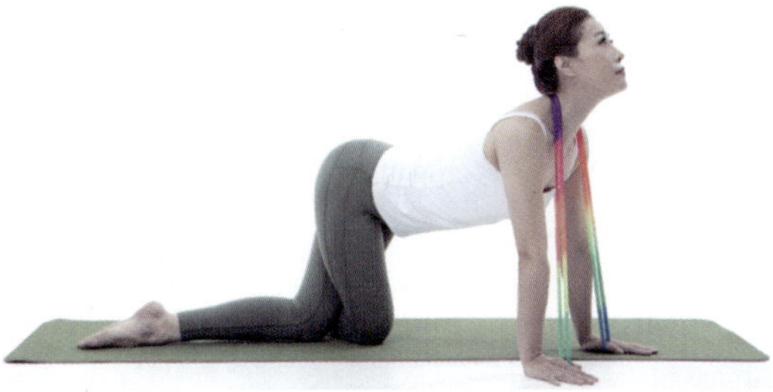

Leg - 준비자세 유지
Rope - 목에 걸기
Breathing - Inhale
Motion - 목으로 로프를 당기며 카우포즈
Drishti - 복부

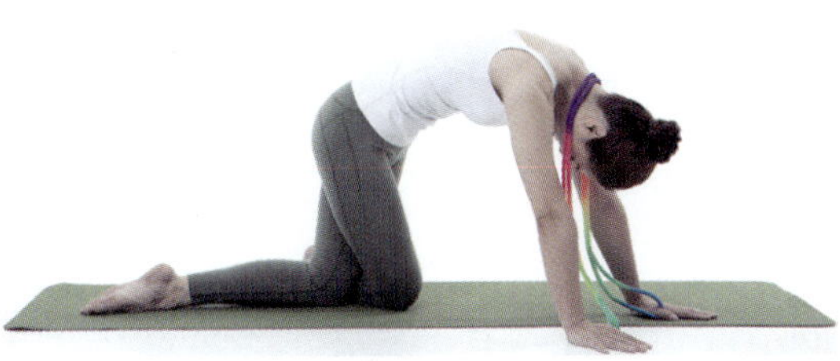

Leg - 준비자세 유지
Rope - 목에 걸기
Breathing - Exhale
Motion - 캣포즈
Drishti - 복부

고무카아사나 – 골반교정 시퀀스

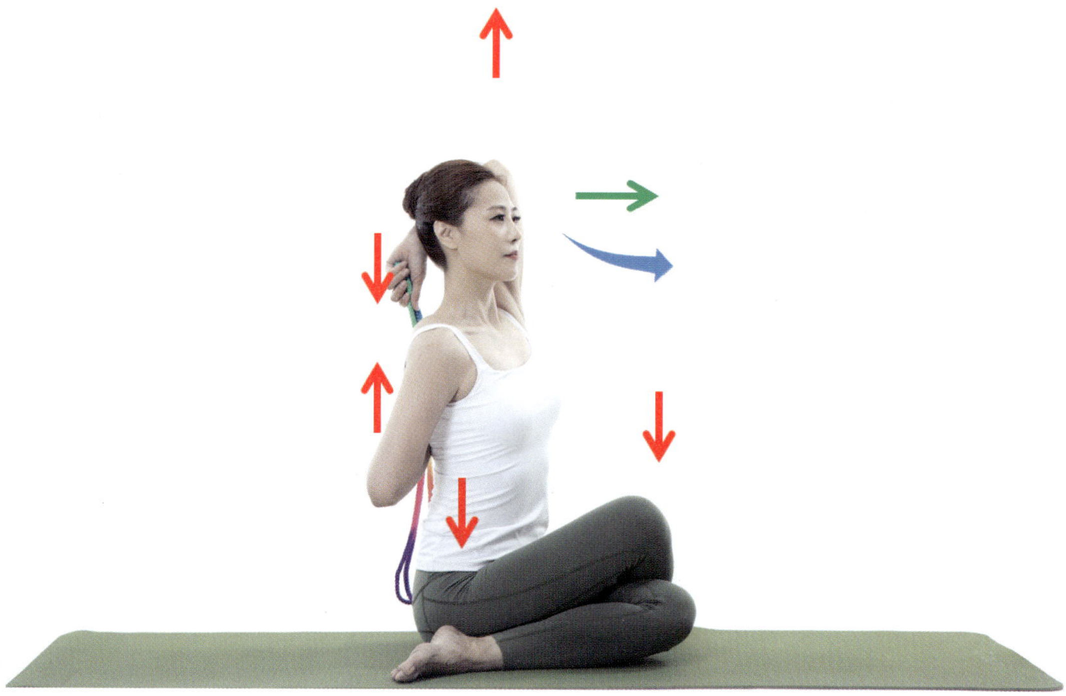

효과 Effect – 고무카아사나는 고관절의 불균형을 해소하고 어깨관절의 가동성을 좋게 하는 효과가 있으므로 로프를 위아래로 당기며, 위쪽 어깨관절의 외회전, 아래쪽 어깨관절의 내회전을 돕는다.

주의사항 Caution – 안정적인 어깨관절의 유연성 향상을 위해서는 아래쪽 로프를 잡은 손등으로 흉추를 밀어 가슴을 펴야 한다.

핵심사항 Key point – 어깨관절이 경화되어 유연성이 없으면 생활의 불편함과 통증을 동반하므로 어깨를 움직이는 회전근개를 스스로 체크하며 유연성 강화 운동을 할 수 있다.

Warming up & Sequence

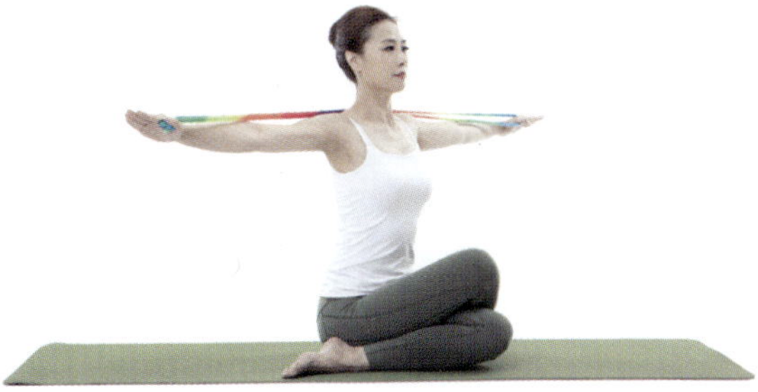

Leg - 고무카아사나
(다리를 교차하여 무릎을 붙인 자세)
Breathing - Inhale → Exhale
Rope - 1/2 기본잡기 : 수평 뻗기
Drishti - 정면

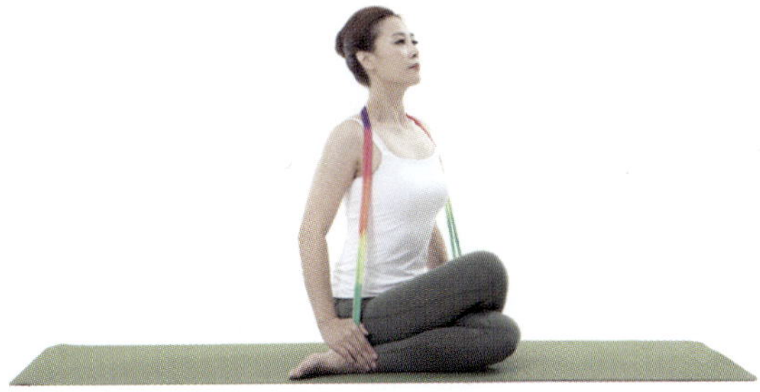

Leg - 준비자세 유지
Rope - 1/2 기본잡기 : 어깨에 걸기
Breathing - Inhale
Motion - 손으로 뒤꿈치를 잡고 척추를 신전하며
로프를 팽팽하게 함
Drishti - 정면

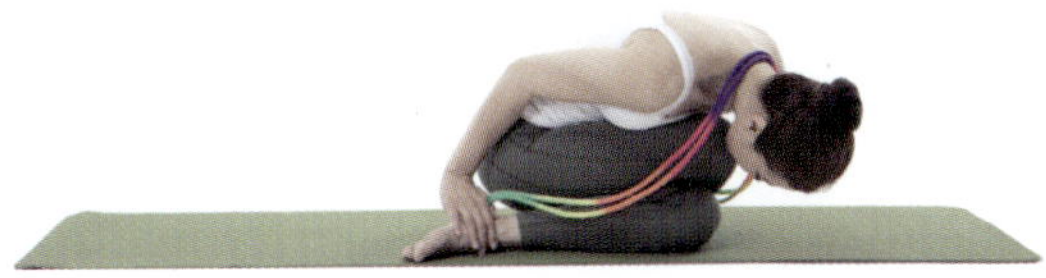

Leg - 준비자세 유지
Rope - 1/2 기본잡기 : 어깨에 걸기
Breathing - Exhale
Motion - 복부부터 기울여 가슴으로 무릎을 누름
Drishti - 정면

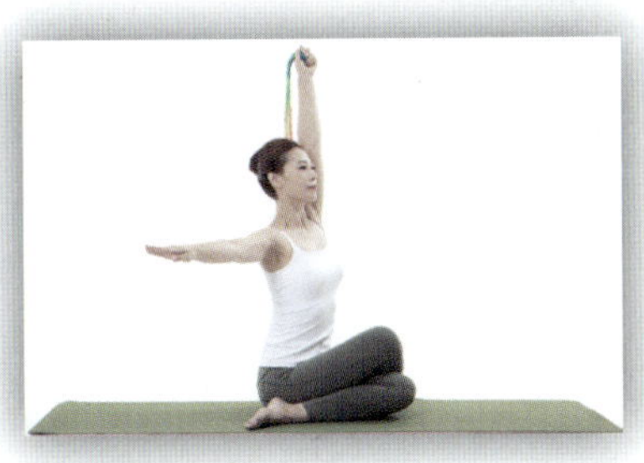

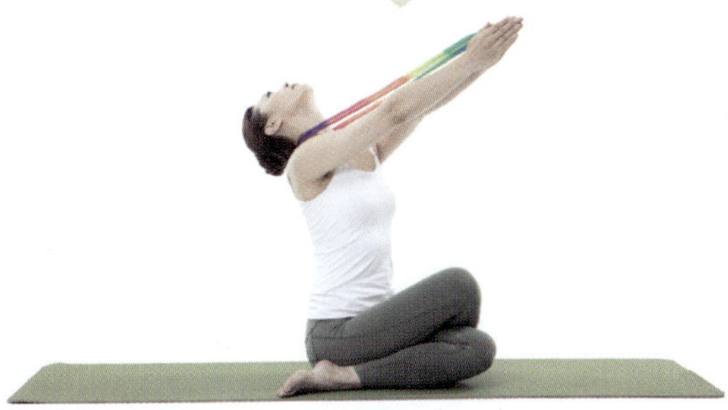

Leg - 준비자세 유지
Rope - 1/2 기본잡기 : 앞으로 뻗음
Breathing - Inhale
Motion - 두 손을 합장하여 경추를 안정적으로
받히고 신전함
Drishti - 하늘

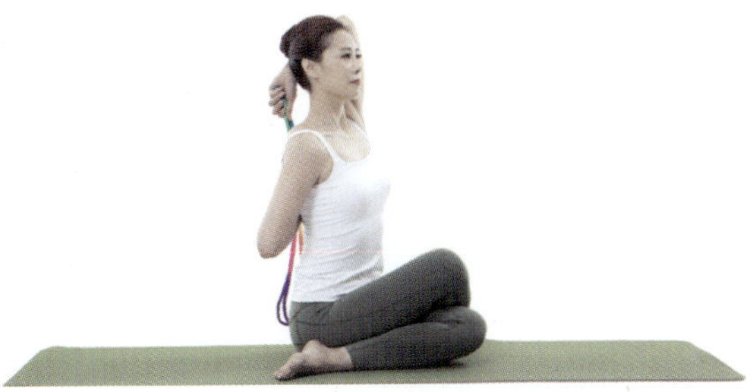

Leg - 준비자세 유지
Rope - 1/4 끝잡기
Breathing - Exhale
Motion - 왼손으로 로프 끝을 잡아 외회전 후
팔을 구부려 로프를 등뒤로 내림
오른쪽 어깨를 내회전하여 내려온 로프를 잡음
Drishti - 정면

파르스바 찬드라아사나 – 균형 에너지로 신체의 옆면에 활력을 주는 자세 1

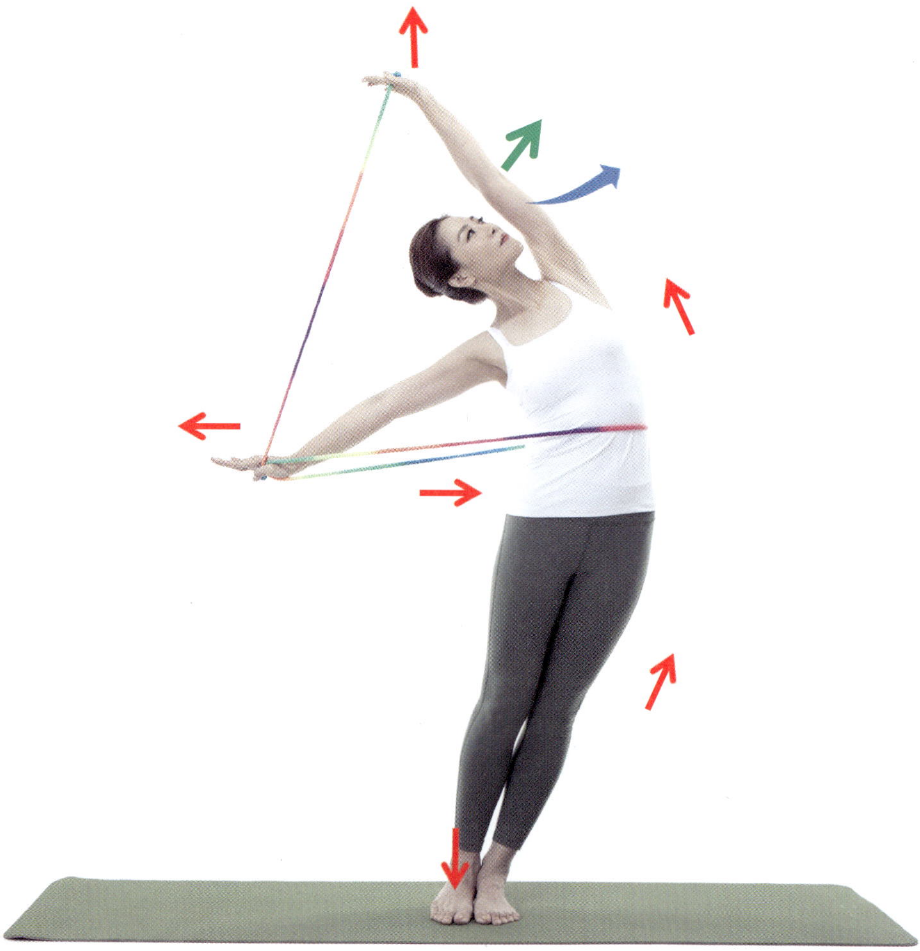

효과 Effect – 이 자세는 운동 역학적으로 볼 때 로프를 미는 힘과 골반을 반대쪽으로 미는 힘의 정확한 삼각형의 균형이 이 자세를 유지할 수 있다.

주의사항 Caution – 균형이 깨지면 한쪽 발이 뜨거나 무릎이 구부러지려고 한다. 골반을 미는 힘만큼 로프를 반대로 강하게 밀어 균형을 잡을 수 있게 신체에 집중한다.

핵심사항 Key point – 요가에서 이 자세는 초승달을 뜻한다. 옆으로 상체를 기울이는 것이 아니라 골반을 밀어 위에 손끝부터 발까지 신체의 옆을 최대한 신전한다.

Warming up & Sequence

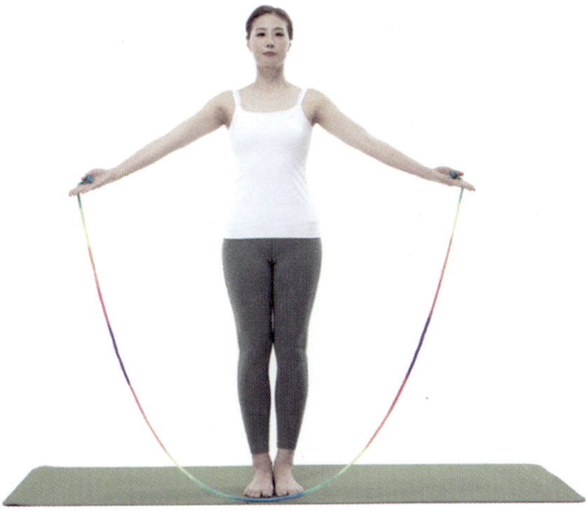

Leg - 바르게 서기
Rope - 끝잡기
Motion - 팔을 45° 로 하여 바르게 서기
Drishti - 정면

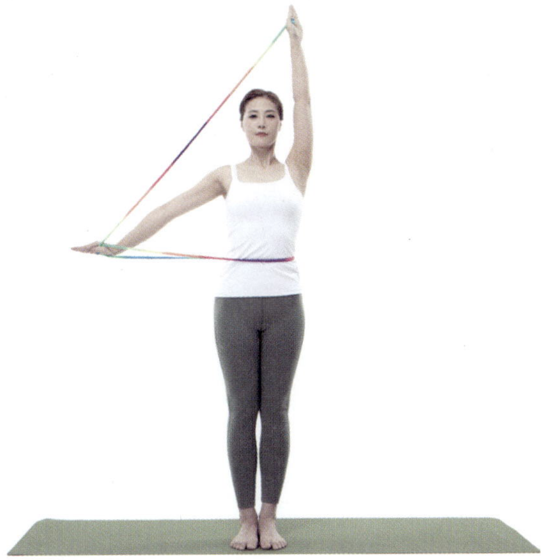

Leg - 준비자세 유지
Rope - 1/3 잡기 : 허리 중심
Breathing - Inhale
Motion - 로프로 허리를 감아 1/3 지점에
엄지손가락 사이에 걸어 삼각형을 만듦
Drishti - 정면

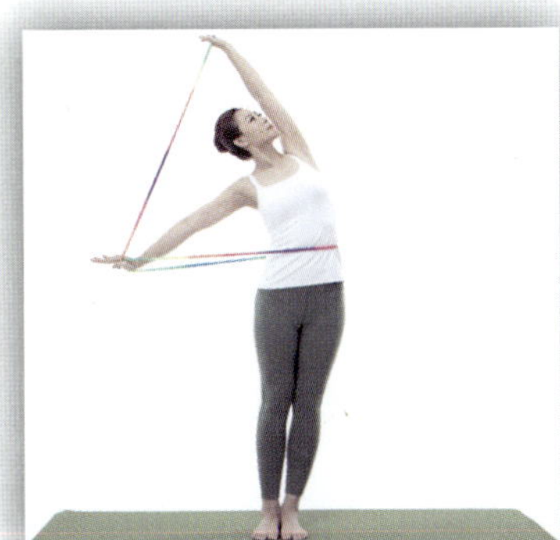

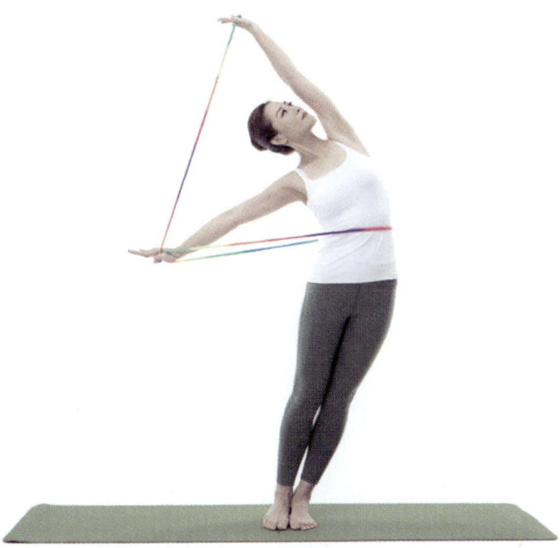

Leg - 준비자세 유지
Rope - 1/3 잡기 : 허리 중심 Breathing - Exhale
Motion - 로프를 오른쪽으로 밀고 위로 당김
동시에 골반을 강하게 왼쪽으로 밀어줌
Drishti - 하늘

파르스바 찬드라아사나 – 균형 에너지로 신체의 옆면에 활력을 주는 자세 2

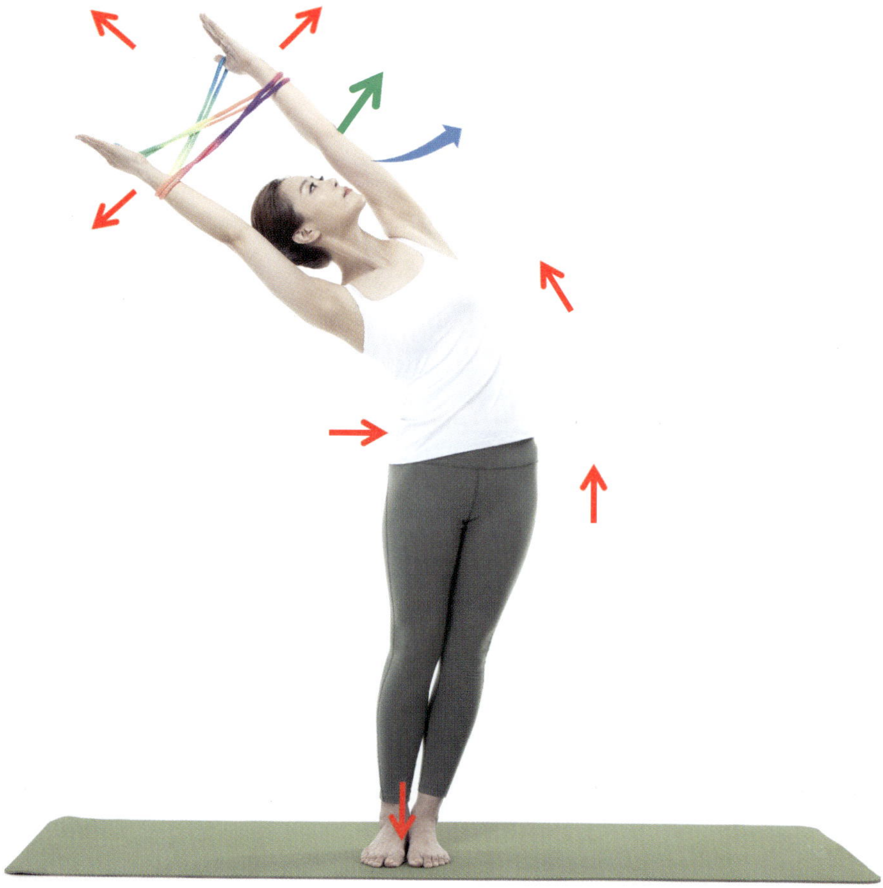

효과 Effect – 같은 초승달 자세여도 로프의 모양에 따라 에너지의 방향이 다르다. 로프를 X자 만들어 어깨너비로 간격을 유지는 어깨관절을 안정화할 수 있으며, 몸통을 회전하는 동작은 척주기립근을 신장하는 동시에 복부기립근을 강화한다.

주의사항 Caution – 발을 기반이 견고해야 신체의 가동범위를 넓힐 수 있으므로 양쪽 발이 하나라고 생각하고 바닥으로 누르며 내전근을 조여 골반을 기울이는 쪽 반대 방향으로 민다.

핵심사항 Key point – 두 손을 합장하고 실시하는 전통요가 자세는 많은 사람이 양쪽 팔과 귀의 간격이 다르며, 어깨를 움츠리게 되는데 로프를 활용하여 바른 어깨를 느껴본다.

서서하는 자세

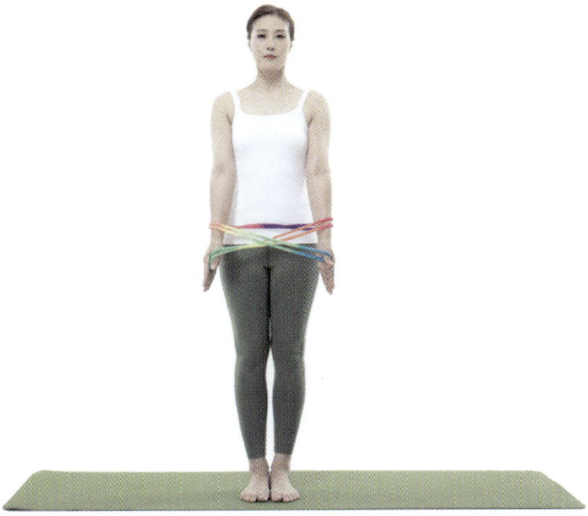

Leg - 타다아사나
Rope - X자 만들기
Motion - 바르게 서기
Drishti - 정면

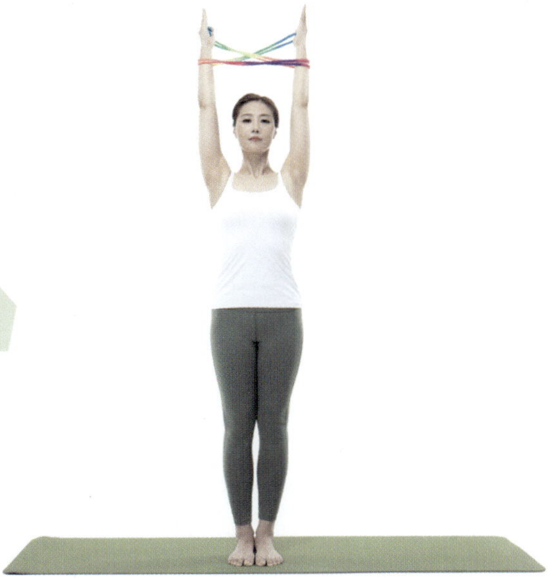

Leg - 준비자세 유지
Rope - 위로 올리며 로프 바깥쪽으로 힘줌
Breathing - Inhale
Motion - 양팔을 위로 뻗고 어깨를 내림
Drishti - 정면

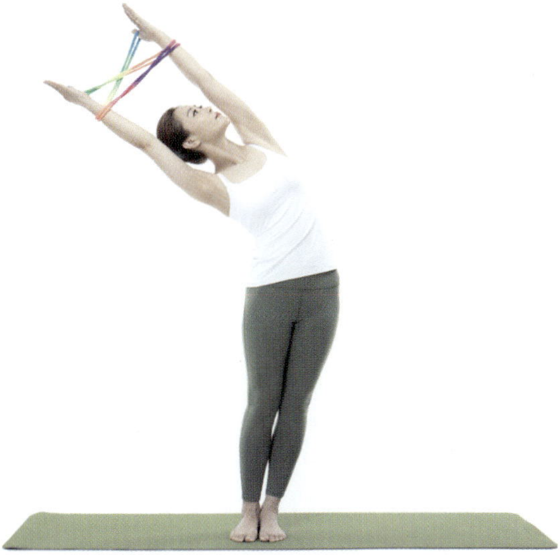

Leg - 준비자세 유지
Rope - 형태 유지　　Breathing - Exhale
Motion - 골반을 기울이는 쪽 반대 방향으로 밀며, 몸을 기울임 아래 가슴을 들어 올리며 몸을 회전함
Drishti - 하늘

거꾸로 하는 어깨관절 이완 스트레칭 – 어깨관절 가동성 향상 자세

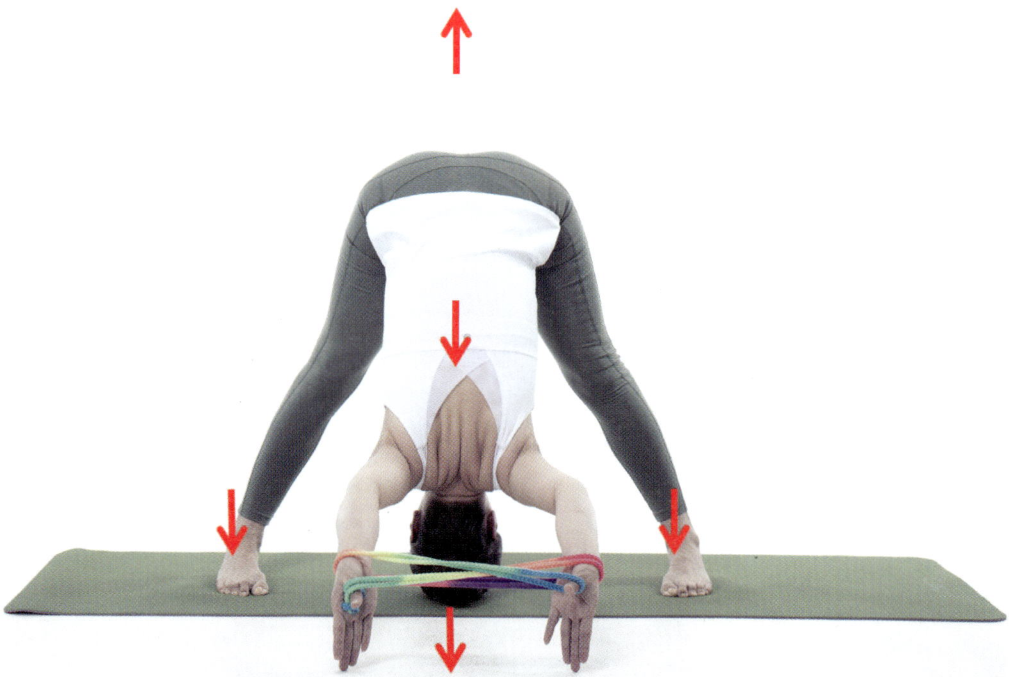

효과 Effect – 상체를 숙이며 어깨를 회전해서 굽은 등과 어깨를 펴는 자세로 하체의 강한 스트레칭을 할 수 있다. 현대인은 일상생활에서 몸 앞에서 움직이는 동작들을 많이 하고 몸 뒤에서 움직이는 동작은 거의 하지 않기 때문에 어깨와 등이 점점 더 굳어가므로 이 자세를 통해 어깨의 가동성과 유연성을 높일 수 있다.

주의사항 Caution – 정수리를 바닥에 대는 동작에서 균형을 잘 잡아야 하며, 골반이 틀어지거나 손끝이 한쪽으로 기울어지는 것으로 통해 신체의 불균형이 있음을 알게 된다.

핵심사항 Key point – 이 자세를 통해 발목의 안정화 운동 및 햄스트링 스트레칭이 가능하다.

Rhythmic YOGA 리드믹요가

서서하는 자세

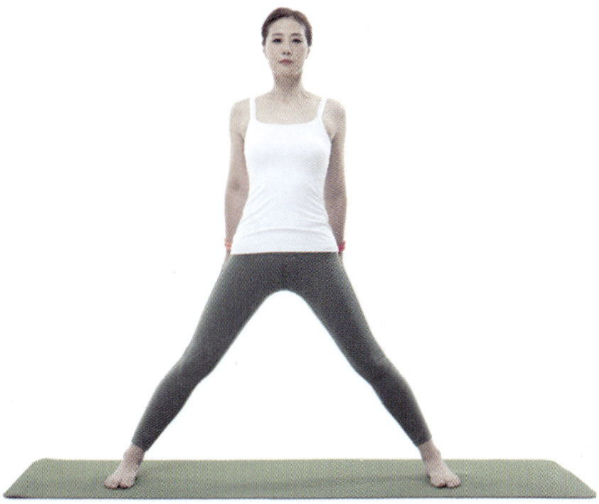
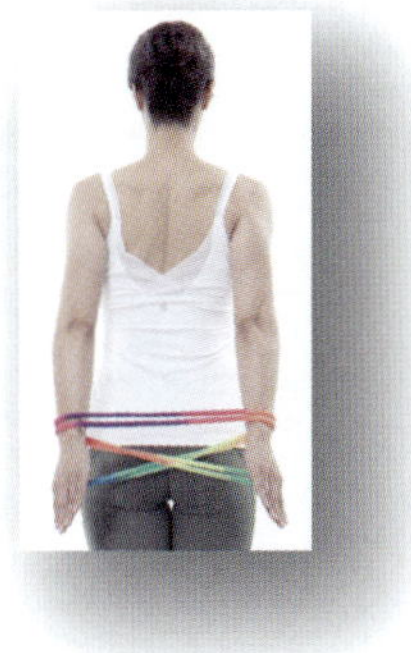

Leg - 다리를 어깨너비 3배(120cm이상)
Rope - 몸 뒤에서 X자 만들기
Breathing - Inhale
Motion - 다리를 넓히고 발끝을 정면으로 서서 몸 뒤에서 X자를 만듦
Drishti - 정면

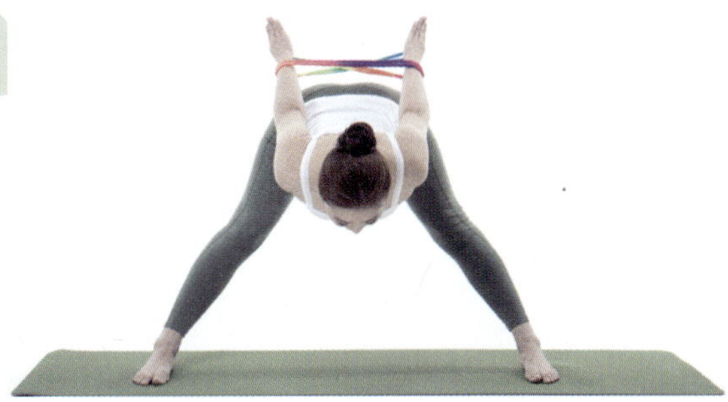

Leg - 준비자세 유지
Rope - 몸 뒤에서 X자 만들기
Breathing - Exhale
Motion - 몸을 반듯하게 앞으로 기울임
Drishti - 바닥

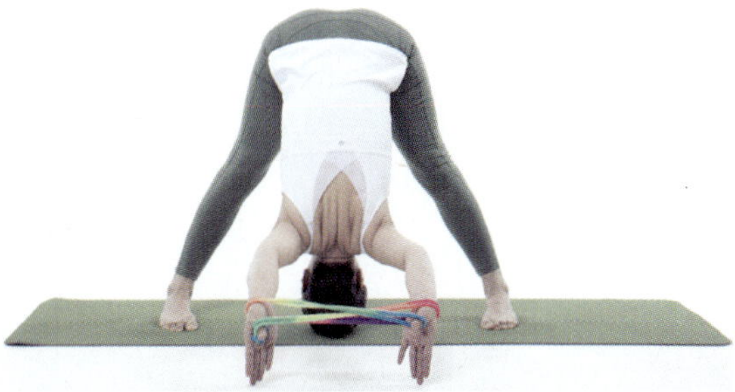

Leg - 준비자세 유지
Rope - X자 로프를 바닥 가까이
Breathing - Inhale → Exhale
Motion - 정수리를 바닥에 대고 어깨를 회전시켜 손끝을 바닥에 댐
Drishti - 뒤

하스타 웃타나아사나 – 로프를 활용한 허리 유연성 향상 시퀀스

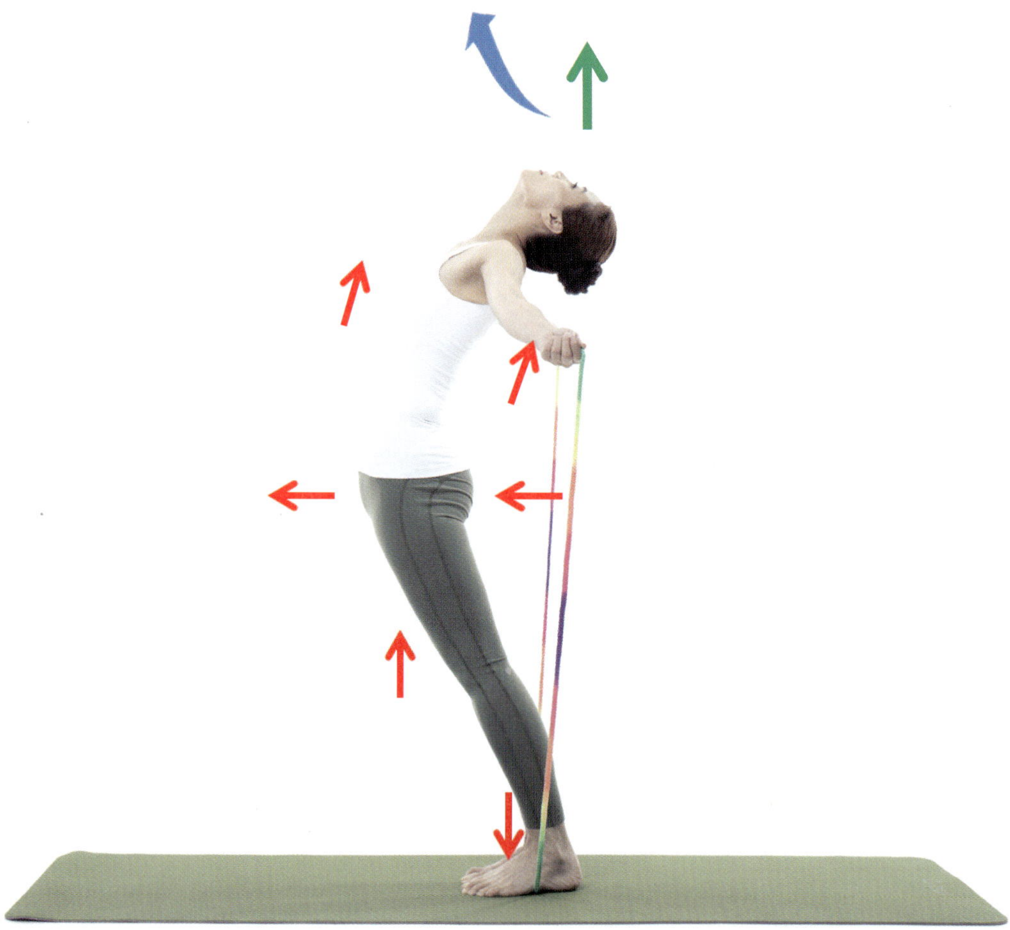

효과 Effect – 이 자세는 로프를 위로 당기는 힘으로 척주기립근, 엉덩이 근육 및 내전근을 강화한다. 또한 시퀀스의 연결 동작을 통해 척추 굴곡 및 신전운동(Wave) 가능하다.

주의사항 Caution – 여러 번의 단계로 반복하며, 작은 움직임에서 점진적으로 큰 동작으로 연결한다. 치골을 앞으로 밀어서 몸으로 커브를 만들 때 반드시 물라반다에 의식을 두며 엉덩이를 조여 후굴을 안정적으로 한다.

핵심사항 Key point – 다리를 구부리고 웃카타아사나의 응용 동작으로도 연결하여 상·하체 복합 운동 프로그램으로 활용한다.

서서하는 자세

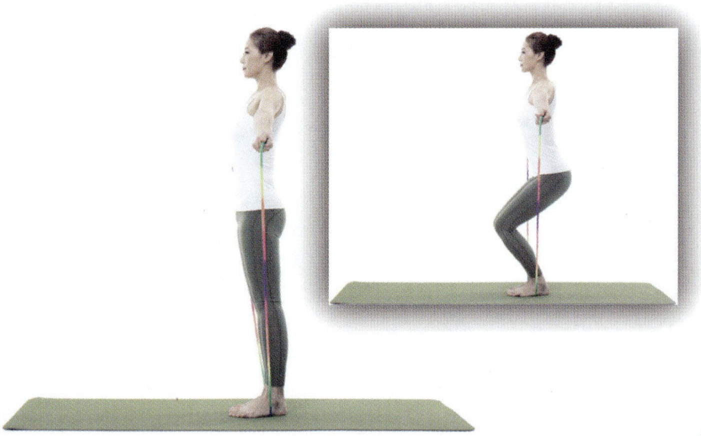

Leg - 타다아사나
Rope - 끝잡기
Breathing - Inhale
Motion - 팔을 45° 로 넓히고 로프를
양쪽 발로 밟고 섬
Drishti - 정면

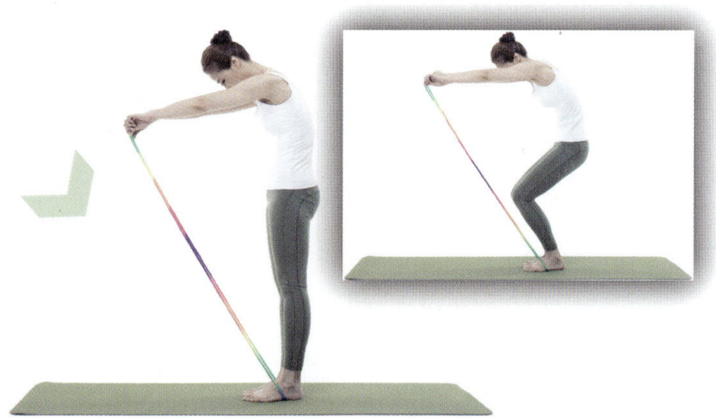

Leg - 준비자세 유지
Rope - 끝잡기
Breathing - Exhale
Motion - 로프를 위로 당기며 팽팽함을 유지한 채 앞으로 손을 모음
Drishti - 정면

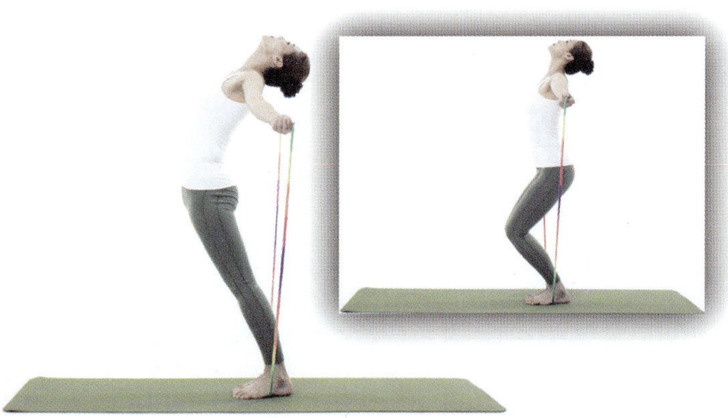

Leg - 준비자세 유지
Rope - 끝잡기　　Breathing - Inhale → Exhale
Motion - 로프를 위로 당기며 팽팽함을 유지한 채 뒤로 팔을 보내며 가슴을 폄
Drishti - 정면

Standing asana & Sequence

하체 강화 시퀀스

시작 Start

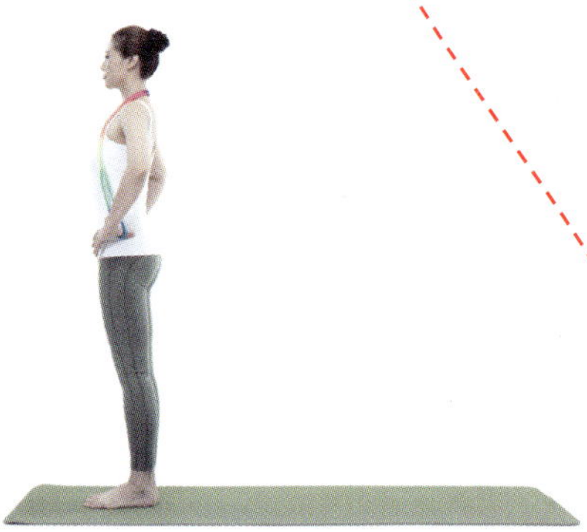

Pose - 바르게 서기
Rope - 1/2 목에 걸기
Breathing - Exhale

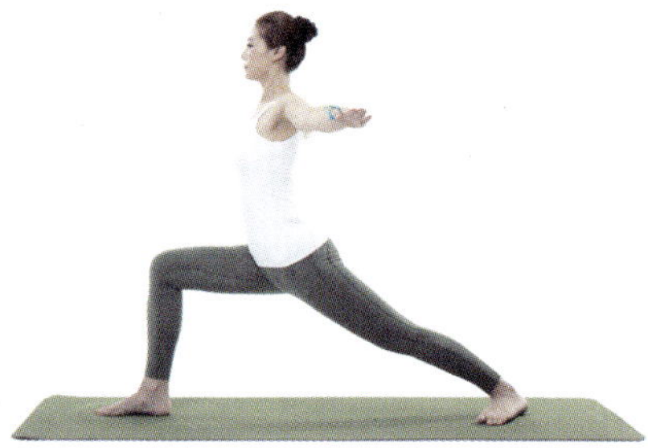

Pose - 비라바드라아사나 1
Rope - 1/2 기본 잡기 : 수평으로 뻗기
Breathing - Inhale

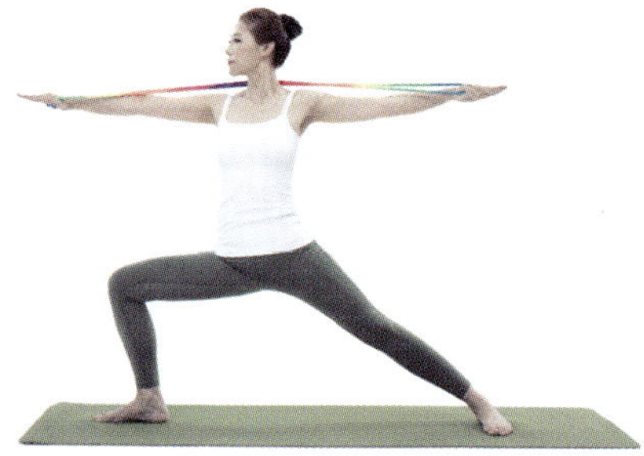

Pose - 비라바드라아사나 2
Rope - 앞뒤로 뻗기
Breathing - Exhale

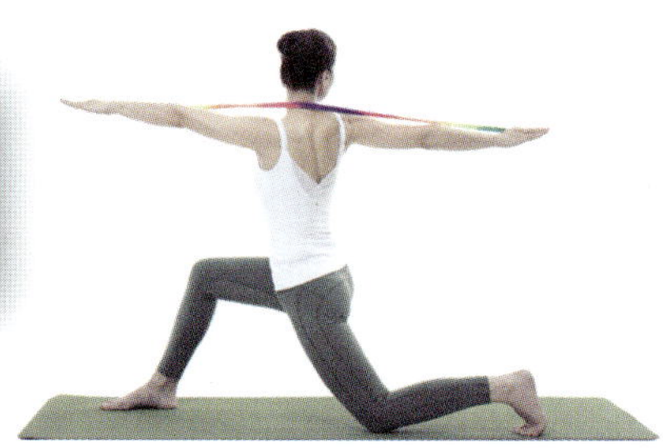

Pose - 로우런지
Rope - 앞뒤로 뻗기
Breathing - Exhale

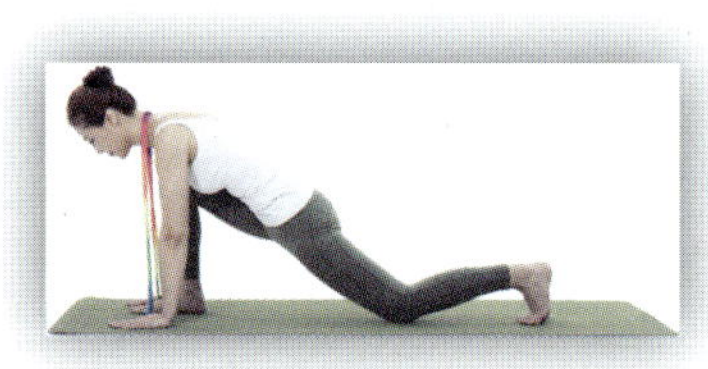

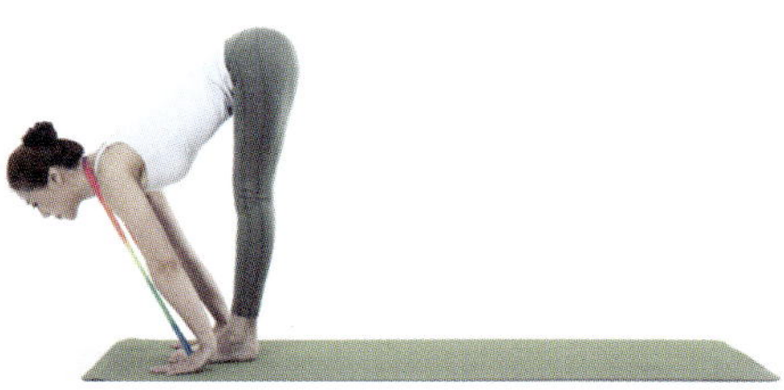

Pose - 아르다 웃타나아사나
Rope - 1/2 목에 걸기
Breathing - Inhale

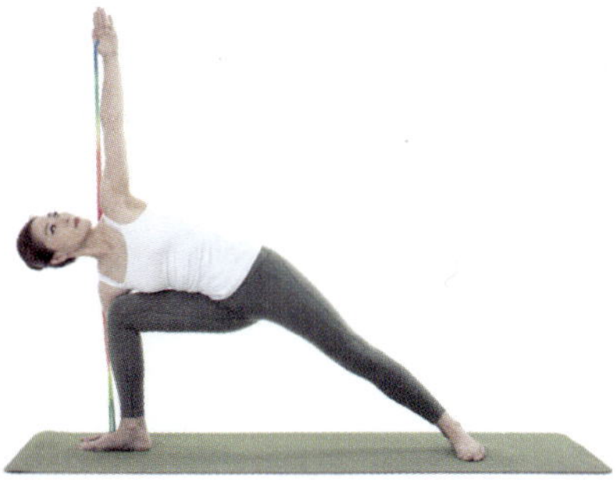

Pose - 웃티타 파르스바코나아사나
Rope - 수직으로 뻗기
Breathing - Inhale

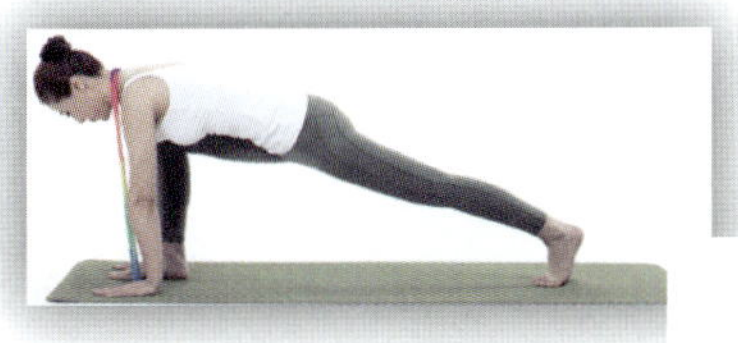

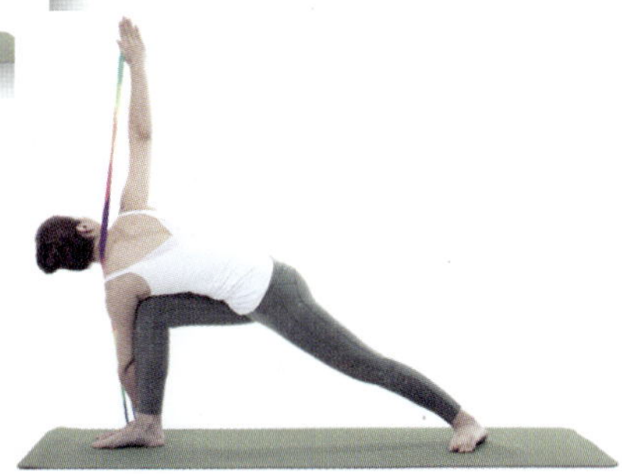

Pose - 파르브리타 파르스바코나아사나
Rope - 수직으로 뻗기
Breathing - Exhale

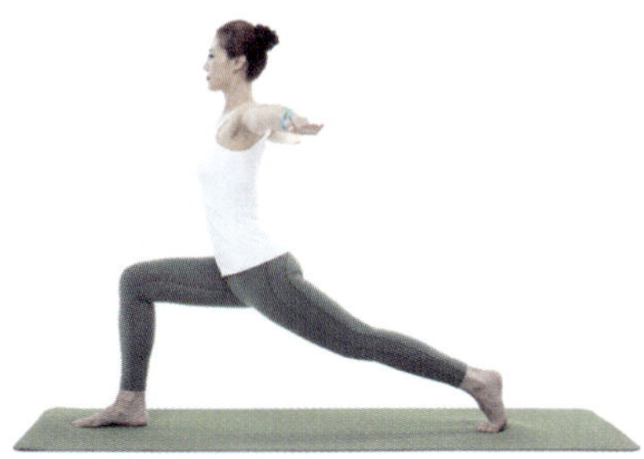

Pose - 하이런지
Rope - 수평으로 뻗기
Breathing - Inhale

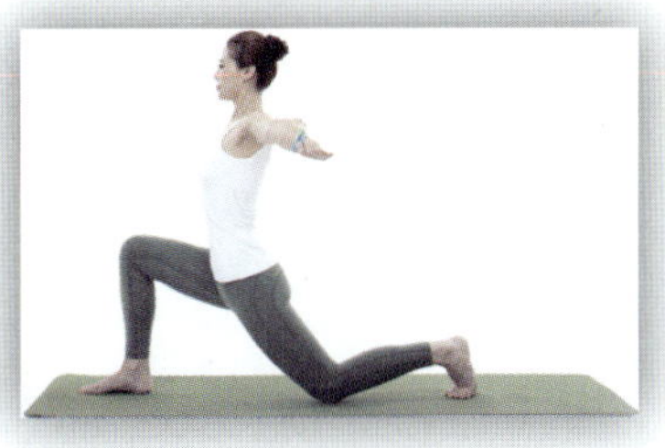

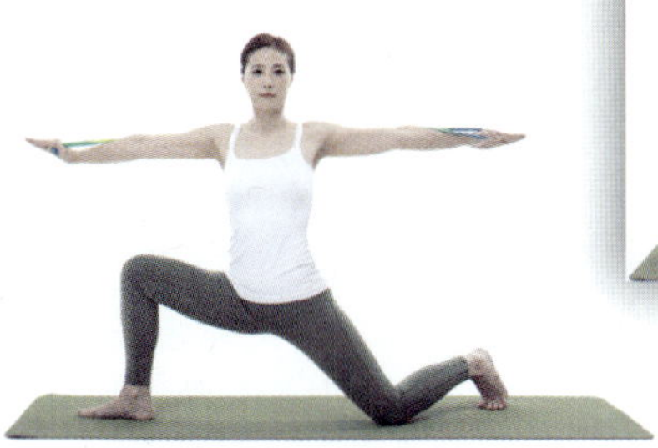

Pose - 로우런지
Rope - 앞뒤로 뻗기
Breathing - Exhale

비라바드라아사나 1 – 척추기립근 및 하체 강화 자세

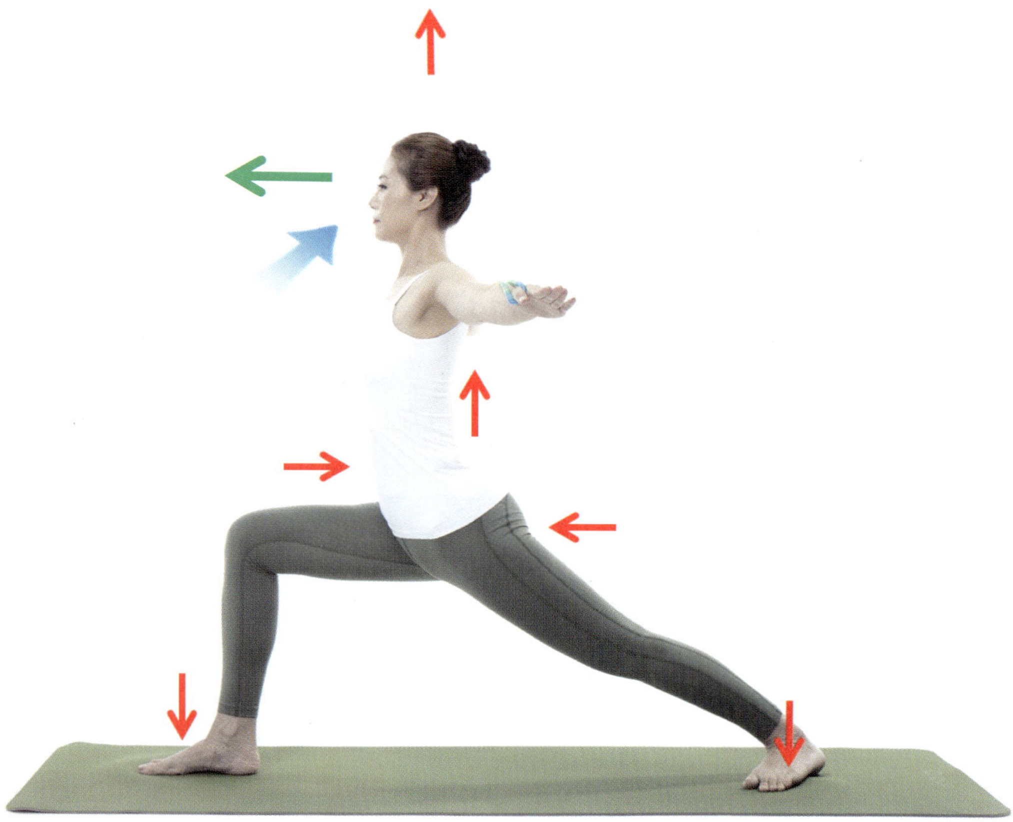

효과 Effect – 하체를 강화하는 시퀀스의 첫 메인 자세로 견고한 척추의 유지가 필요하다. 로프를 사용하여 척추기립근을 좌우 기울어짐 없이 바르게 세울 수 있다.

주의사항 Caution – 무릎의 문제가 있는 사람은 무릎이 발끝 앞으로 나가지 않도록 해야 하며, 허리의 문제가 있는 사람은 골반을 반듯하게 만들어 척추가 전만 되지 않도록 주의한다.

핵심사항 Key point – 이 자세에서 전신의 균형감이 무너지면 중심을 잡지 못하고 흔들리는 경우가 생긴다. 만일 이 자세가 어렵다면 하이런지 자세로 해도 가능하며, 무릎을 90°가 아닌 조금 더 펴도 좋다.

서서하는 자세

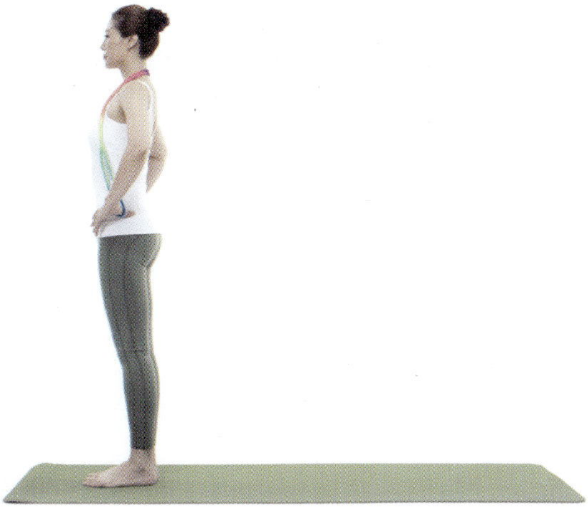

Leg - 타다아사나(바르게 선 자세)
Rope - 1/2 기본잡기(목에 두름)
Breathing - Inhale
Motion - 로프 끝 잡고 바르게 섬
Drishti - 정면

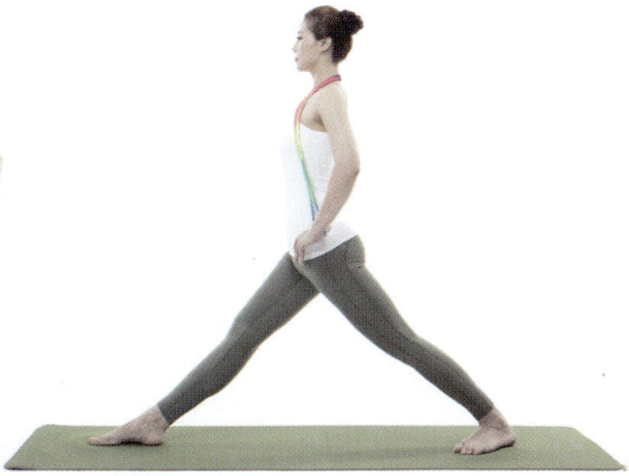

Leg - 어깨너비 3~4배로 하여 무릎을 폄
Rope - 1/2 기본잡기
Breathing - Exhale
Motion - 골반을 정면으로 유지
Drishti - 정면

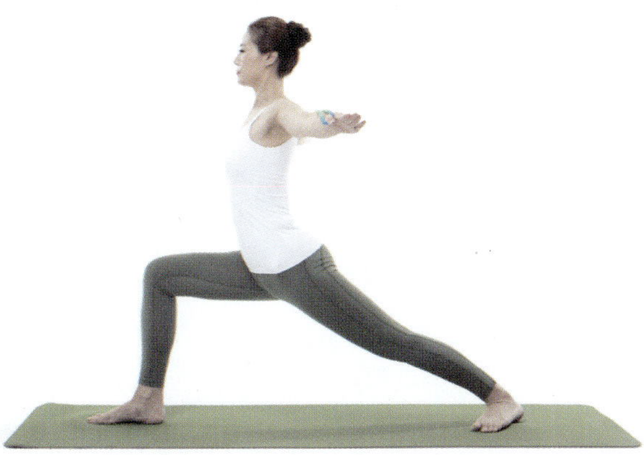

Leg - 앞 무릎 90° 굽힘
Rope - 1/2 기본잡기 : 로프 어깨 높이 수평
Breathing - Inhale
Motion - 앞 무릎 구부리며, 로프를 수평으로 뻗는 에너지를 느낌
Drishti - 하늘(또는 정면)

안자네야아사나 – 고관절 강화 및 척추 유연성 향상 콤비네이션 시퀀스

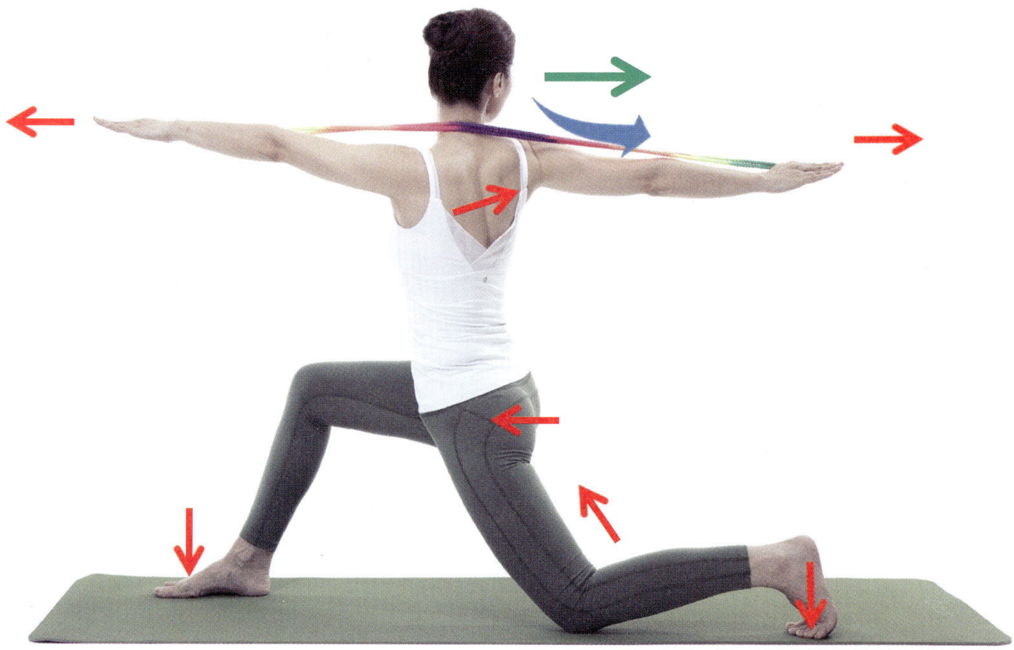

효과 Effect – 고관절의 신전과 척추의 유연함을 향상하는 자세로 자세를 바르게 해주는 효과가 있으며, 로프를 팽팽하게 하는 에너지가 상체를 안정화한다.

주의사항 Caution – 앞쪽 무릎이 발끝을 벗어나지 않도록 주의하며 로프가 바닥과 수평을 유지한 채 앞뒤 일자로 뻗어야 한다.

핵심사항 Key point – 먼저 로우런지 자세가 안정적으로 일정 시간 유지가 되어 기반이 견고해야 두 번째 동작인 로프를 활용한 척추 로테이션이 가능하다.

서서하는 자세

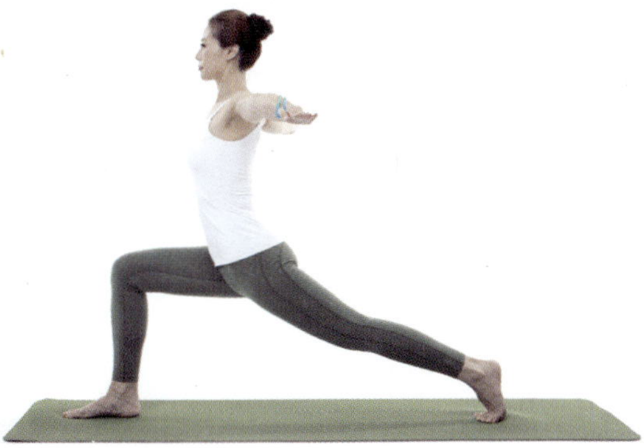

Leg - 하이런지
Rope - 1/2 기본잡기 : 어깨 높이 수평
Breathing - Inhale
Motion - 뻗은 다리 뒤꿈치는 발목이 펴질 만큼 바닥에서 들어 올리며, 로프를 수평으로 뻗음
Drishti - 정면

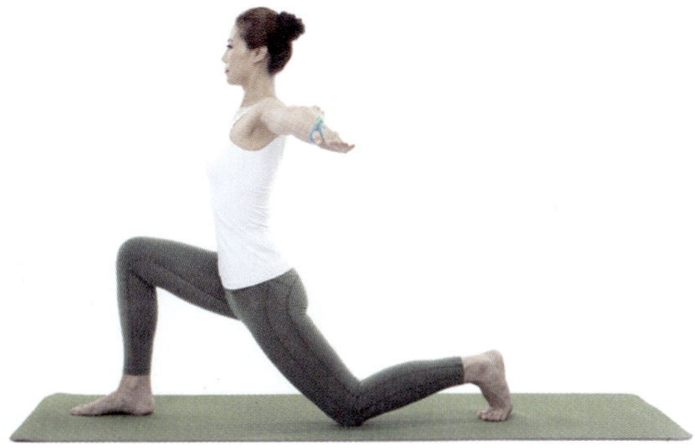

Leg - 준비자세로 유지
Rope - 1/2 기본잡기 : 어깨 높이 수평
Breathing - Exhale
Motion - 뒷무릎을 바닥에 대고 고관절 신전함
Drishti - 정면

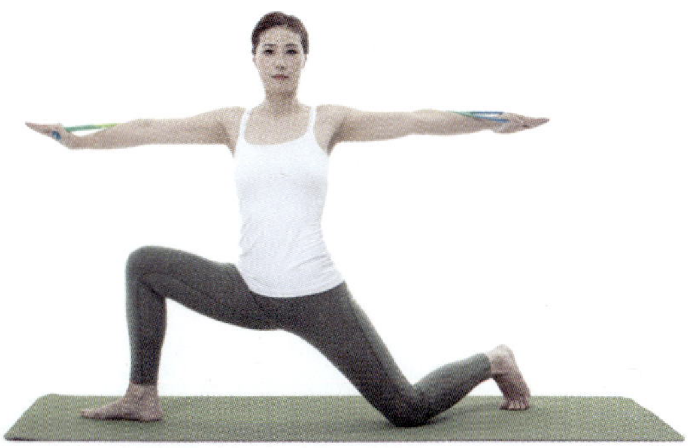

Leg - 준비자세로 유지
Rope - 어깨높이 수평 유지하며 앞뒤로 뻗기
Breathing - Inhale → Exhale
Motion - 척추 로테이션
Drishti - 몸통 방향

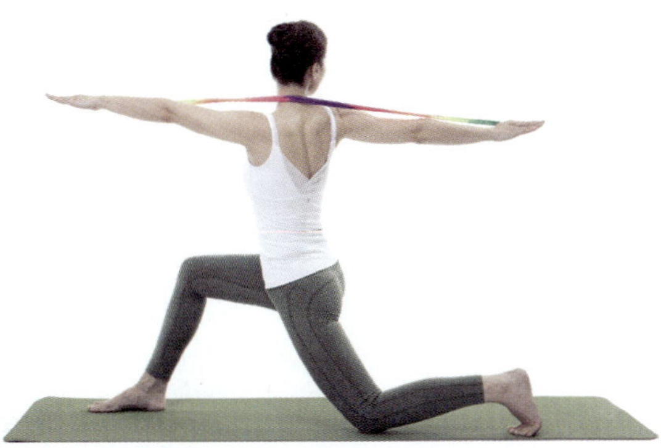

Leg - 준비자세로 유지
Rope - 어깨높이 수평 유지하며 앞뒤로 뻗기
Breathing - Inhale → Exhale
Motion - 척추를 로테이션
Drishti - 뒤

비라바드라아사나 2 – 하체 및 고관절 강화 시퀀스

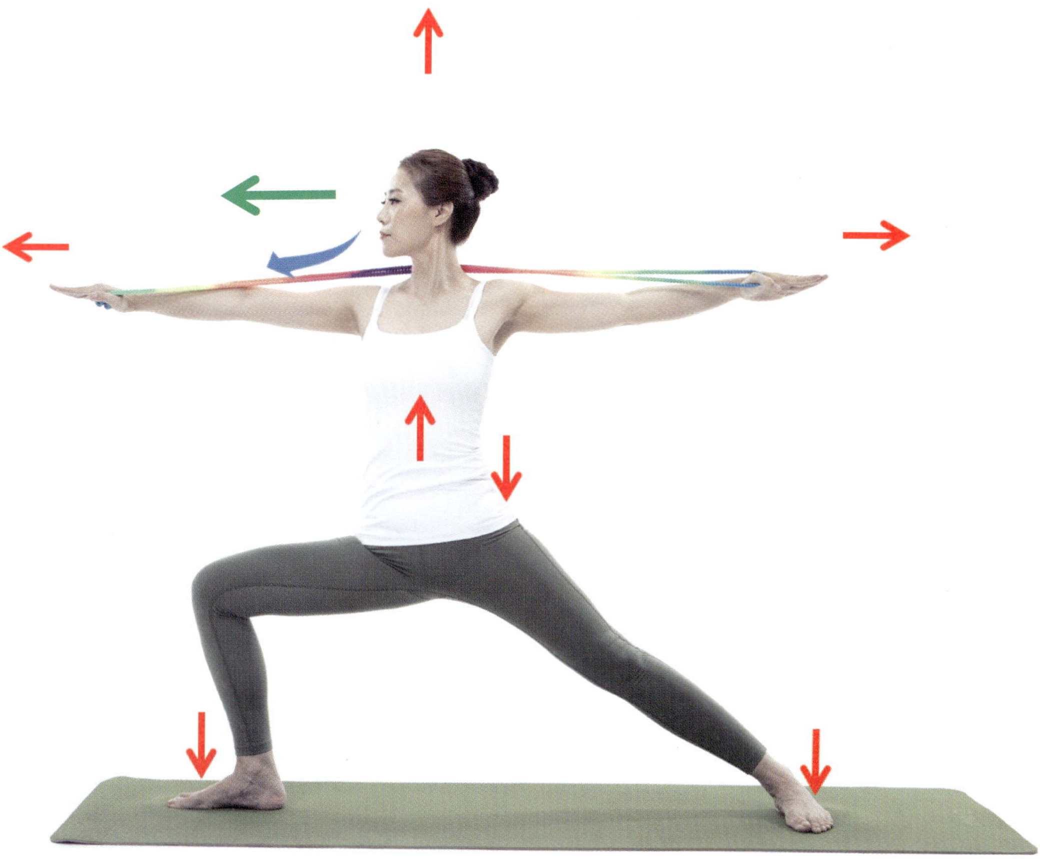

효과 Effect – 수평으로 뻗는 어깨와 팔의 에너지는 힘을 길러준다. 또한 허벅지 및 고관절을 강화하며 척추를 튼튼하게 해주는 자세이다.

주의사항 Caution – 팔을 수평으로 들고만 있고 뻗어나가는 자각을 못 하는 사람은 로프를 가지고 실시하면 이 자세의 운동 효과를 느낄 수 있다.

핵심사항 Key point – 로프, 어깨, 고관절을 바닥과 수평으로 맞추며, 앞쪽 무릎과 발목을 수직 일직선으로 맞춰 안정감을 형성한다.

서서하는 자세

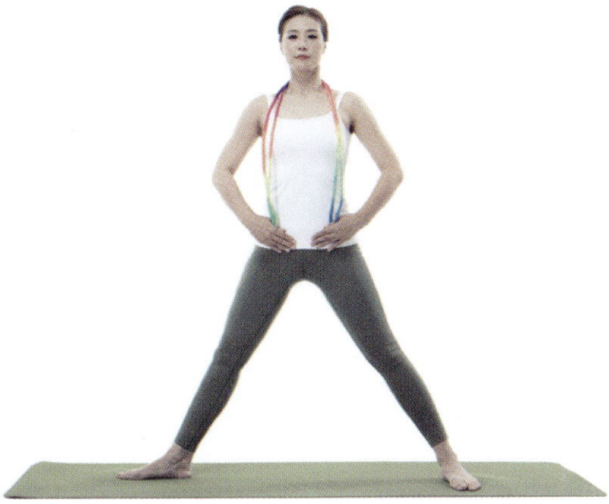

Leg - 어깨너비 3~4배
Rope - 1/2 기본잡기
Motion - 다리를 넓혀 발목을 그림과 같이 돌림
Drishti - 정면

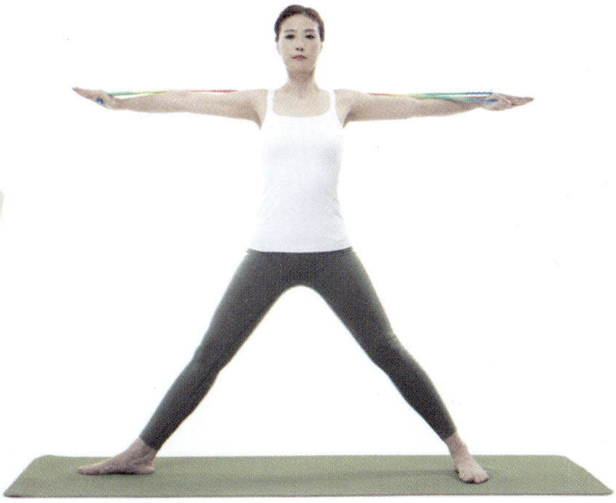

Leg - 어깨너비 3~4배
Rope - 어깨 높이
Breathing - Inhale
Motion - 로프를 어깨 높이 수평으로 들어 올리며 척추를 신장시킴
Drishti - 정면

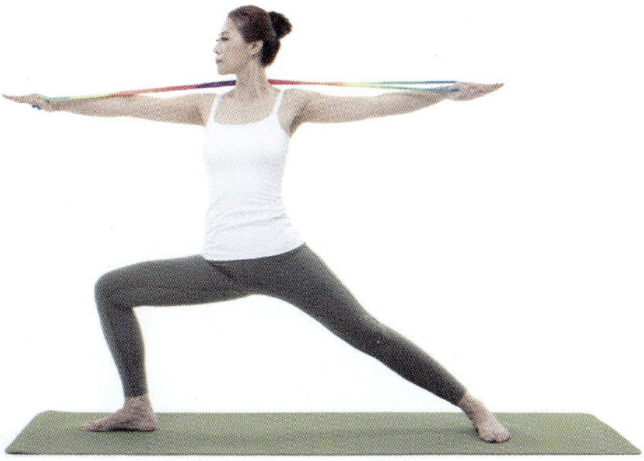

Leg - 앞 무릎 90° 로 굽힘
Rope - 양 옆으로 뻗기
Breathing - Exhale
Motion - 앞 무릎을 90° 굽힘
Drishti - 손끝

웃티타 파르스바코나아사나 – 신체의 측면을 강하게 신전시키는 시퀀스

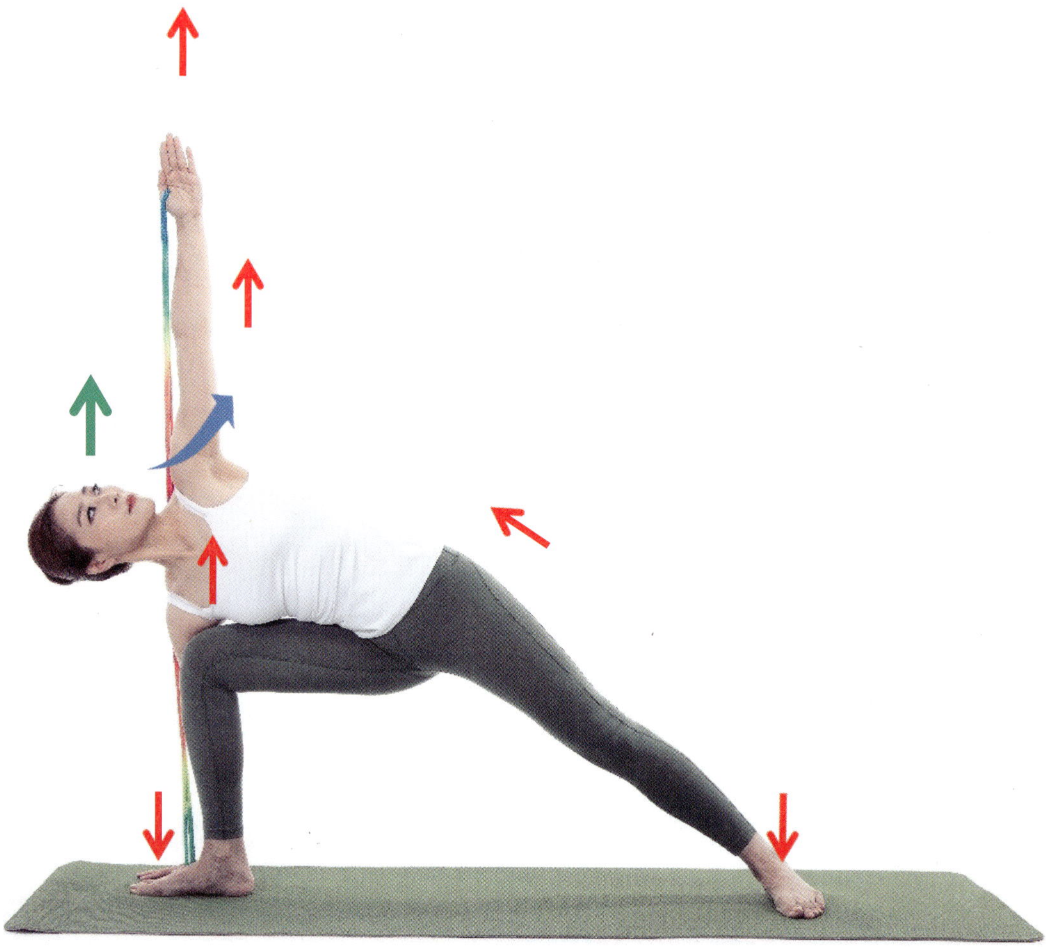

효과 Effect – 엉덩이, 서혜부, 몸통의 측면을 신장시키는 자세이다. 로프를 수직으로 뻗으며, 신체의 힘을 위로 향하게 하여 몸통이 앞으로 굽히는 것을 막아주고 척추의 신장을 돕는다.

주의사항 Caution – 전통요가 자세는 뒤꿈치부터 손끝까지 대각선 방향으로 유지하지만 로프를 이용하여 아래 가슴을 들어 올리는 동작을 수련함으로써 전통요가 자세를 바르게 한다.

핵심사항 Key point – 나의 에너지의 흐름을 알 수 있는 자세이다. 하체의 강한 기반이 있어야 가동성을 확보할 수 있으므로 충분한 수련을 한다.

서서하는 자세

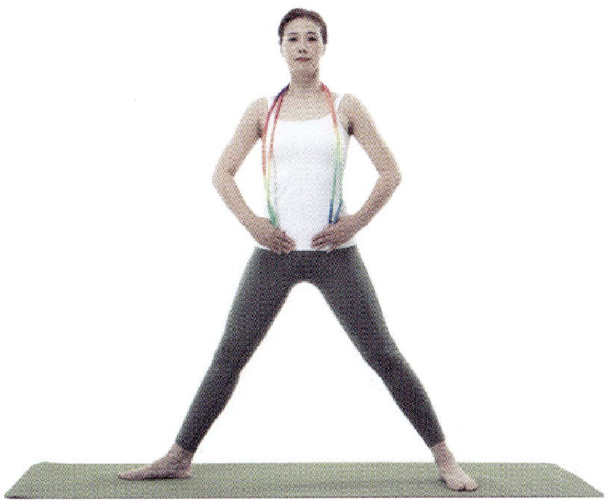

Leg - 어깨너비 3~4배
Rope - 1/2 기본잡기
Motion - 다리를 넓혀 발목을 그림과 같이 돌림
Drishti - 정면

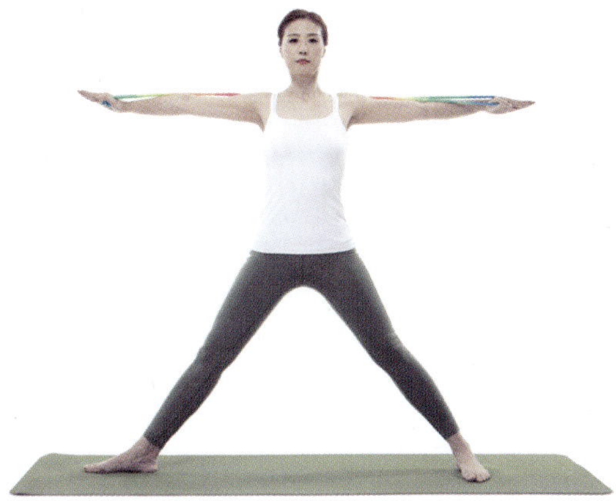

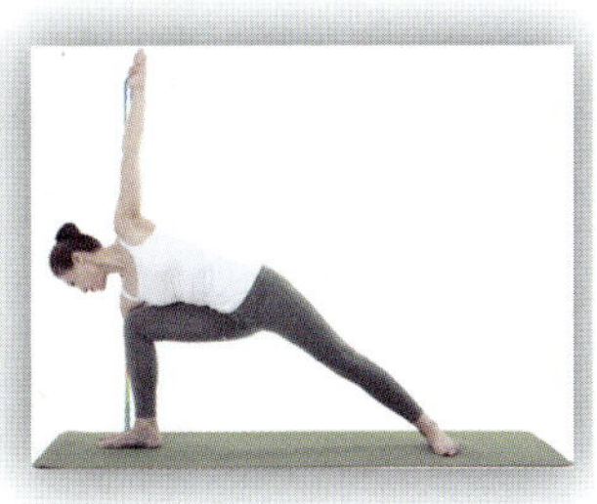

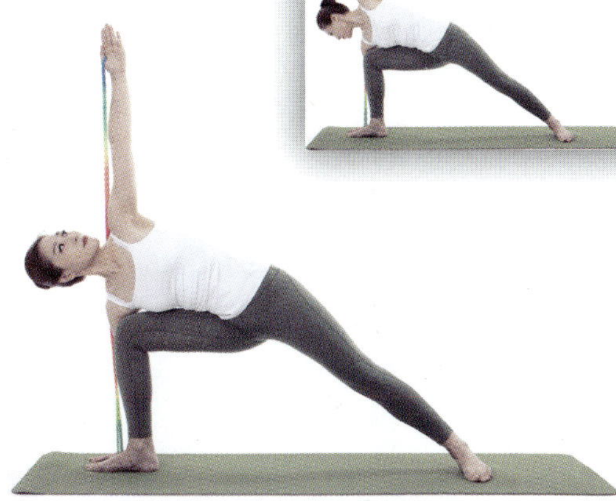

Leg - 앞 무릎 90° 로 굽힘
Rope - 1/2 기본잡기 : 수직으로 뻗기
Breathing - Exhale
Motion - 앞 무릎을 90° 구부리며 오른손 바닥에 짚고
로프를 수직으로 뻗음
Drishti - 손끝

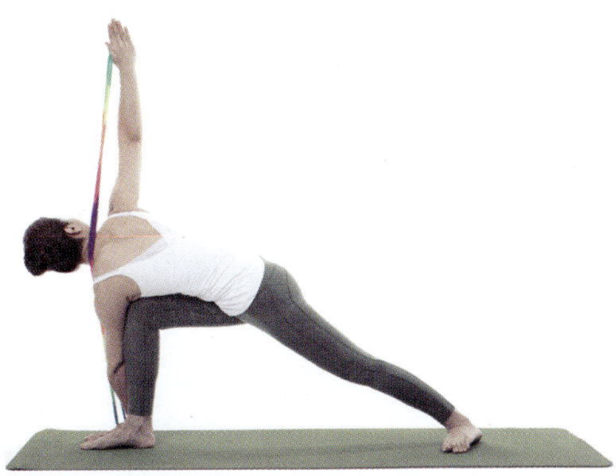

Leg - 자세 유지
Rope - 1/2 기본잡기 : 수직으로 뻗기
Breathing - Inhale → Exhale
Motion - 척추를 로테이션하여 손을 발날 쪽에 짚고
로프를 수직으로 뻗음
Drishti - 손끝

Standing asana & Sequence

시작 Start

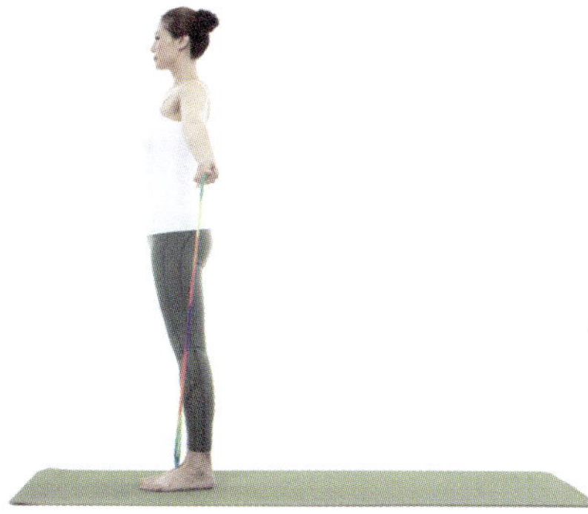

Pose - 타다아사나(준비)
Rope - 교차잡기
Breathing - Inhale

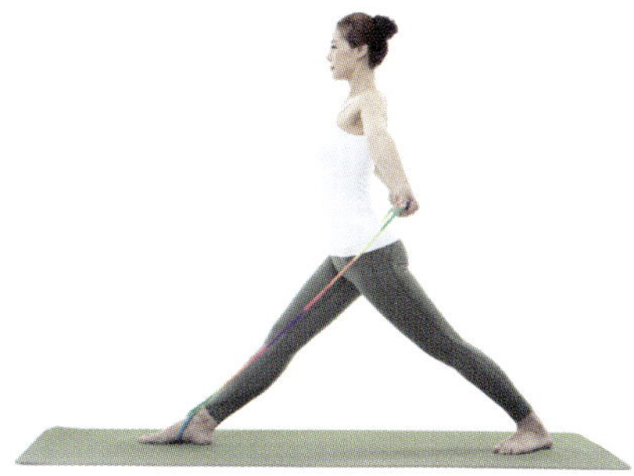

Pose - 다리 넓힘
Rope - 교차잡기 : 골반 옆으로 당김
Breathing - Exhale

하체 강화 시퀀스

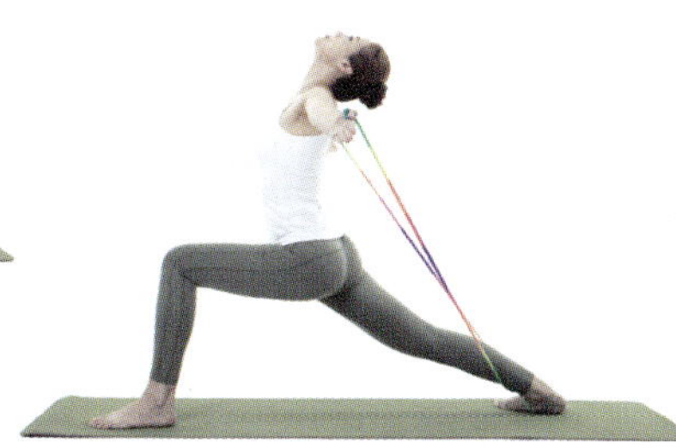

Pose - 비라바드라아사나 1
Rope - 교차잡기 : 어깨높이로 당김
Breathing - Inhale

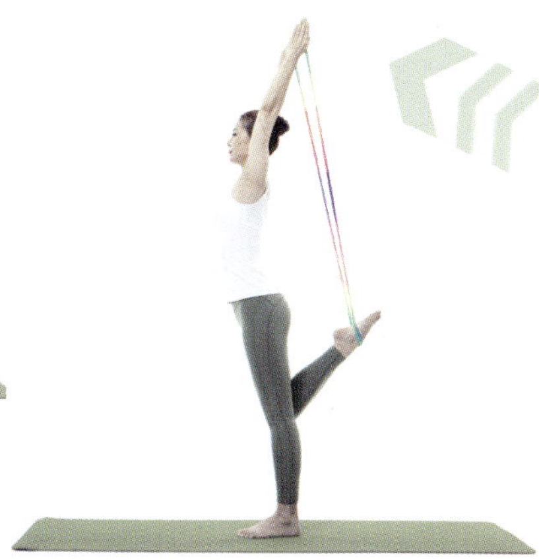

Pose - 밸런스 준비
Rope - 교차잡기 : 위로 당김
Breathing - Inhale

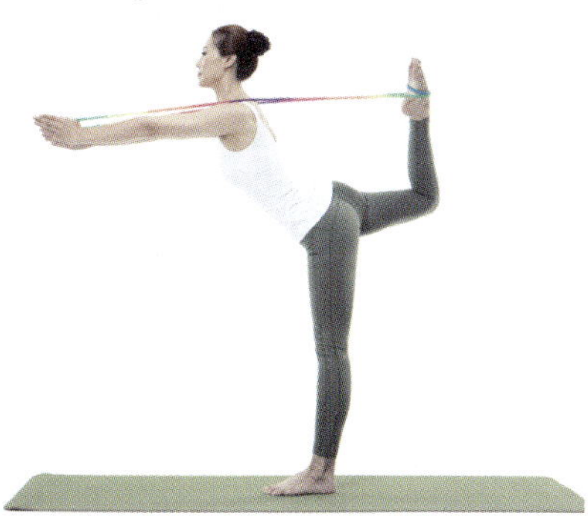

Pose - 나타라자아사나
Rope - 교차잡기 : 앞으로 당김
Breathing - Exhale

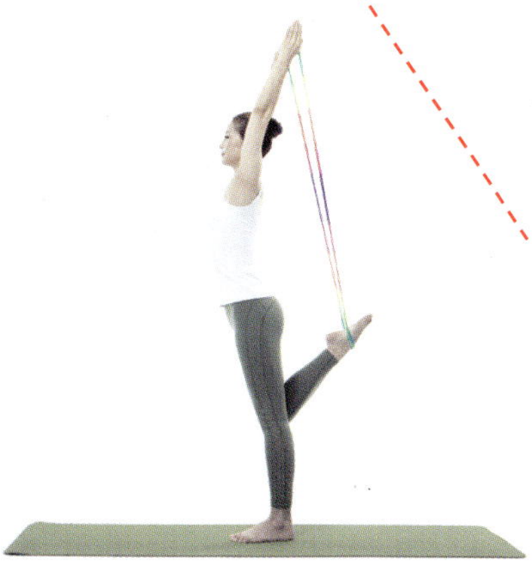

Pose - 이 자세 후 바르게 선다
Rope - 교차잡기 : 위로 당김
Breathing - Inhale

Standing asana & Sequence

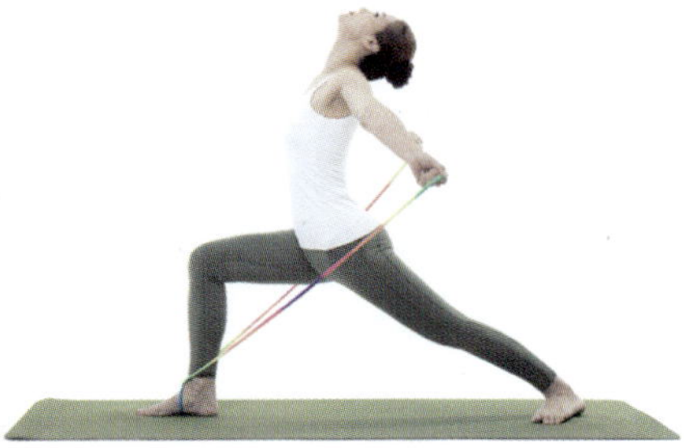

Pose - 비라바드라아사나 1
Rope - 교차잡기 : 몸 옆으로 당김
Breathing - Inhale

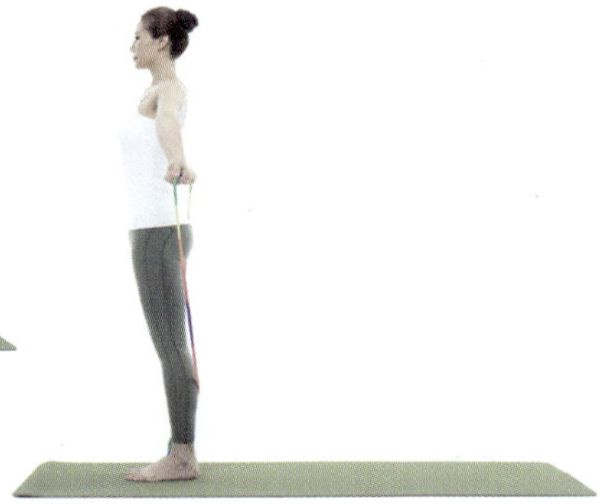

Pose - 로프 건너옴
Rope - 교차잡기 : 몸 옆으로 당김
Breathing - Exhale

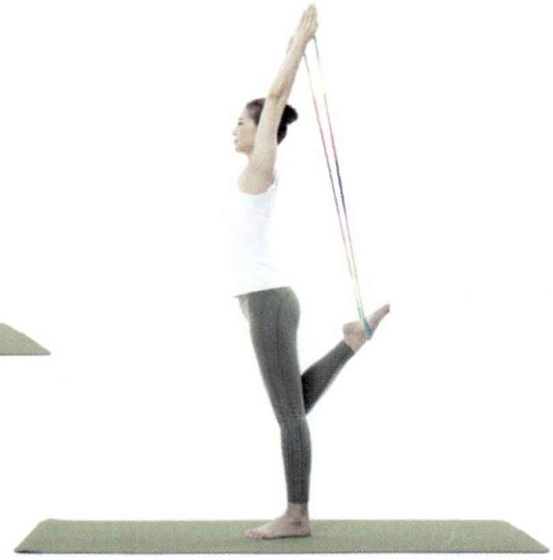

Pose - 무릎을 구부리며 밸런스 준비
Rope - 교차잡기 : 위로 당김
Breathing - Inhale

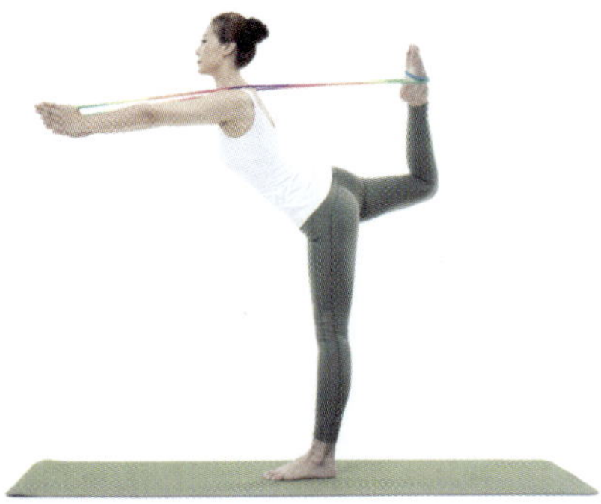

Pose - 나타라자아사나
Rope - 교차잡기 : 앞으로 당김
Breathing - Exhale

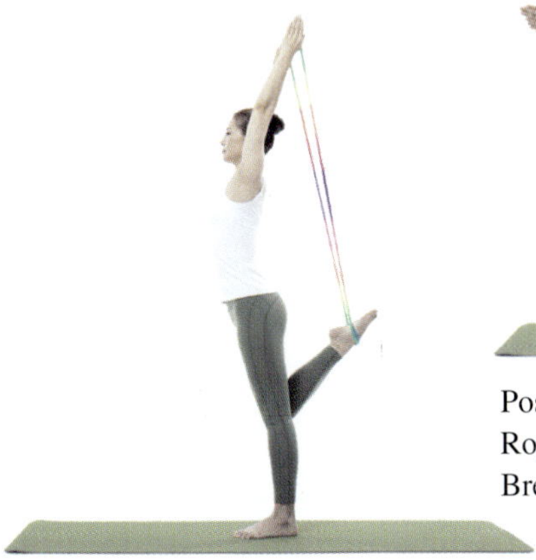

Pose - 무릎을 구부리며
비라바드라아사나 1 준비
Rope - 교차잡기 : 위로 당김
Breathing - Inhale

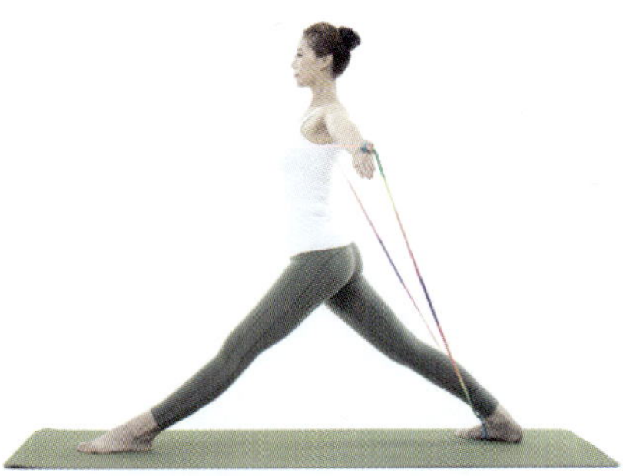

Pose - 다리 넓힘
Rope - 교차잡기 : 몸 옆으로 당김
Breathing - Exhale

비라바드라아사나 1 – 척주기립근 및 하체 강화 시퀀스

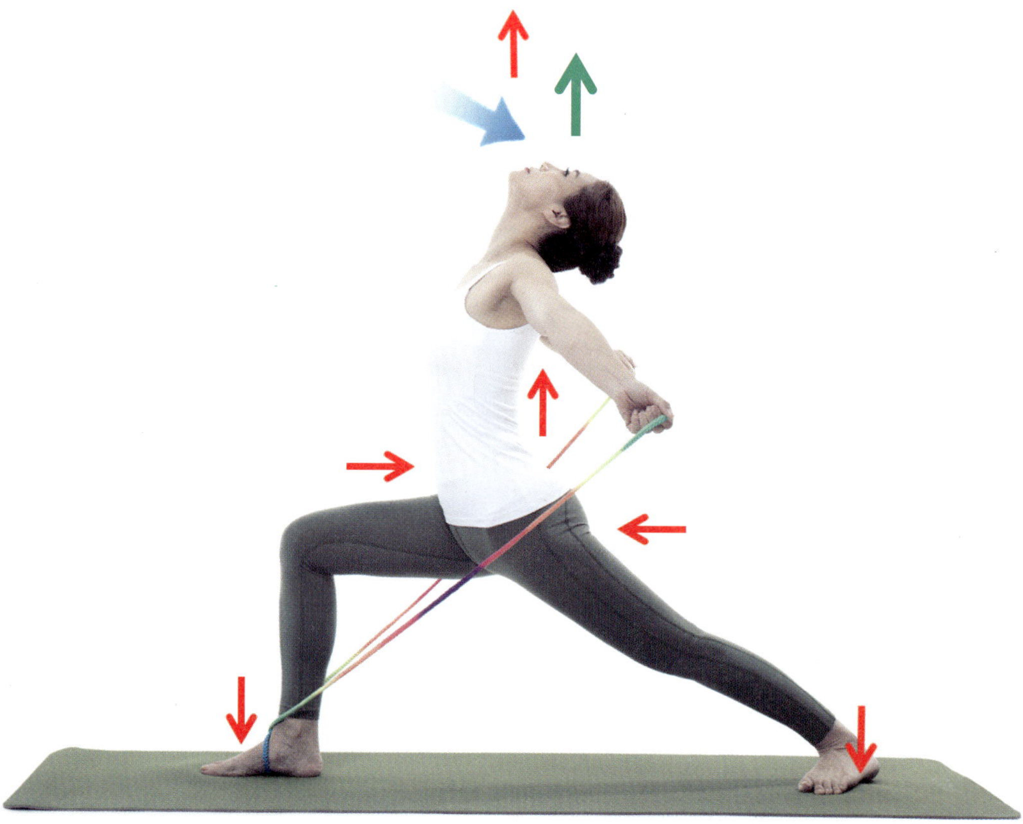

효과 Effect – 로프를 밟은 발과 다리에 집중하여 이 자세를 더욱 견고하게 만들어 하체 강화 운동을 한다. 또한, 로프에 에너지를 싣고 45°로 당기며 대흉근을 펴고 척추를 신장한다.

주의사항 Caution – 로프의 느슨함이 느껴지면 로프가 팽팽하도록 팔 전체의 힘으로 당겨야 하며, 어깨는 반드시 내린다.

핵심사항 Key point – 손으로 로프의 끝을 위로 당길 때 신체는 낮아진다는 자각으로 이 자세를 실시한다.

서서하는 자세

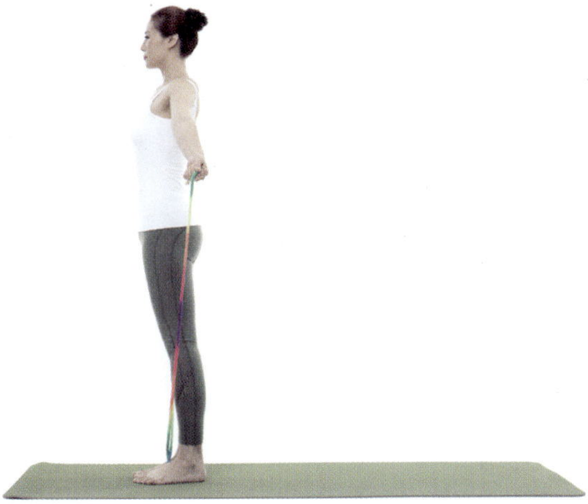

Leg - 타다아사나(바르게 선 자세)
Rope - 교차잡기
Breathing - Inhale
Motion - 로프 끝 잡고 바르게 섬
Drishti - 정면

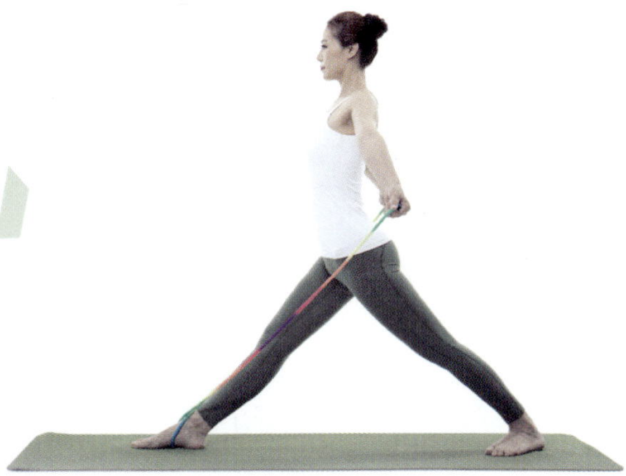

Leg - 어깨너비 3~4배로 넓히고 무릎 폄
Rope - 교차잡기 : 골반 옆 45° 위로 올림
Breathing - Exhale
Motion - 로프를 옆으로 하며 다리를 넓힘
Drishti - 정면

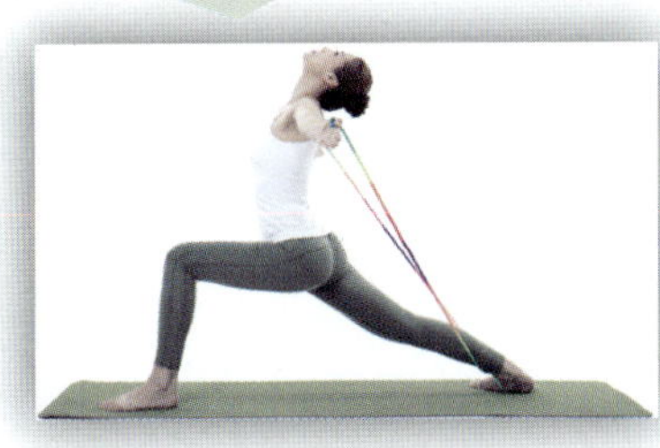

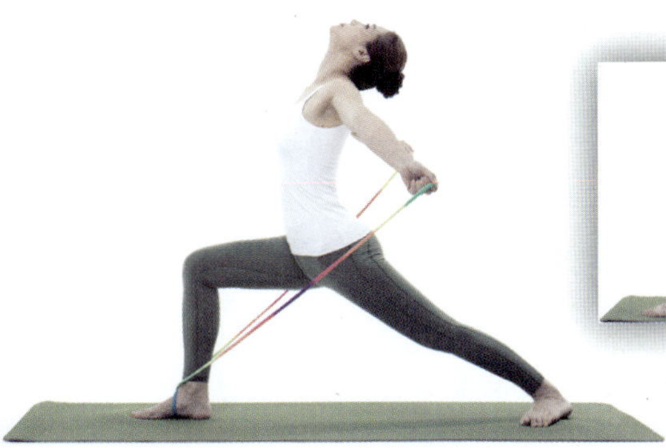

Leg - 앞 무릎 90° 굽힘
Rope - 교차잡기 : 45° 위로 강하게 당김
Breathing - Inhale
Motion - 로프를 옆으로 당기며 무릎을 더 깊게 굽힘
Drishti - 하늘 방향

나타라자아사나 – 척주기립근 및 하체 강화 밸런스 시퀀스 1

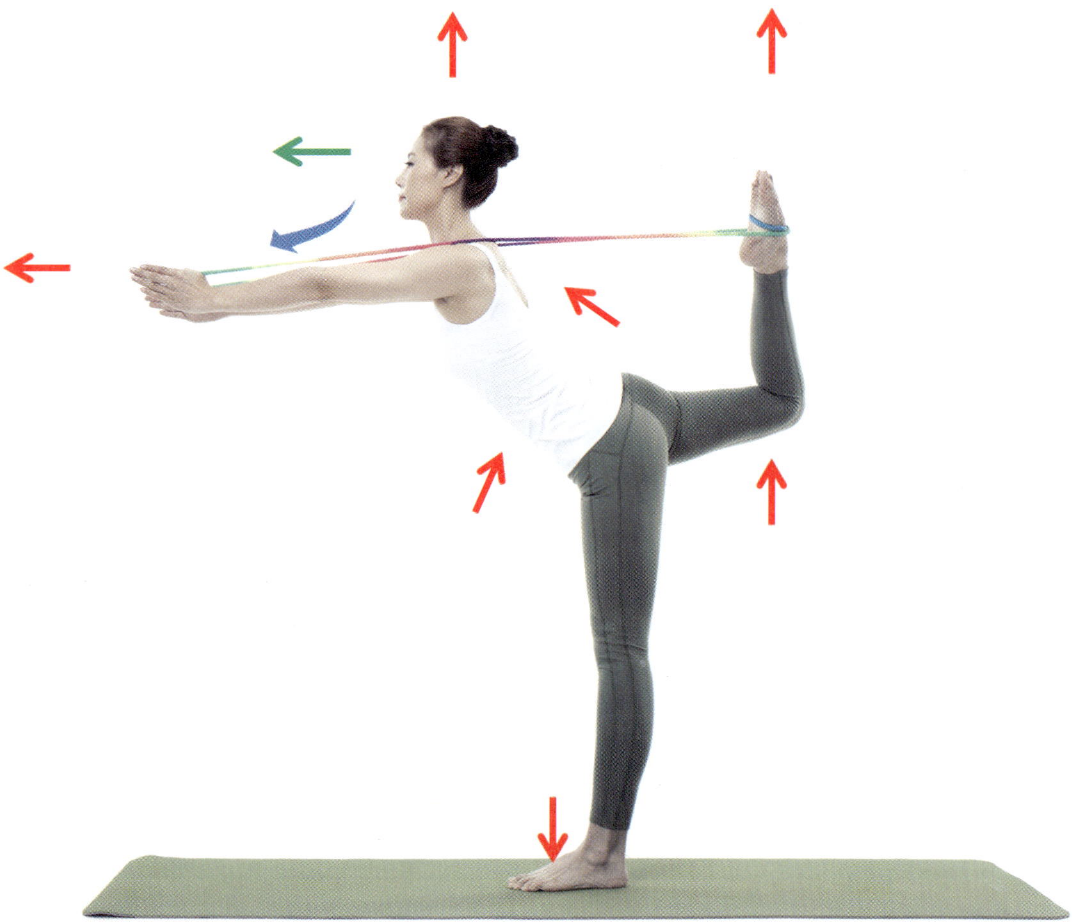

효과 Effect – 로프를 앞으로 당겨 무릎을 쉽게 들어 올려 고관절을 펴고 균형을 반듯하게 잡도록 하여, 아름다운 여신자세를 더욱 안정적으로 실시하는 데 도움을 준다.

주의사항 Caution – 로프를 당길 때는 오른쪽과 왼쪽의 힘이 균등해야 한다. 한편 척추는 앞으로 숙이는 것이 아니라 로프를 앞으로 당기며, 기립근을 세우는데 에너지가 느껴져야 한다.

핵심사항 Key point – 밸런스 난이도 상의 여신 자세의 유지는 상·하체의 고른 힘의 분배가 필요하다. 로프를 이용한 이 밸런스 자세를 통해 힘의 균형과 집중력을 향상한다.

서서하는 자세

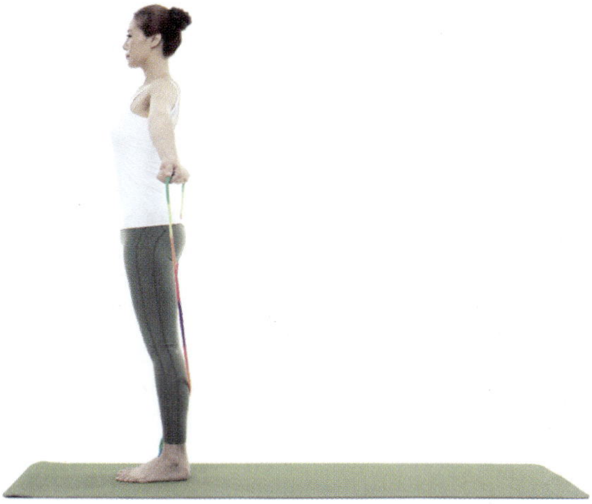

Leg - 타다아사나(바르게 선 자세)
Rope - 교차잡기
Motion - 로프 끝 잡고 바르게 섬
Drishti - 정면

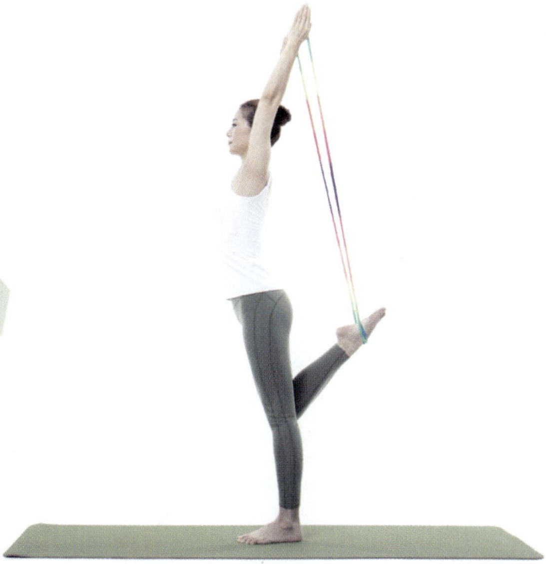

Leg - 한 무릎을 뒤로 굽힘
Rope - 교차잡기 : 발에 감김
Breathing - Inhale
Motion - 팔을 위로 뻗으며 로프를 당김
Drishti - 정면

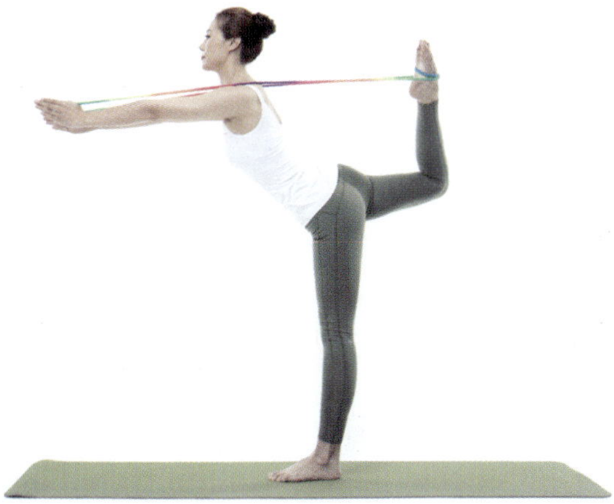

Leg - 무릎을 들어 올림
Rope - 교차잡기 : 발에 감김
Breathing - Exhale
Motion - 팔을 앞으로 뻗으며 로프를 당김. 발끝을 위로 향함
Drishti - 정면

Standing asana & Sequence

시작 Start

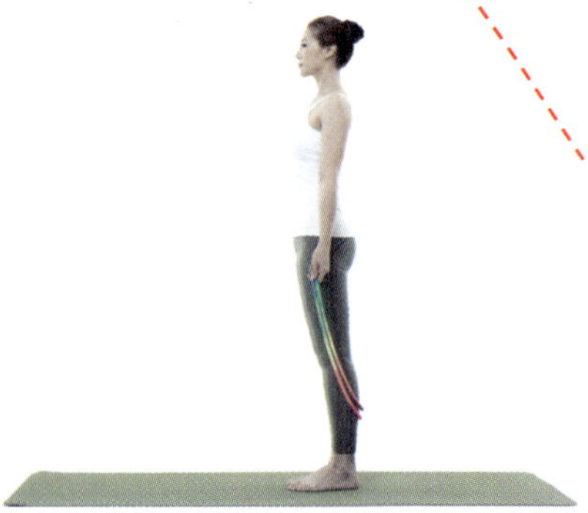

Pose - 바르게 선 자세
Rope - 1/2 기본잡기
Breathing - Inhale → Exhale

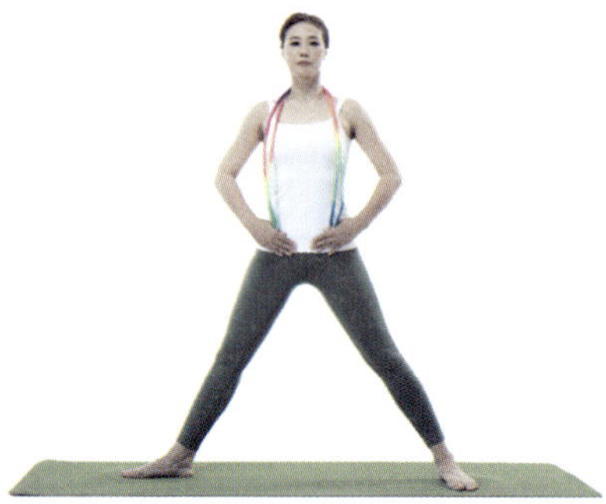

Pose - 다리 넓힘
Rope - 1/2 기본잡기
Breathing - Inhale → Exhale

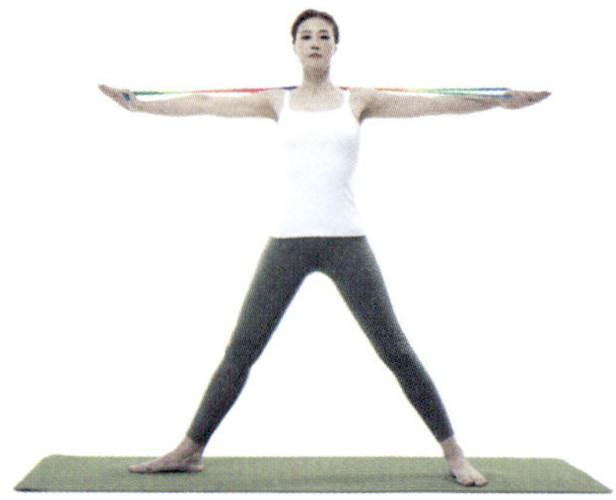

Pose - 다리 넓힘
Rope - 1/2 기본잡기 : 수평으로 뻗기
Breathing - Inhale

고관절 무브먼트 시퀀스

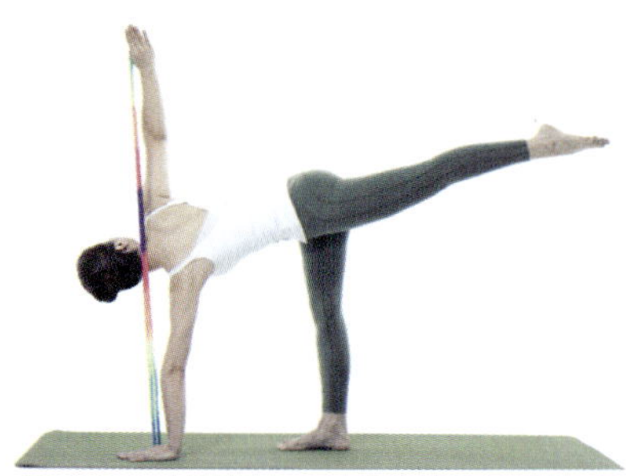

Pose - 역아르다 찬드라아사나
Rope - 1/2 기본잡기
Breathing - Exhale

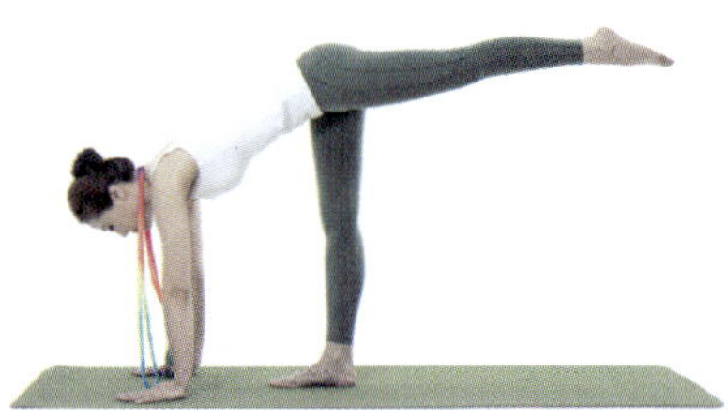

Pose - 바닥에 손 짚기
Rope - 1/2 기본잡기
Breathing - Inhale

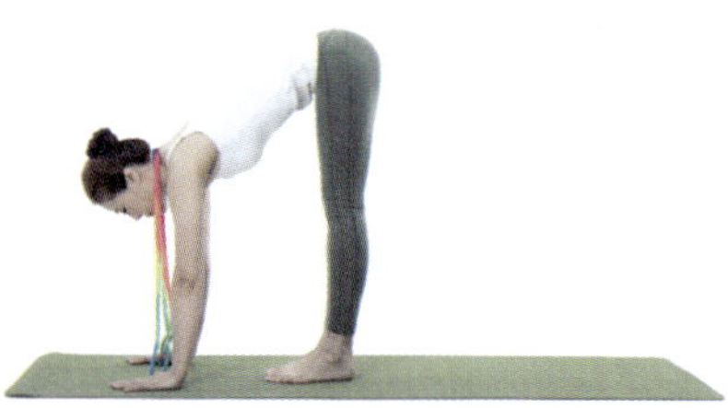

Pose - 웃타나아사나 연결
Rope - 1/2 기본잡기
Breathing - Exhale

Standing asana & Sequence

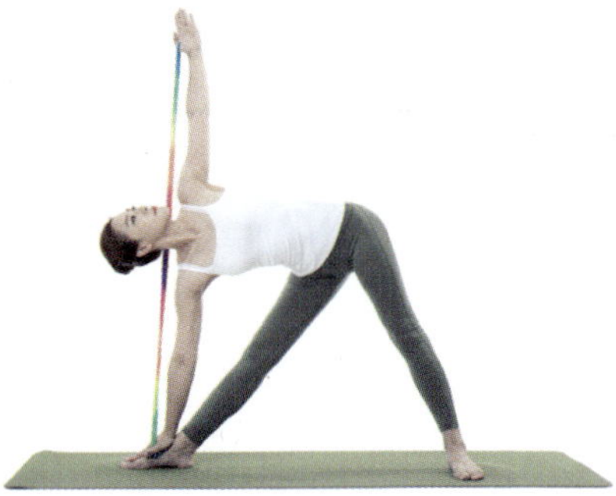

Pose - 비라바드라아사나 1
Rope - 1/2 기본잡기 : 수직으로 뻗기
Breathing - Exhale

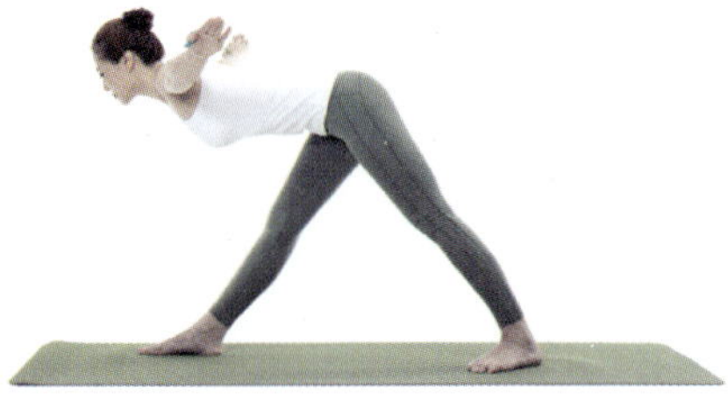

Pose - 푸르봇타나아사나
Rope - 1/2 기본잡기 : 수평으로 뻗기
Breathing - Inhale

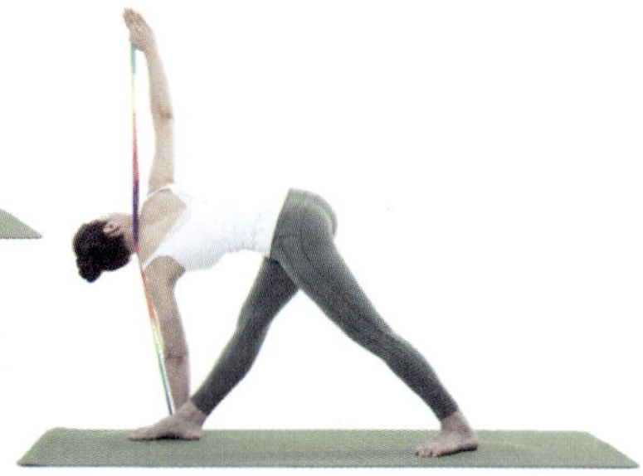

Pose - 파리브릿타 트리코나아사나
Rope - 1/2 기본잡기 : 수직으로 뻗기
Breathing - Exhale

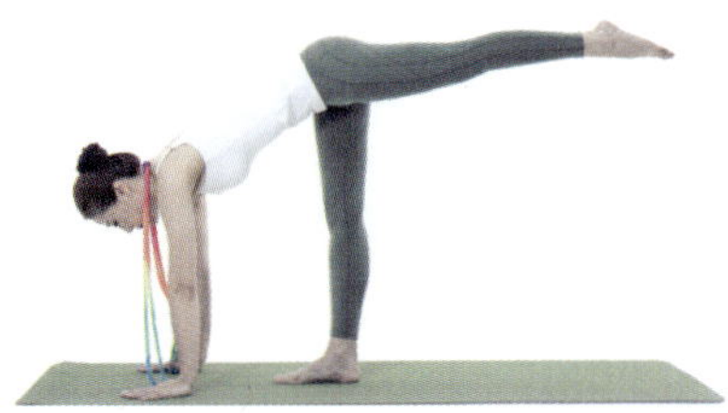

Pose - 바닥에 손 짚기
Rope - 1/2 기본잡기
Breathing - Inhale

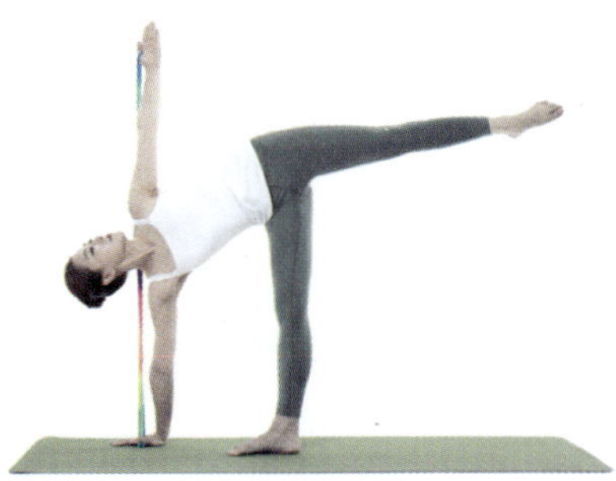

Pose - 아르다 찬드라아사나
Rope - 1/2 기본잡기 : 수직으로 뻗기
Breathing - Exhale

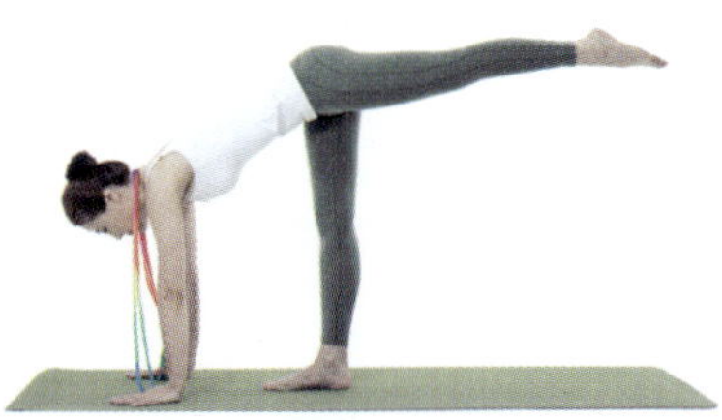

Pose - 바닥에 손 짚기
Rope - 1/2 기본잡기
Breathing - Inhale

웃티타 트리코나아사나 – 고관절 강화 및 전신 스트레칭 시퀀스

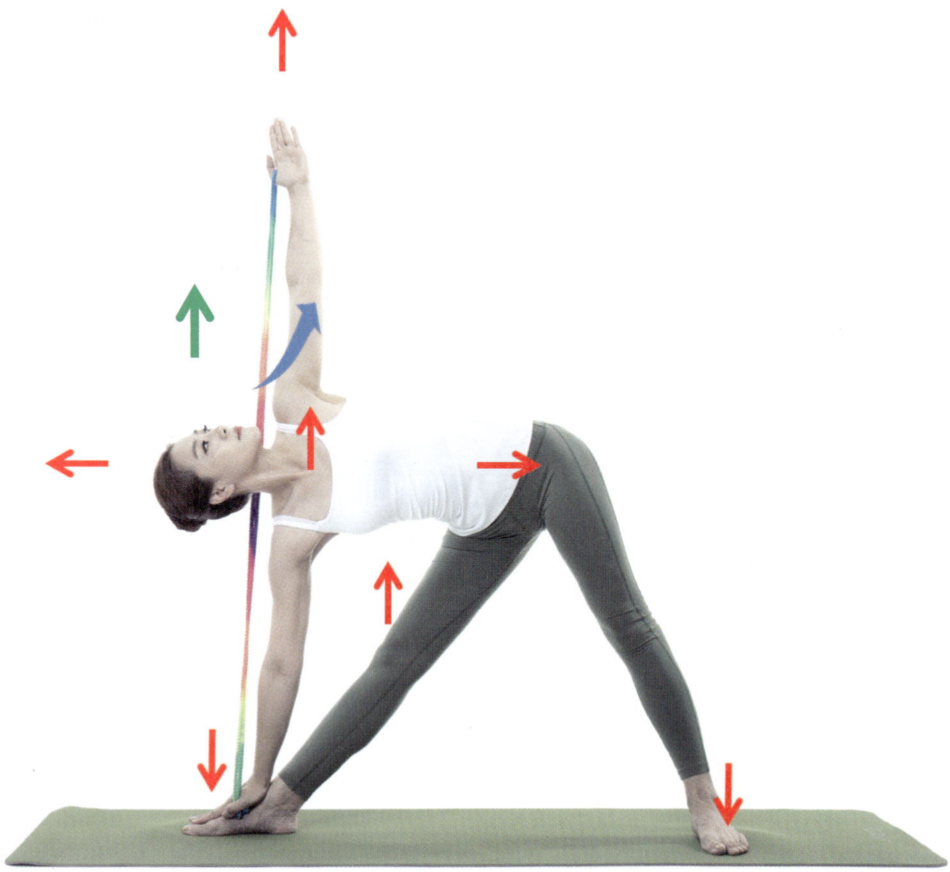

효과 Effect – 로프를 수직으로 신장하며 동작을 어깨, 가슴 근육의 신장을 도우며, 자세를 집중시킨다. 준비동작의 반복으로 고관절의 경직을 해소하여 통증을 완화하는 효과가 있다.

주의사항 Caution – 아래에 있는 손에 체중을 지지하는 사람을 위한 자세로 위 손끝에 에너지가 있음을 자각한다. 발, 정강이 및 허벅지의 중심과 일직선으로 정렬하여 몸통이 앞쪽으로 나오거나 엉덩이가 뒤로 빠지지 않도록 주의한다.

핵심사항 Key point – 로프를 활용한 삼각자세는 전신 스트레칭을 위한 자세이며, 동시에 강화하는 자세다. 자세를 유지하며 에너지의 방향성과 힘이 느껴지는 곳에 자각한다.

서서하는 자세

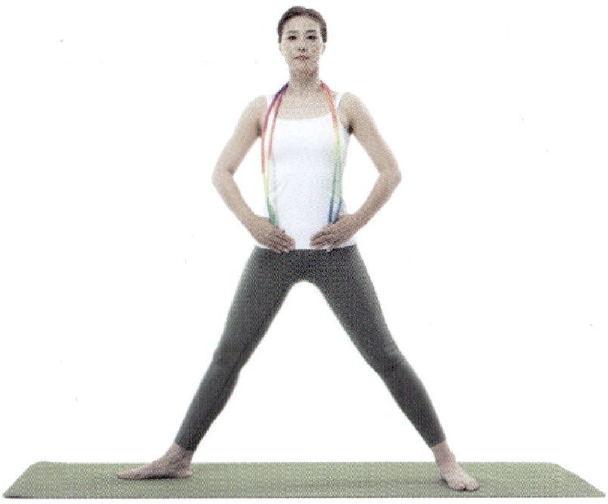

Leg - 어깨너비 3~4배
Rope - 1/2 기본잡기
Motion - 다리를 넓혀 발목을 그림과 같이 돌림
Drishti - 정면

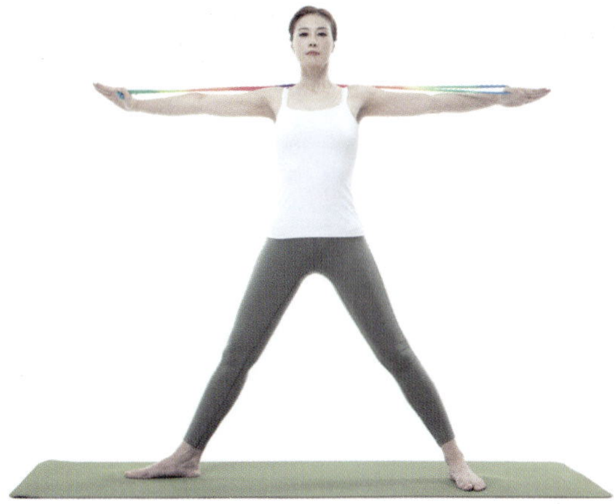

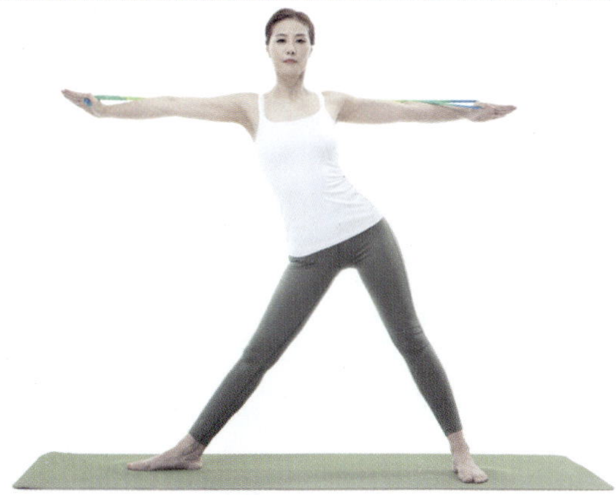

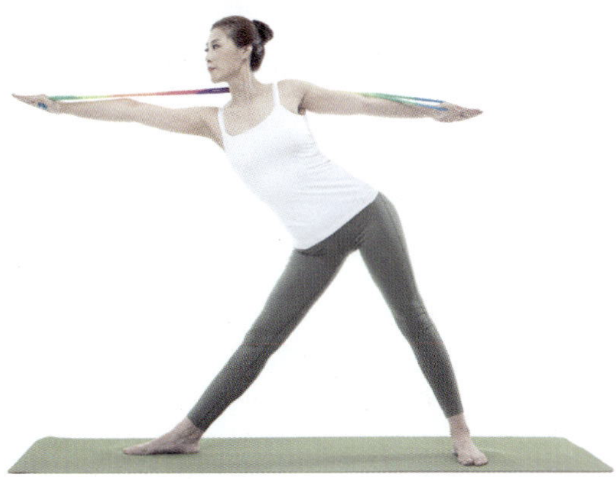

Leg - 준비 자세 유지
Rope - 어깨 높이
Breathing - Inhale →Exhale
Motion - 골반을 뒤로 밈 → 준비자세(4회 반복)
손끝 바라보며, 앞으로 상체를 밈(고관절 가동성)
Drishti - 손끝

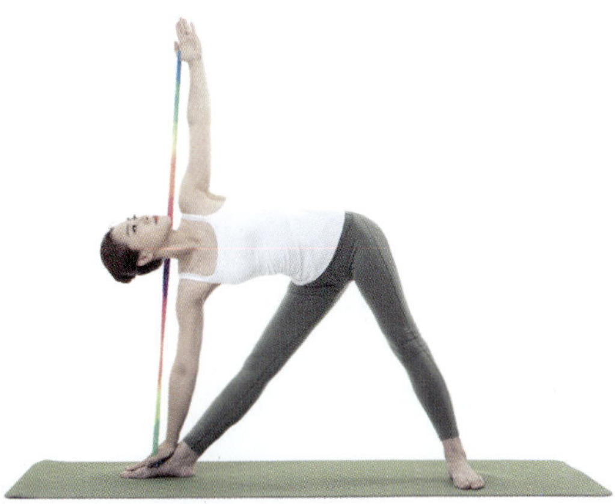

Leg - 준비자세 유지
Rope - 수직으로 뻗기 Breathing - Exhale
Motion - 팔을 지렛대로 사용하여 몸통을 기울이며,
척추를 바닥과 수평으로 만들고, 로프는 수직으로 뻗음
Drishti - 손끝

파르브릿타 트리코나아사나 – 척추의 활력과 코어 안정화 시퀀스

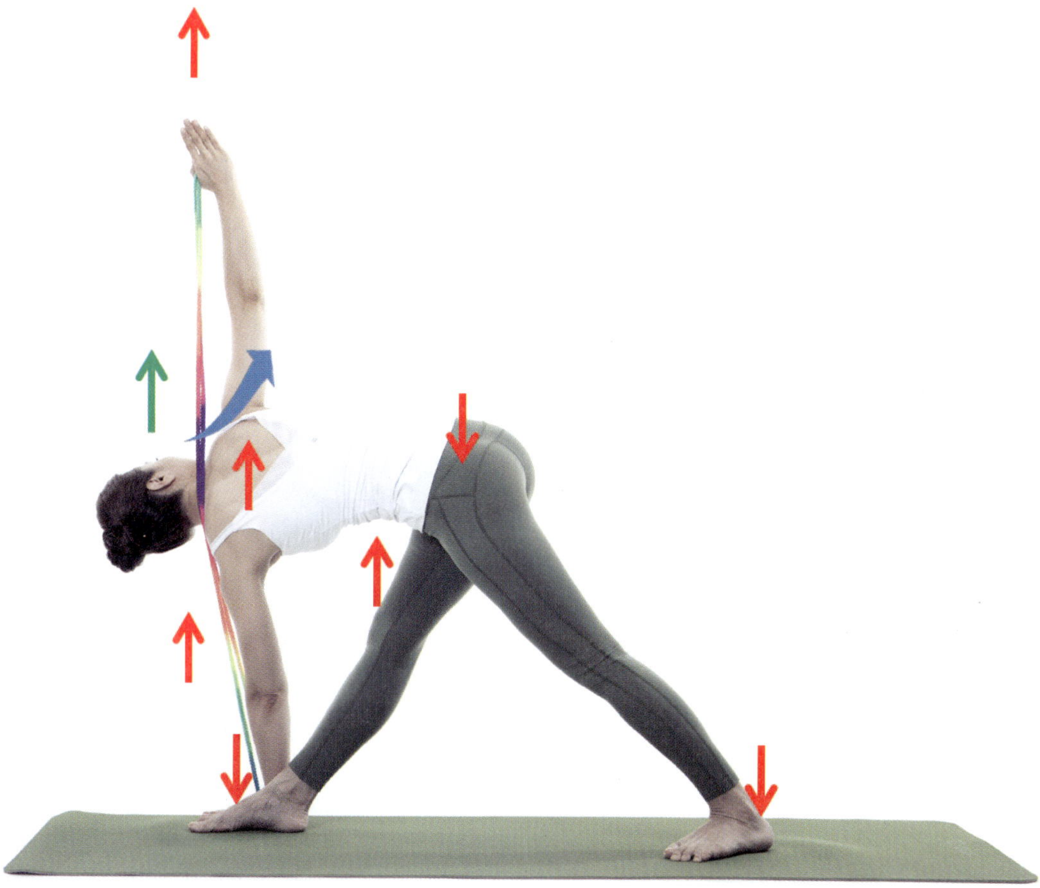

효과 Effect – 로프를 강하게 수직으로 뻗으며 척추의 로테이션과 코어의 균형감을 향상시킨다. 또한, 햄스트링의 신장 및 엉덩이 근육과 척추를 강하게 해주는 효과가 있다.

주의사항 Caution – 햄스트링이 타이트하거나 균형감이 떨어지는 사람은 다리를 조금 좁히거나 손을 발아치 쪽에 짚고 실시한다.

핵심사항 Key point – 체중이 아래 팔에 실려 척추 로테이션이 잘 안되는 사람은 로프를 활용하여 여러가지를 교정할 수 있다. 로프를 강하게 위로 뻗어 굽은 어깨와 가슴을 편다.

서서하는 자세

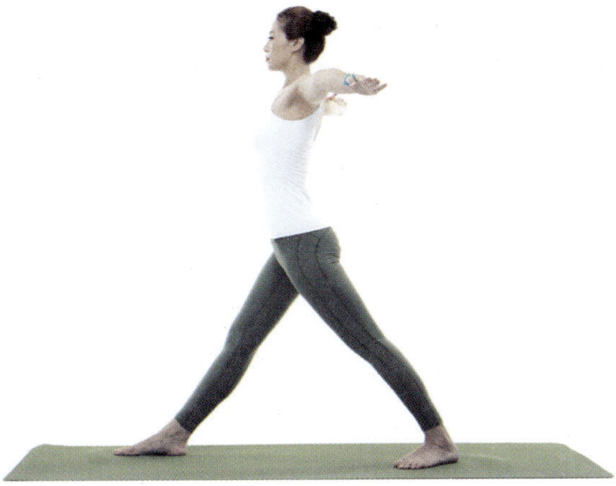

Leg - 타다아사나 → 어깨 너비 2~3배로 넓힘
Rope - 1/2 기본잡기(목에 두름 → 수평으로 올림)
Breathing - Inhale
Motion - 무릎을 펴고 척추를 신장시킴
Drishti - 정면

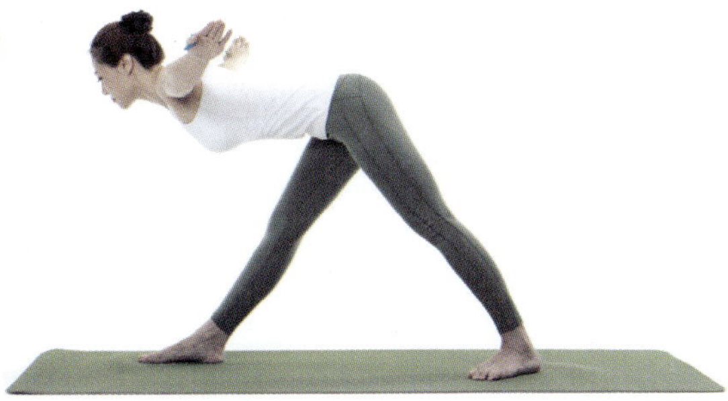

Leg - 준비자세 유지
Rope - 바닥과 수평
Breathing - Exhale → Inhale
Motion - 상체를 90° 로 숙임
Drishti - 바닥 멀리

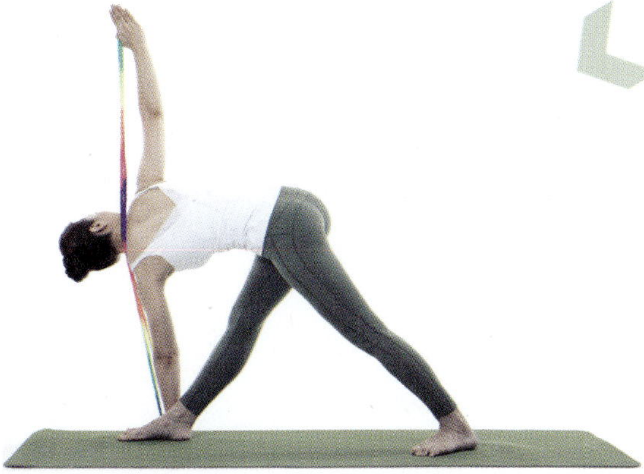

Leg - 준비자세 유지
Rope - 수직으로 뻗음
Breathing - Exhale
Motion - 척추를 로테이션하며, 손을 발날 쪽에 짚고 로프를
하늘 방향으로 뻗어 수직을 만듦
Drishti - 손끝

비라바드라아사나 3 – 전신의 균형감각을 깨워주는 시퀀스

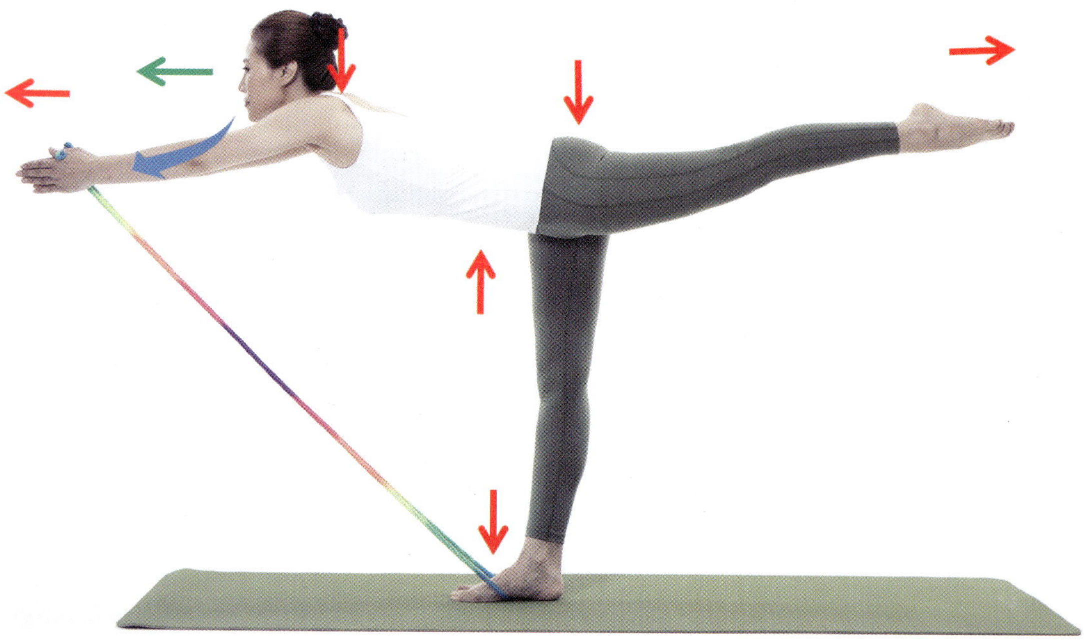

효과 Effect – 로프를 잡은 손을 앞으로 뻗는 동작은 로프를 팽팽하게 유지하여 에너지가 앞으로 향하는 것으로 돕는다. 로프의 에너지가 균형 감각을 향상하며 하체를 견고하게 한다.

주의사항 Caution – 로프가 팽팽해질 때까지 로프를 앞으로 당긴다. 로프를 위로 당기며 상체를 바닥으로 내려가는 느낌으로 실시해도 좋다.

핵심사항 Key point – 로프의 끝이 들어 올리는 발끝의 높이이기 때문에 이 밸런스 자세를 통해 밸런스의 바른 자세를 쉽게 도전할 수 있으며, 중심 잡는 다리의 고관절이 강화되는 것을 스스로 느낄 수 있는 균형 자세이다.

균형잡는 자세

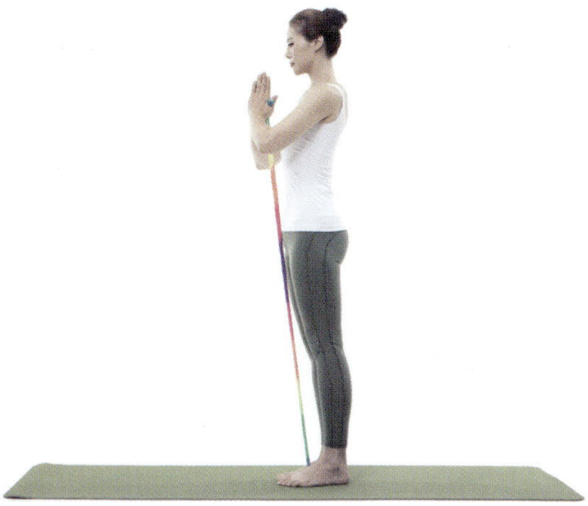

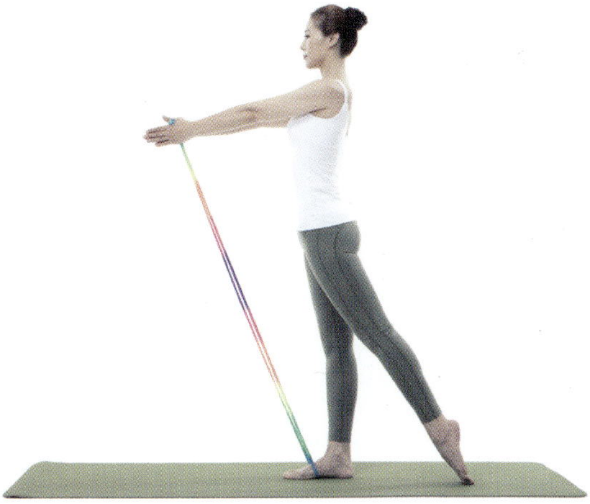

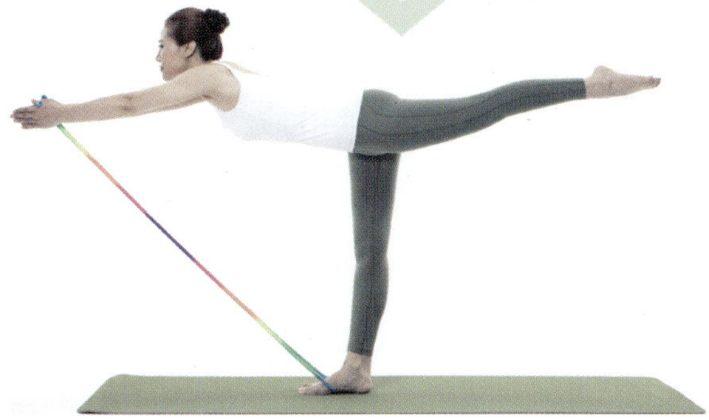

Leg - 타다아사나(바르게 선 자세)
Rope - 끝잡기
Breathing - Exhale
Motion - 상체를 90° 기울이며 다리도 같은 속도로 들어 올림
Drishti - 정면

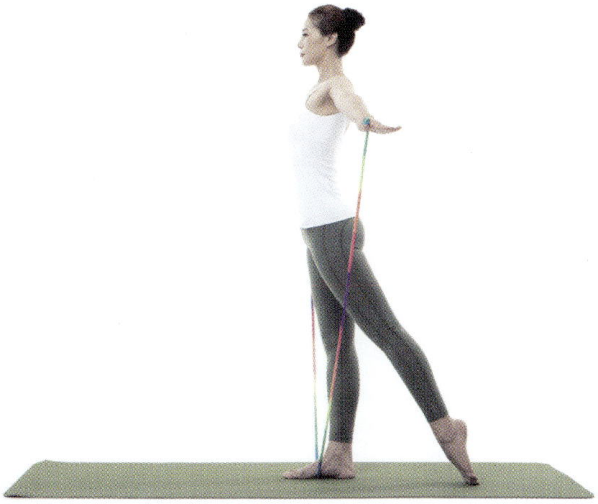

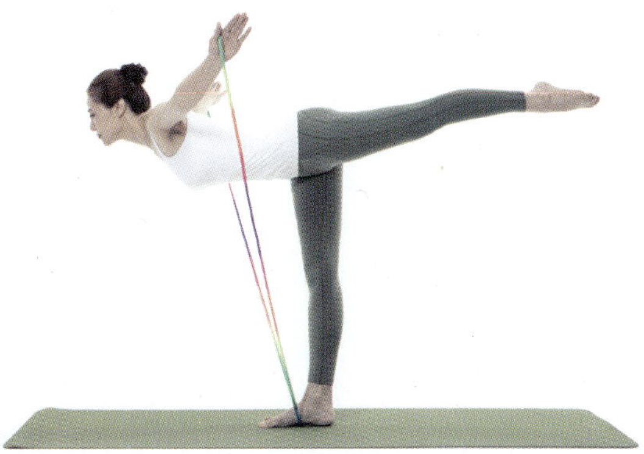

Leg - 뒤로 90° 들어 올림
Rope - 끝잡기 : 몸 옆에서 위로 당김
Breathing - Exhale
Motion - 로프를 위로 당기며, 상체를 90° 기울이며 다리도 같은 속도로 들어 올림
Drishti - 정면

브릭샤아사나 – 척주기립근을 신장시키는 밸런스 자세 1

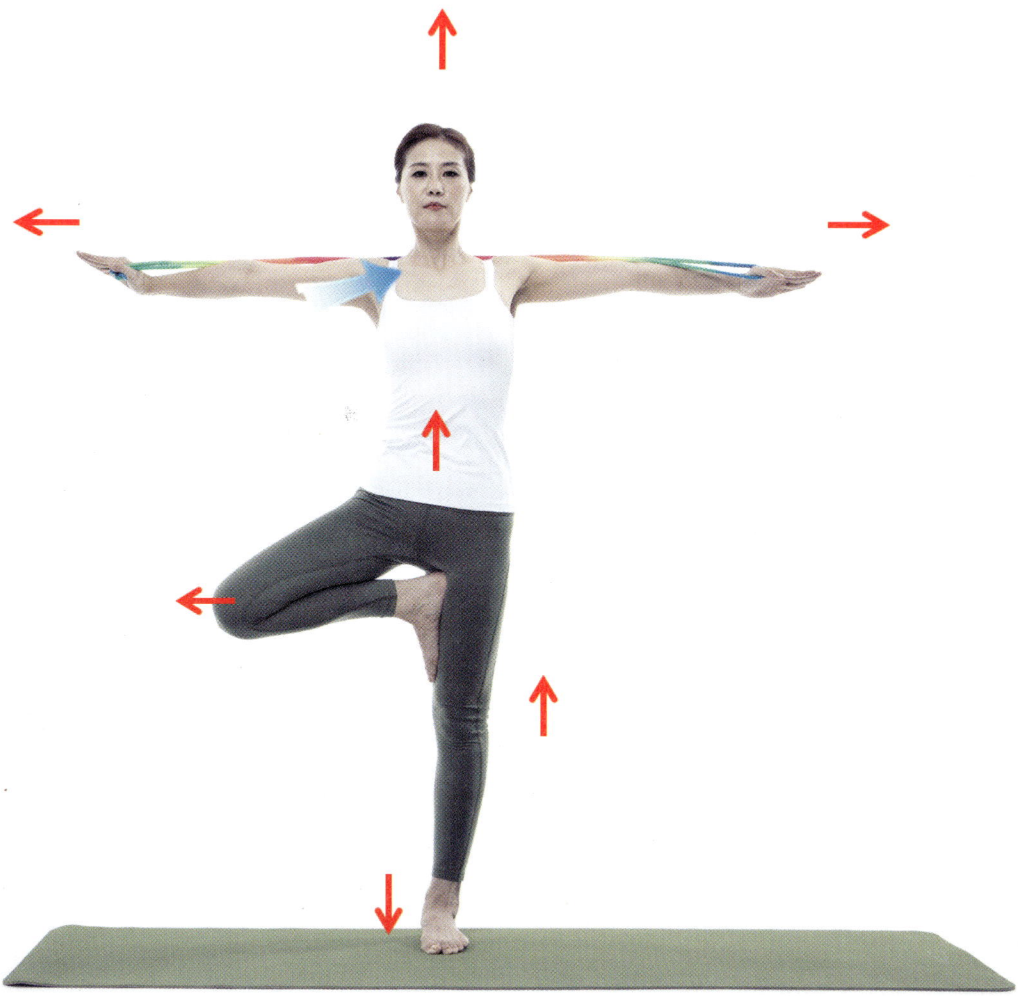

효과 Effect – 균형감이 떨어지는 사람도 쉽게 할 수 있는 쉬운 나무자세이다. 로프를 바닥과 수평을 유지한 채 몸의 중심을 잡으며 척주기립근을 향상한다.

주의사항 Caution – 다리를 높이 올리는 데 중점을 두지 않고 균형을 잡는 다리로 서 있을 수 있도록 들어 올리는 다리를 발목부터 시작해 본다.

핵심사항 Key point – 이 자세는 위로 곧게 자라는 대나무가 아니라 가지와 잎이 무성한 아름드리 느티나무라고 상상하며 에너지를 로프에 실어 옆으로 최대한 팔을 펼친다.

균형잡는 자세

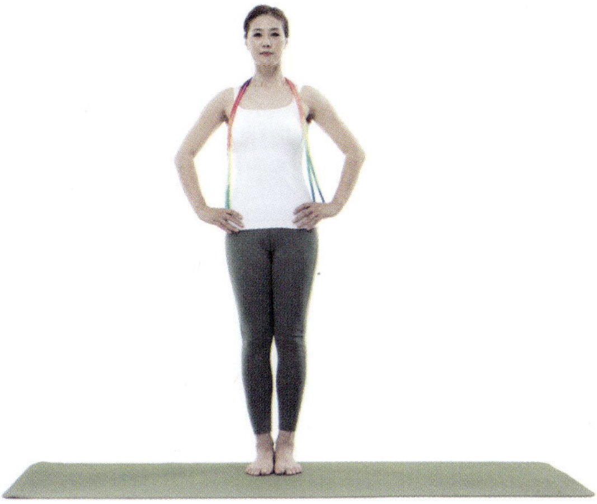

Leg - 타다아사나(바르게 선 자세)
Rope - 1/2 기본잡기
Drishti - 정면

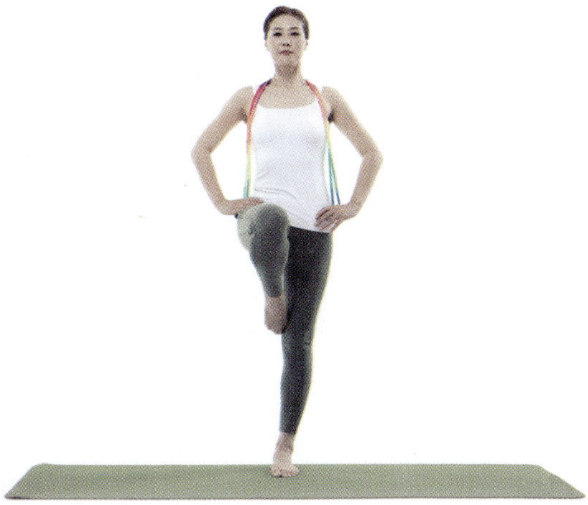

Leg - 무릎을 구부려 올림
Rope - 1/2 기본잡기
Breathing - Inhale
Motion - 무릎을 앞으로 들어주며 발아치를 무릎 안쪽에 댐
Drishti - 정면

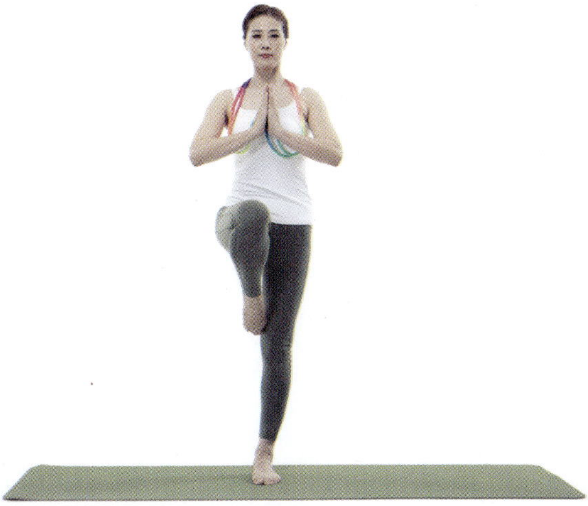

Leg - 무릎을 앞으로 함
Rope - 1/2 기본잡기
Breathing - Inhale
Motion - 가슴 앞에 손을 합장하며 무릎을 앞으로 함
Drishti - 정면

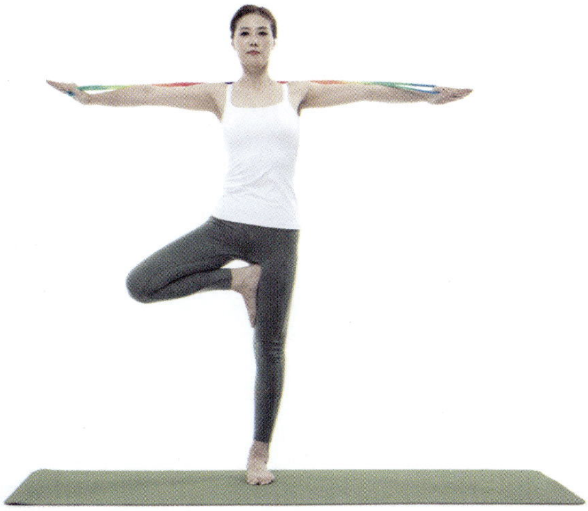

Leg - 고관절 확장
Rope - 어깨높이 수평
Breathing - Exhale
Motion - 균형을 잡으며 천천히 고관절을 열어 발바닥을 다리 안쪽에 댄 후 팔을 옆으로 뻗음
Drishti - 정면

브륵샤아사나 – 척주기립근을 신장시키며, 에너지를 위로 향하는 자세 2

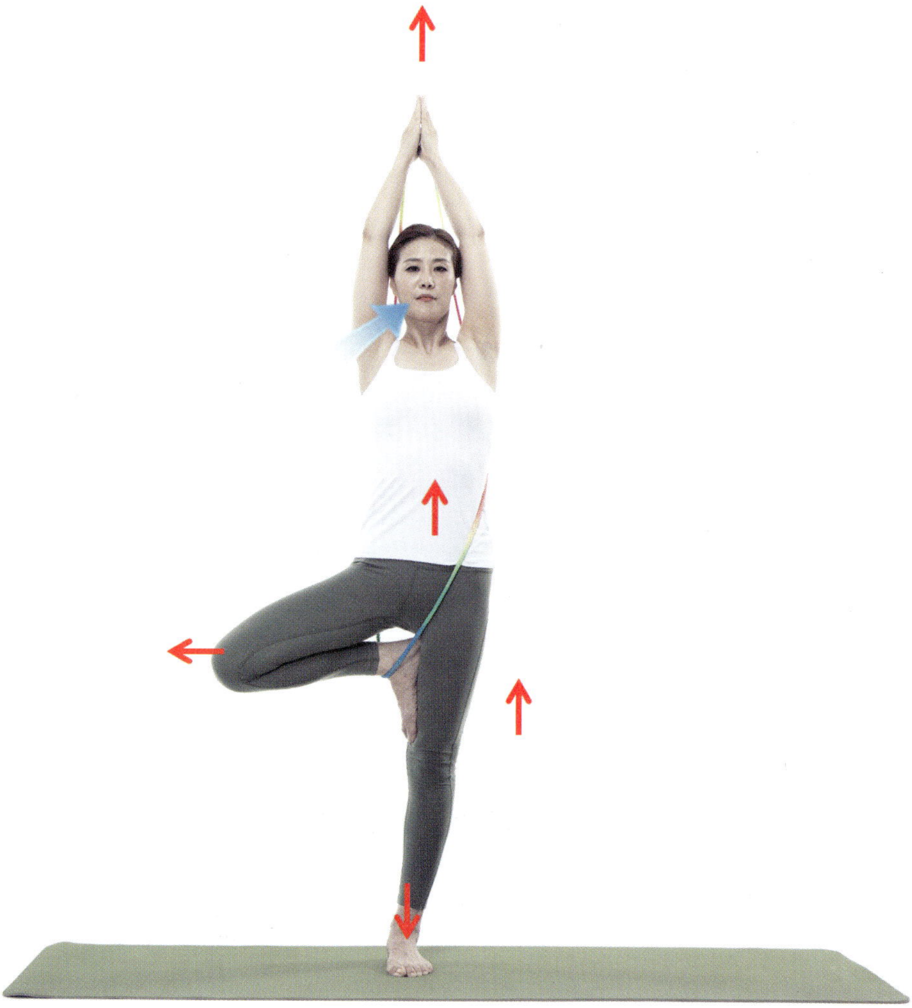

효과 Effect – 발목에 걸친 로프를 이용해 발을 더 높이 들 수 있으며, 로프를 계속 위로 당기며 척주기립근 및 전신의 에너지를 하늘 위로 올린다.

주의사항 Caution – 손으로 발을 들어 몸의 중심 방향으로 올리지 않아도 나무자세의 가장 어려운 자세를 할 수 있으므로 균형 잡는 다리의 견고한 안정성이 중요하다.

핵심사항 Key point – 이 자세는 로프의 활용을 매우 필요로 한다. 따라서 로프의 정확한 위치와 힘의 균형을 스스로 잘 살피며 끝까지 집중하여 평형성을 기른다.

Rhythmic YOGA 리드믹요가

균형잡는 자세

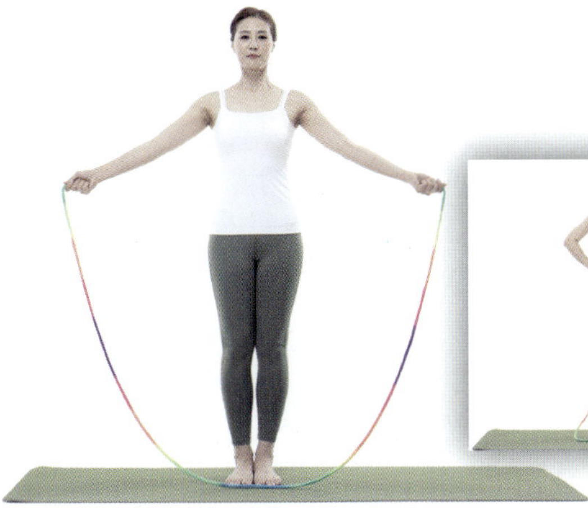

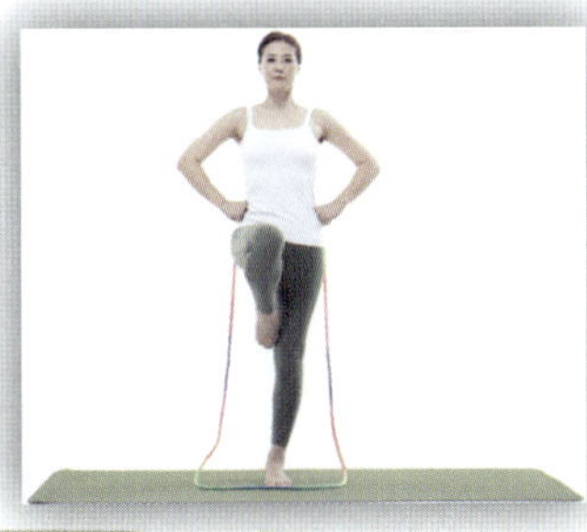

Leg - 타다아사나(바르게 선 자세)
Rope - 끝잡기
Drishti - 정면

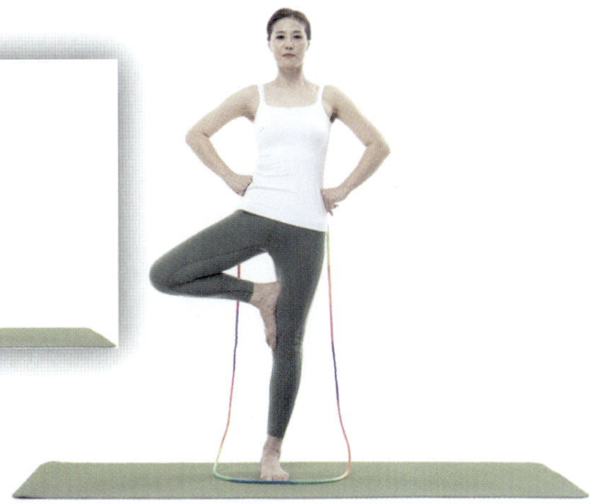

Leg - 무릎 앞 → 옆으로 들어 올리기
Rope - 끝잡기
Breathing - Inhale → Exhale
Motion - 손을 장골에 대고 무릎을 앞으로 들어 올린 후 고관절 확장
Drishti - 정면

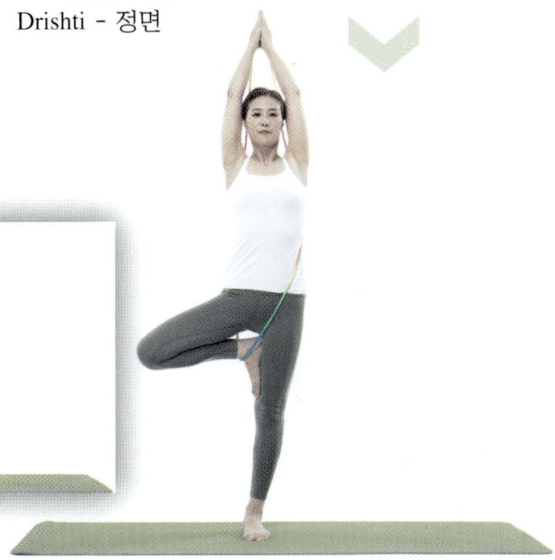

Leg - 자세 유지
Rope - 끝잡기
Breathing - Inhale → Exhale
Motion - 로프 끝을 위로 올리며 척추 신장시킴 로프를 10cm 짧게 잡고 더 위로 올리면 발이 따라 올라감
Drishti - 정면

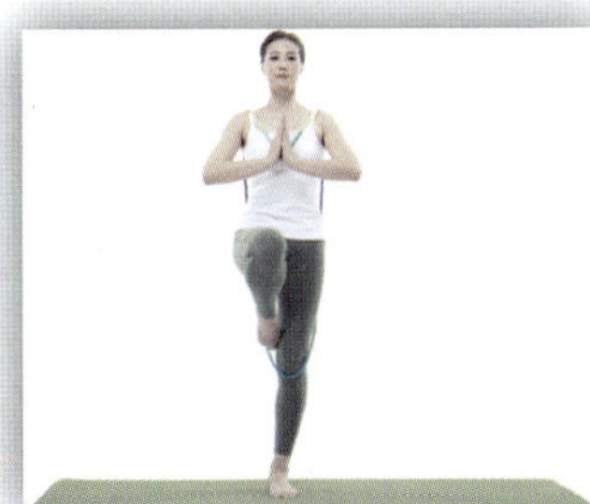

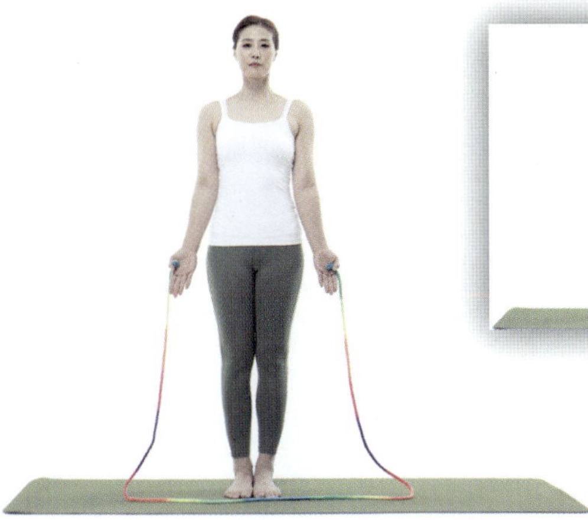

Leg - 타다아사나(바르게 선 자세)
Rope - 끝잡기 Breathing - Inhale → Exhale
Motion - 로프를 어깨에 걸고 무릎을 앞으로 한 후 발을 모아 바른 자세(작은 그림 참조)
Drishti - 정면

시작 Start

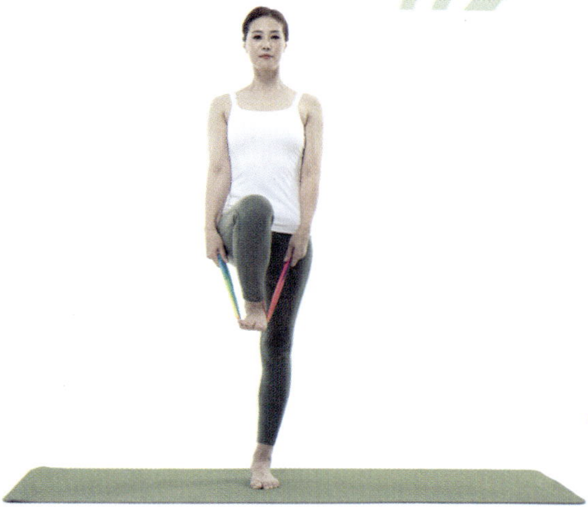

Pose - 무릎 들어 올려 발바닥에 로프를 댐
Rope - 1/4 끝잡기
Breathing - Inhale

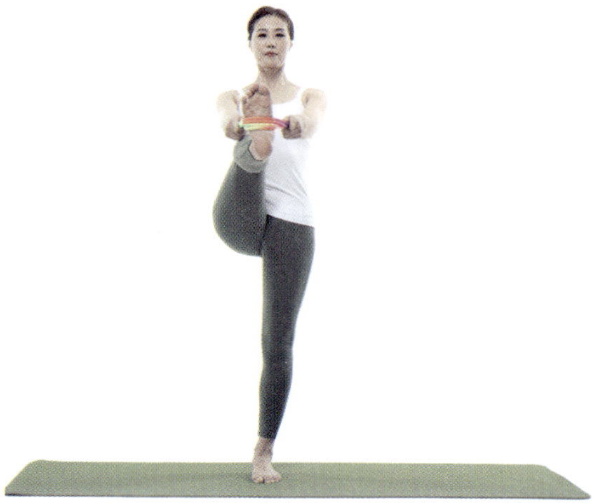

Pose - 발바닥을 정면으로 뻗음
Rope - 1/4 끝잡기
Breathing - Exhale

바디밸런스 시퀀스

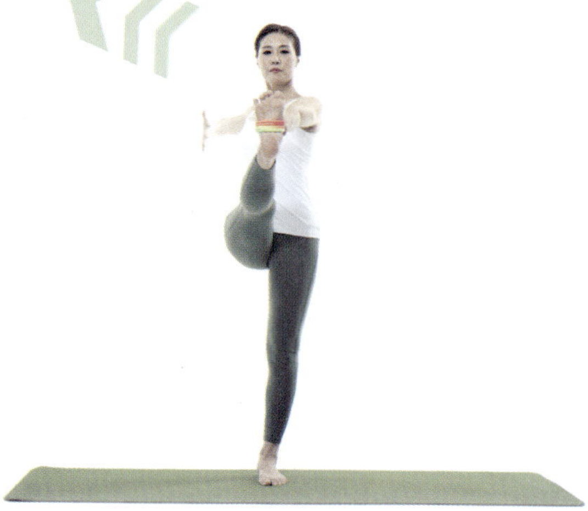

Pose - 오른 팔을 몸 뒤로 뻗음
Rope - 1/4 모아잡기
Breathing - Exhale

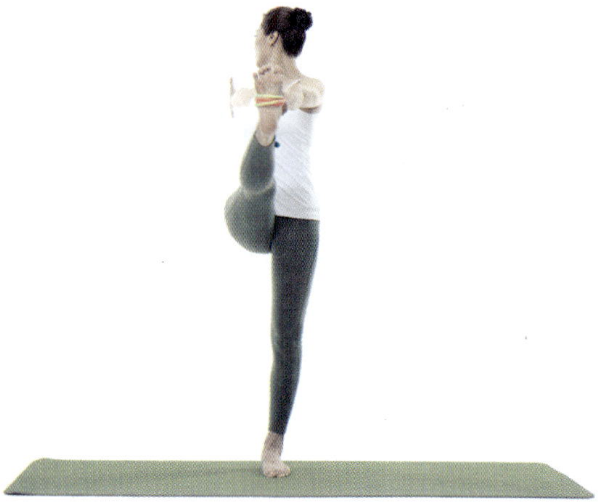

Pose - 오른손 끝 바라봄
Rope - 1/4 모아잡기
Breathing - Inhale → Exhale

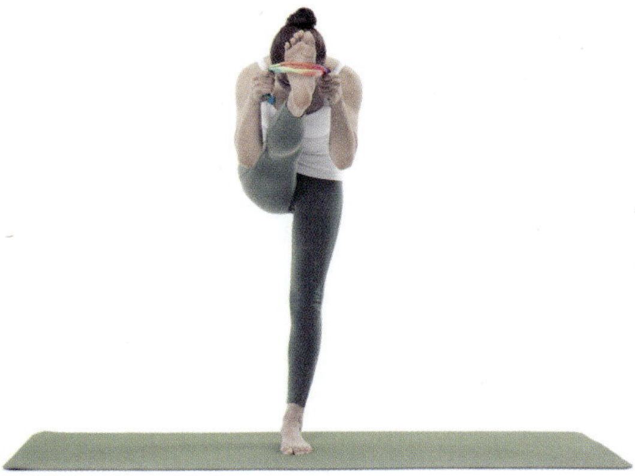

Pose - 로프를 당기며 상체를 다리 가까이 숙임
Rope - 1/4 끝잡기
Breathing - Inhale → Exhale

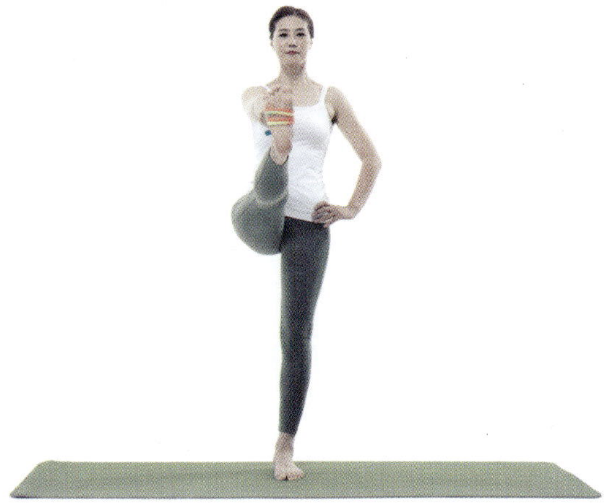

Pose - 정면 바라보며 로프를 오른손으로 모아잡음
Rope - 1/4 모아잡기
Breathing - Inhale

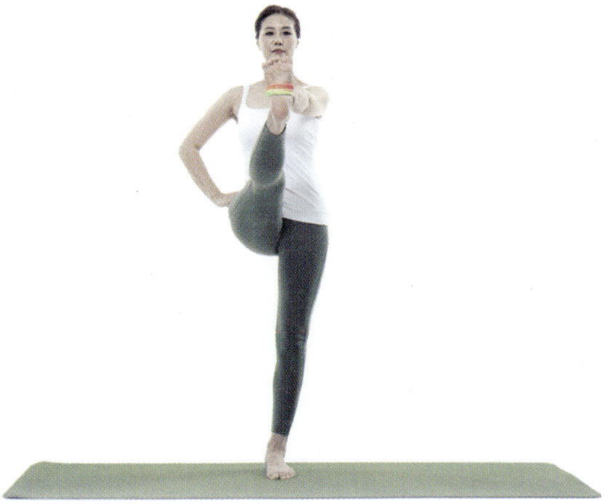

Pose - 다리를 앞으로 가져온 후 로프를 왼손으로 모아잡음
Rope - 1/4 모아잡기
Breathing - Inhale

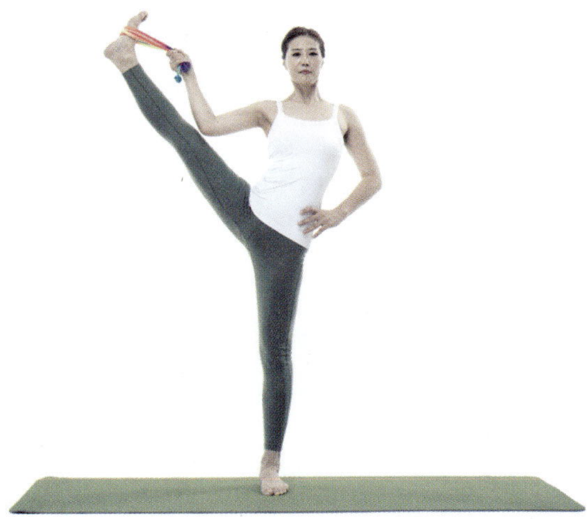

Pose - 우티타 하스타 파당구스타아사나
Rope - 1/4 모아잡기
Breathing - Exhale

우티타 하스타 파당구스타아사나 – 전신 밸런스 시퀀스 1

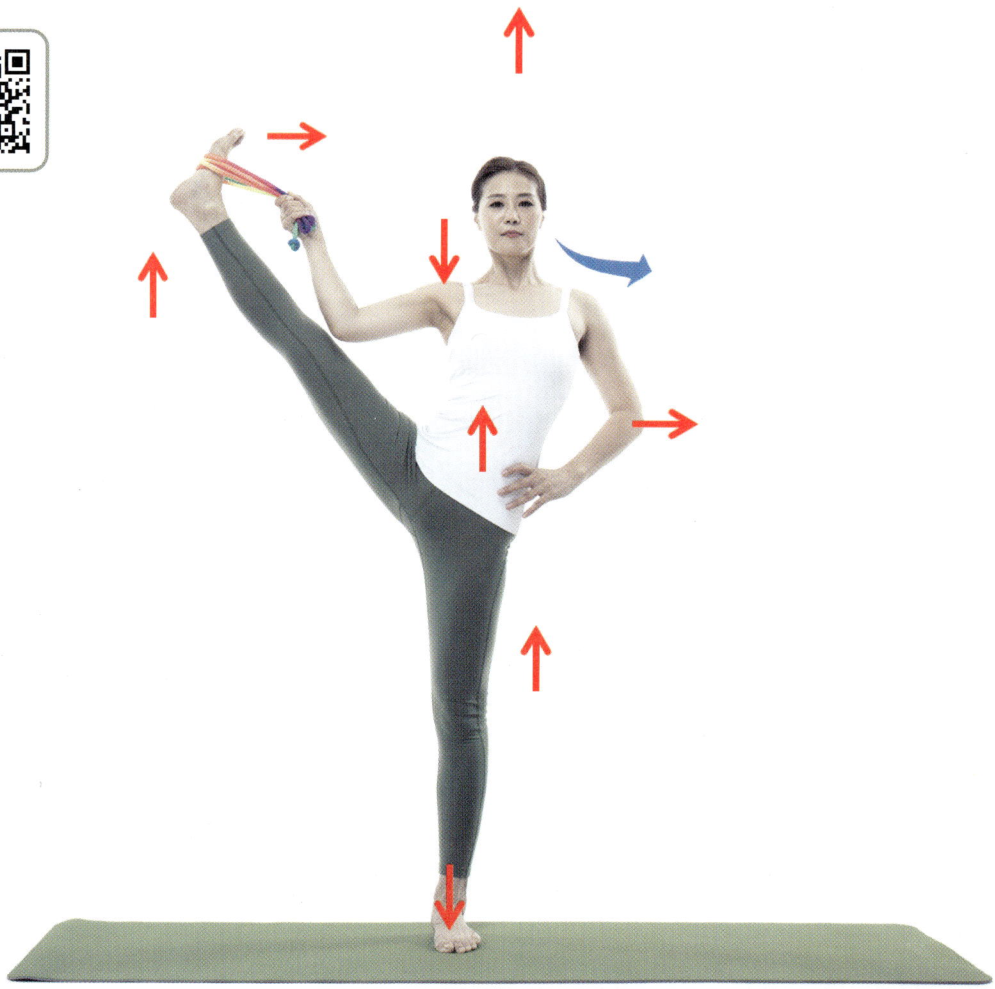

효과 Effect – 고관절의 힘을 길러주며, 코어의 안정성을 높이는 자세이다. 전통요가 자세에서는 엄지발가락을 잡지만 로프요가에서는 로프를 잡아 다리를 더 위로 들어 올리는 데 힘을 더 주는 효과로 고관절의 가동 범위를 향상한다.

주의사항 Caution – 유연성 부족 및 균형 감각이 떨어지는 사람은 먼저 로프에 힘을 실어 다리를 들어 올리는 것부터 실시한다. 초보자는 무릎을 구부려서 실시해도 괜찮다.

핵심사항 Key point – 이 자세를 안정적으로 하려면 먼저 중심 잡는 다리의 안정성이 확보되어야 하므로 중둔근, 척주기립근, 장요근 등 심부근육 하나하나 주의를 기울인다.

균형잡는 자세

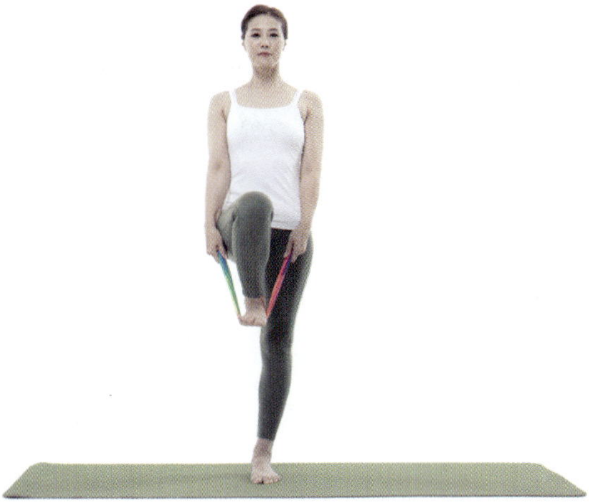

Leg - 무릎 들어 올려 발바닥에 로프를 댐
Rope - 1/4 잡기 : 발바닥에 댐
Breathing - Inhale
Motion - 무릎을 들어 올려 발바닥에 로프 가운데를 댐
Drishti - 정면

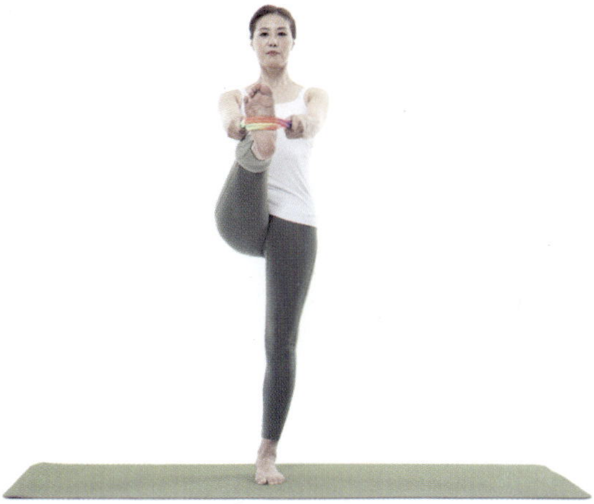

Leg - 발바닥을 정면으로 뻗음
Rope - 1/4 잡기
Breathing - Exhale
Motion - 무릎을 펴며 발바닥을 정면으로 뻗음
Drishti - 정면

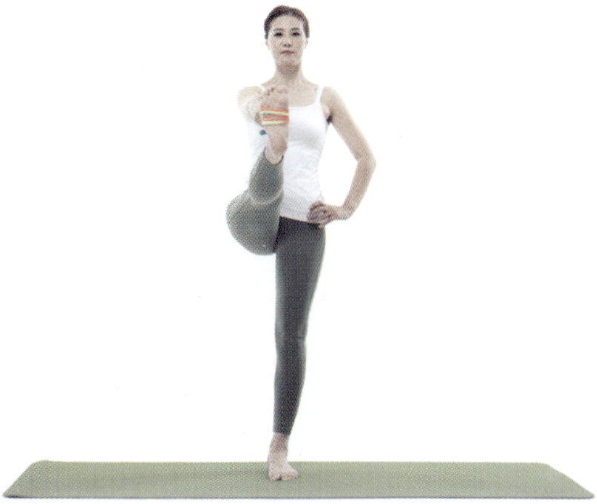

Leg - 무릎을 폄
Rope - 1/4 모아잡기 : 발바닥에 댐
Breathing - Inhale
Motion - 로프를 오른손에 모아잡음
Drishti - 정면

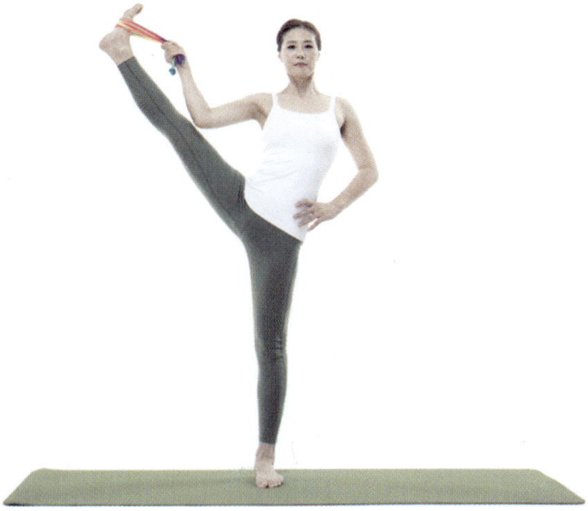

Leg - 고관절 확장
Rope - 1/4 모아잡기
Breathing - Exhale
Motion - 로프를 몸 쪽으로 당기며 고관절을 더 확장함
Drishti - 정면

우티타 하스타 파당구스타아사나 – 전신 밸런스 시퀀스 2

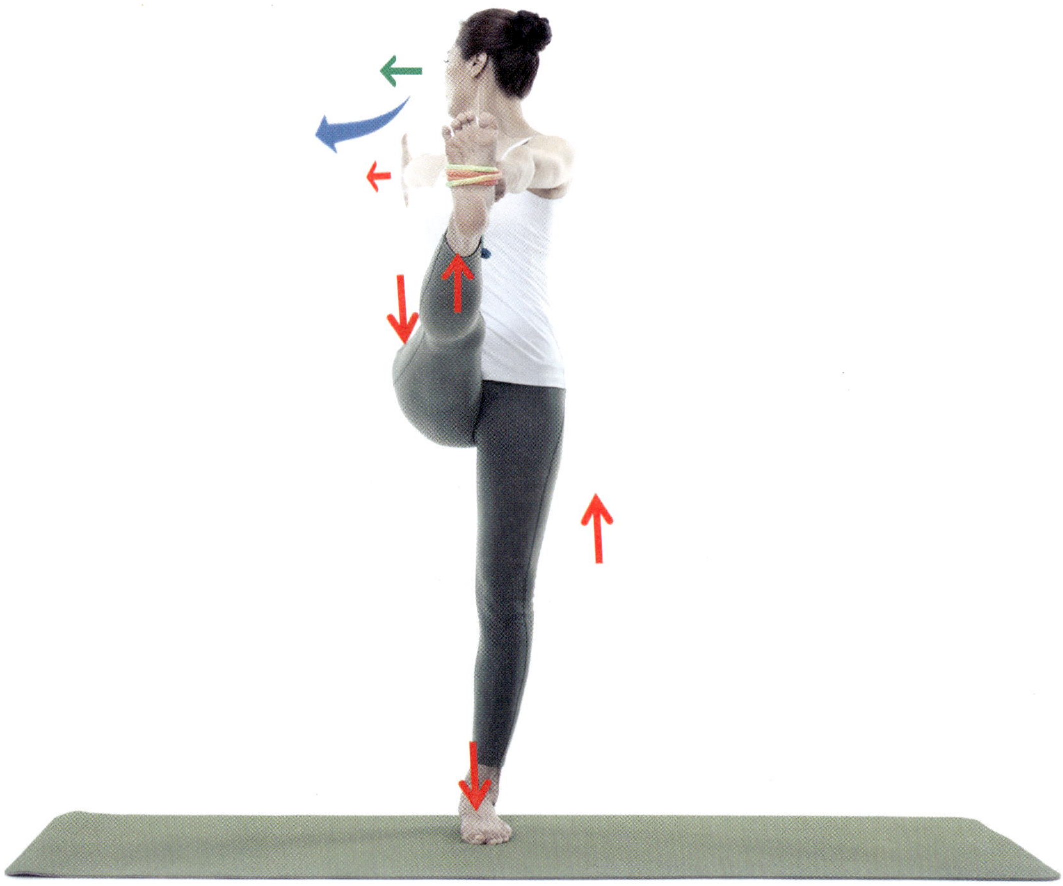

효과 Effect – 다리의 안정성과 고관절을 강하게 하며, 흔들림 없는 고도의 집중력과 인내심을 향상한다. 발과 손의 반대적인 움직임을 위해 척추의 로테이션을 해야 하므로 난이도가 높은 밸런스 자세이다.

주의사항 Caution – 발바닥으로 로프를 밀어내는 힘과 로프를 당기는 힘의 균형이 맞아야 상체를 로테이션하는 가동성을 확장할 수 있으므로 호흡과 시선에 집중한다.

핵심사항 Key point – 다리의 근육을 평형성을 만드는 데 쓰고 몸통을 회전해서 뒤를 바라보는 어려운 자세이기 때문에 고도의 집중력을 요구한다.

균형잡는 자세

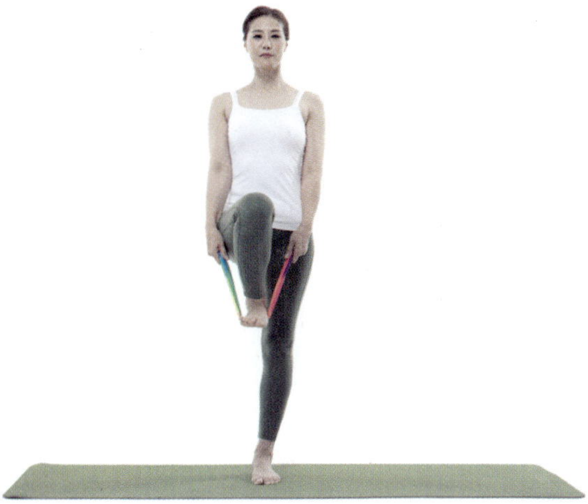

Leg - 무릎 들어 올려 발바닥에 로프를 댐
Rope - 1/4 잡기 : 발바닥에 댐
Breathing - Inhale
Motion - 무릎을 들어 올려 발바닥에 로프 가운데를 댐
Drishti - 정면

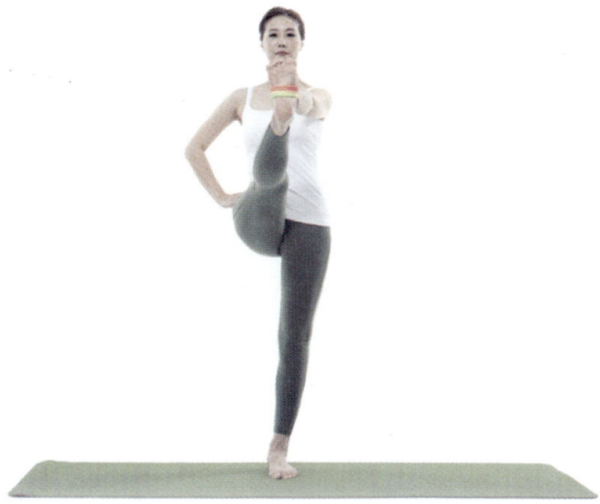

Leg - 발바닥을 정면으로 뻗음
Rope - 1/4 모아잡기 Breathing - Exhale
Motion - 왼손으로 로프를 모아잡고, 무릎을 펴며 발바닥을 정면으로 뻗음
Drishti - 정면

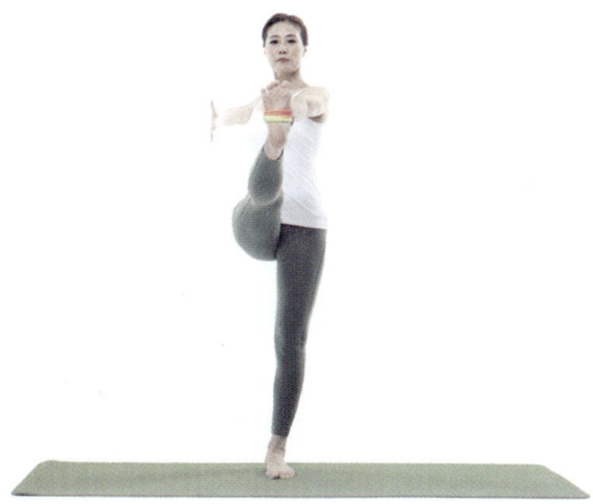

Leg - 무릎을 폄
Rope - 1/4 모아잡기
Breathing - Inhale
Motion - 오른팔을 뒤로 뻗음
Drishti - 정면

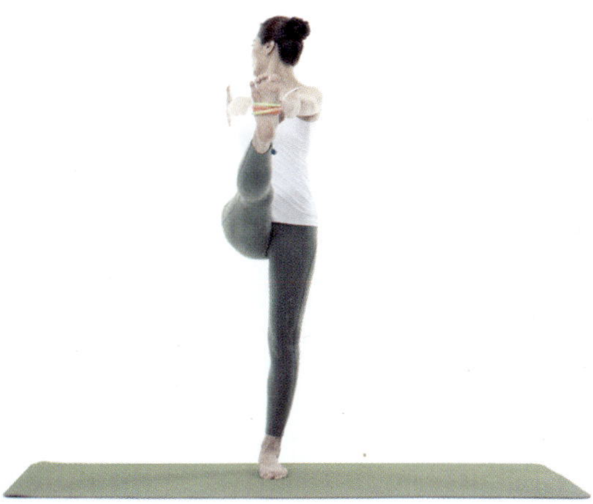

Leg - 무릎을 폄
Rope - 1/4 모아잡기
Breathing - Exhale
Motion - 가슴을 확장하며 뒤를 봄
Drishti - 뒤

나티야아사나 – 발레리나와 같이 아름다운 전신 밸런스 시퀀스 3

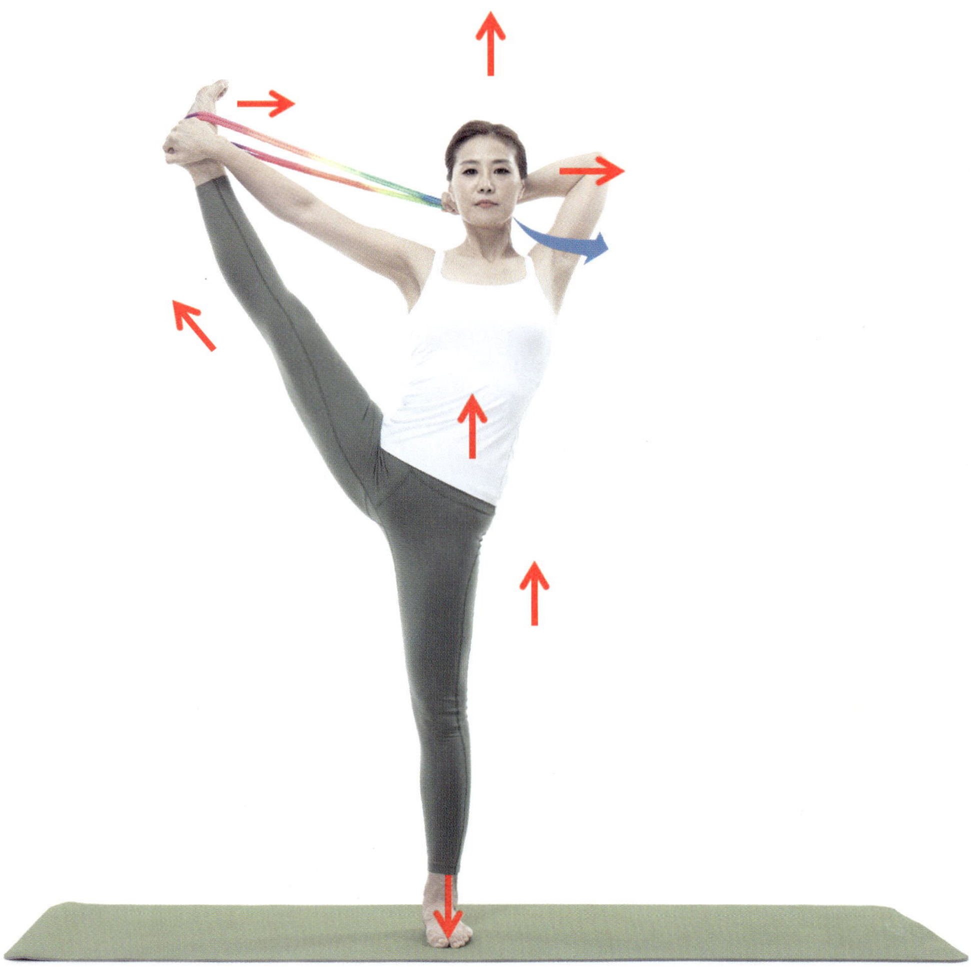

효과 Effect – 로프를 활용하여 자신이 가진 고관절의 유연성보다 더 확장할 수 있는 자세로써 신체의 한계를 느끼며 도전해 본다.

주의사항 Caution – 유연성이 부족하거나 균형감이 떨어지는 사람은 낮은 단계부터 수련한 후 발레리나 포즈에 도전한다.

핵심사항 Key point – 정확한 순서에 의해 호흡과 신체의 균형 감각이 조화를 이뤄야만 자세를 완성할 수 있으므로 신체의 모든 움직임과 호흡을 일치시켜야 한다.

균형잡는 자세

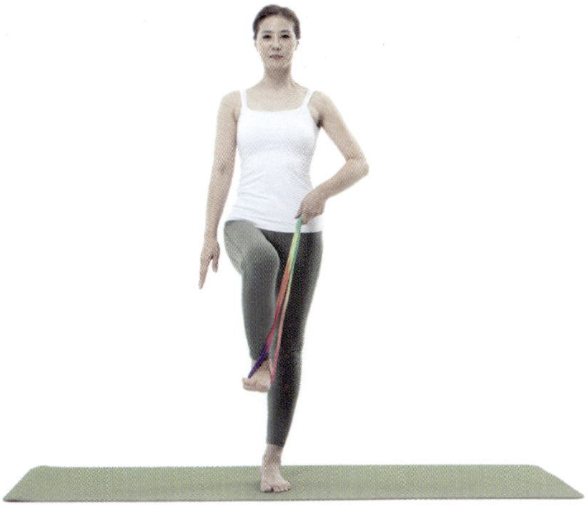

Leg - 무릎 들어 올려 발바닥에 로프를 댐
Rope - 1/2 모아잡기 : 발바닥에 댐
Motion - 무릎을 들어 올려 발바닥에 로프 가운데를 댐
Drishti - 정면

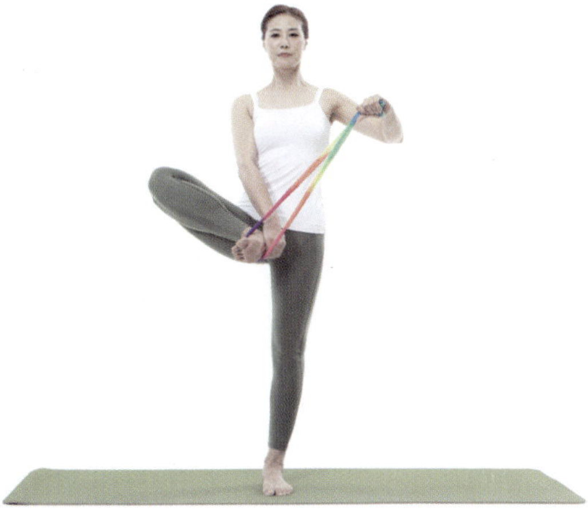

Leg - 무릎을 완전히 구부려 고관절 확장
Rope - 1/2 모아잡기
Breathing - Inhale
Motion - 반나비자세를 하여 고관절을 확장하고 발 뒤꿈치를 잡음
Drishti - 정면

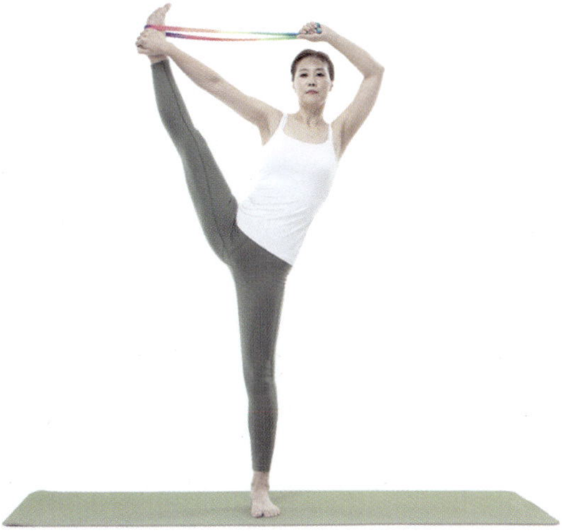

Leg - 자세 유지
Rope - 1/2 모아잡기
Breathing - Exhale
Motion - 다리를 옆으로 뻗으며 로프를 당김
Drishti - 정면

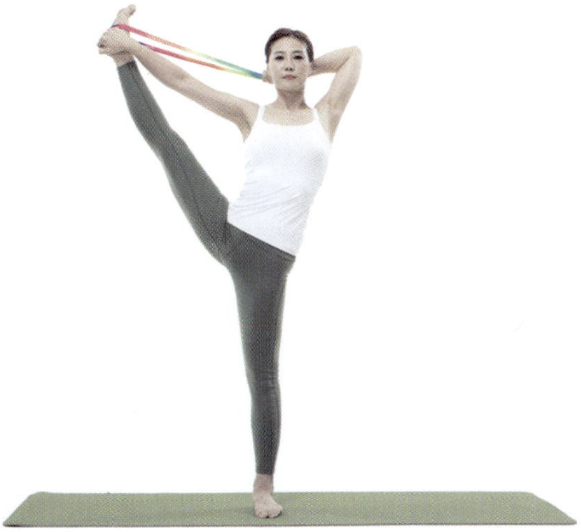

Leg - 자세 유지
Rope - 1/2 모아잡기
Breathing - Inhale → Exhale
Motion - 손을 머리 뒤로 하여 로프를 당겨 고관절 최대로 가동성 향상
Drishti - 정면

아르다 찬드라아사나 – 에너지의 균형과 협응을 향상하는 밸런스 시퀀스 1

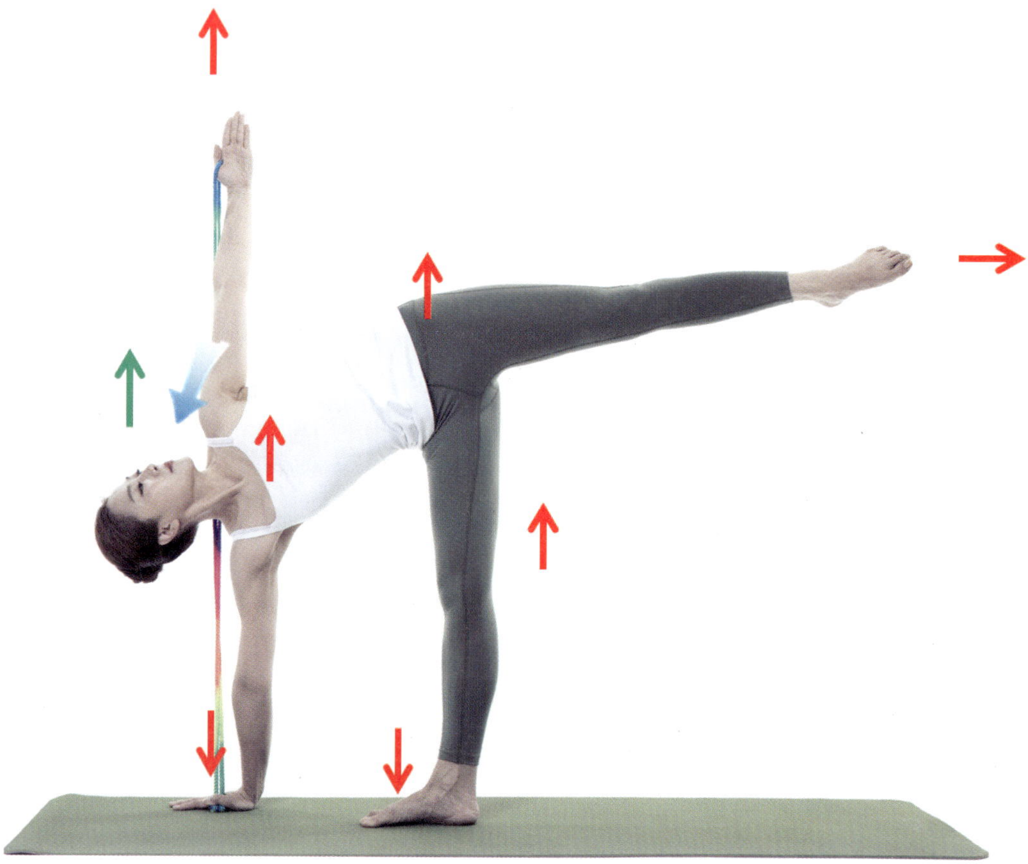

효과 Effect – 로프의 에너지를 수직으로 뻗어 체중이 아래로 쏠리는 것을 예방하며, 맨손으로 했을 때보다 편안하게 몸과 고관절을 열 수 있다.

주의사항 Caution – 아래 짚은 팔에 체중이 실리거나 고관절의 균형이 깨지면 바로 넘어질 수 있으므로 먼저 로프를 수직으로 뻗는 것에 대한 느낌을 충분히 가진 후 신체가 옆에서 보면 일직선이 되도록 충분히 수련한 후 고개를 돌려 손끝을 본다.

핵심사항 Key point – 요가를 수련하는 사람들이 매우 좋아하는 밸런스 자세지만 매우 어려워하는 자세이기도 하다. 로프를 활용하여 몸통과 고관절을 바르게 열어 균형 감각을 향상시킨다.

균형잡는 자세

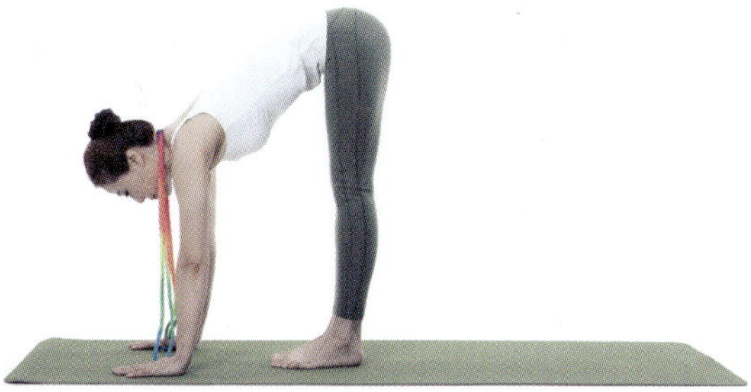

Leg - 다리 모음
Rope - 1/2 기본잡기 : 목에 걸기
Motion - 상체를 기울여 손을 바닥에 짚음
Drishti - 바닥

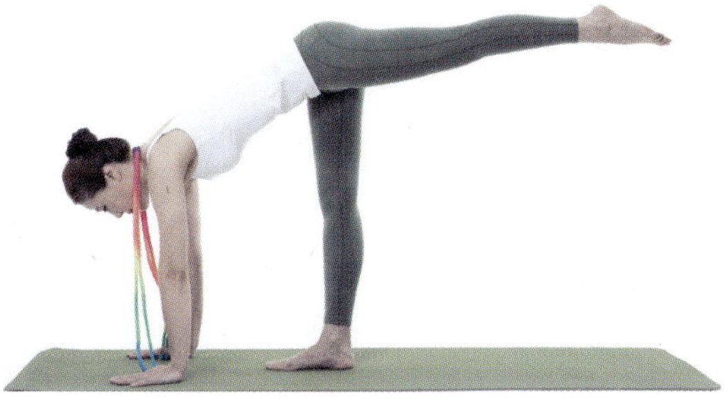

Leg - 다리 90° 뒤로 듦
Rope - 1/2 기본잡기
Breathing - Inhale
Motion - 로프를 목으로 당기며 다리를 90° 듦
Drishti - 바닥

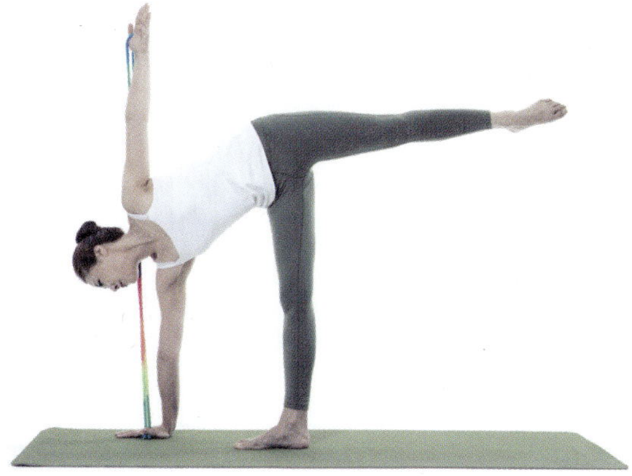

Leg - 고관절 확장
Rope - 수직으로 뻗음
Breathing - Exhale
Motion - 바닥을 밀며 가슴을 연 후 고관절을 열어 발등이 정면을 바라보게 함
Drishti - 바닥

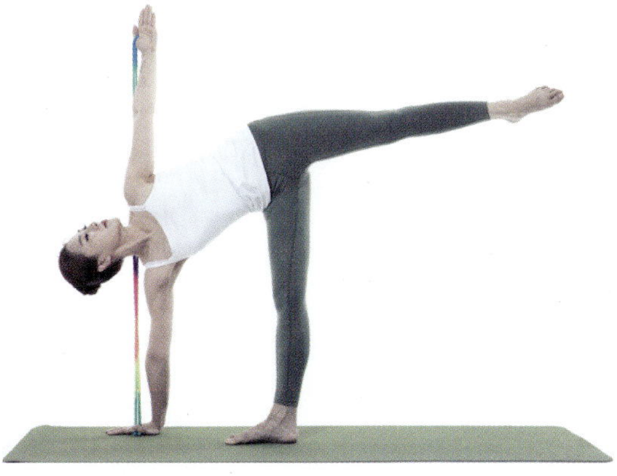

Leg - 고관절 확장
Rope - 수직으로 뻗음
Breathing - Inhale
Motion - 로프를 수직으로 강하게 뻗으며 목을 회전하여 손끝을 봄
Drishti - 정면

역아르다 찬드라아사나 – 에너지의 균형과 협응을 향상하는 밸런스 시퀀스 2

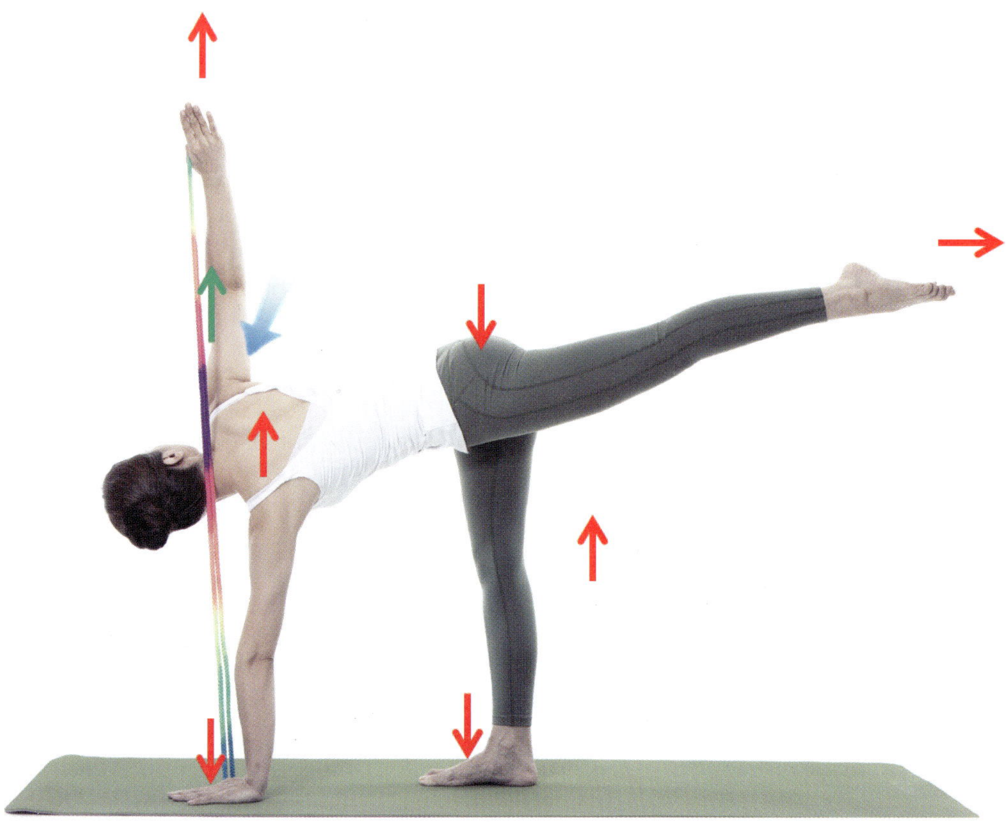

효과 Effect – 몸의 중심 잡는 중둔근의 자극을 느낄 수 있으며, 코어의 안정화 고관절의 힘, 척주기립근의 회전을 통해 신체 균형감을 향상한다.

주의사항 Caution – 고관절은 완전히 닫아 발바닥이 하늘 방향으로 만든 다리가 쳐지지 않게 엉덩이의 힘으로 자세를 끝까지 유지한다. 한편, 로프를 수직으로 뻗으며, 바닥을 짚은 손의 저항하는 힘으로 몸통을 회전해야 한다.

핵심사항 Key point – 이 자세는 아래 짚은 손과 위에 뻗은 손이 수직이 되기 위해서는 로프를 수직으로 뻗는다는 느낌으로 어깨가 굽지 않게 흉추를 펴야 한다.

균형잡는 자세

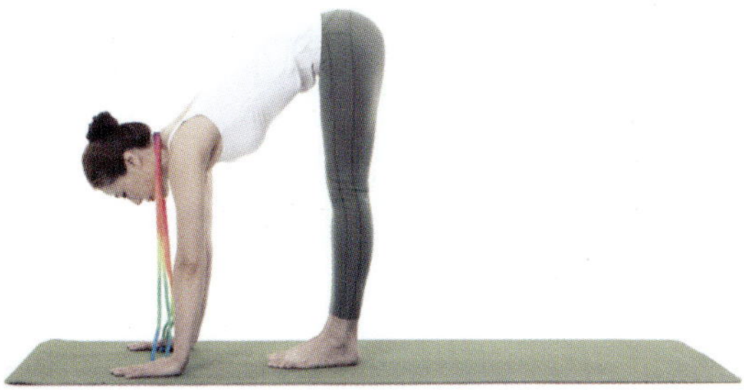

Leg - 다리 모음
Rope - 1/2 기본잡기 : 목에 걸기
Motion - 상체를 기울여 손을 바닥에 짚음
Drishti - 바닥

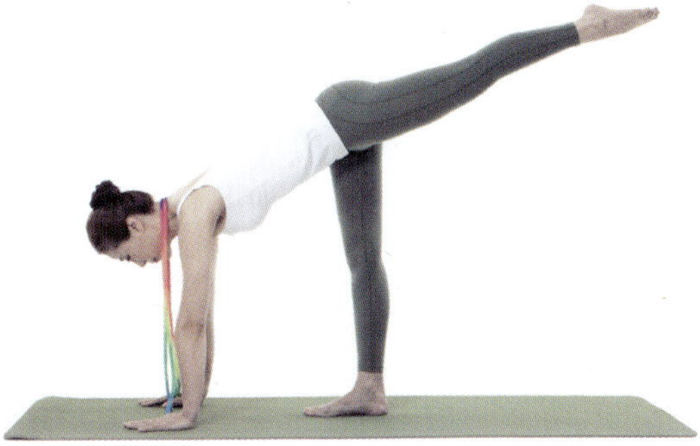

Leg - 다리 90° 뒤로 듦
Rope - 1/2 기본잡기
Breathing - Inhale
Motion - 로프를 목으로 당기며 다리를 90° 듦
Drishti - 바닥

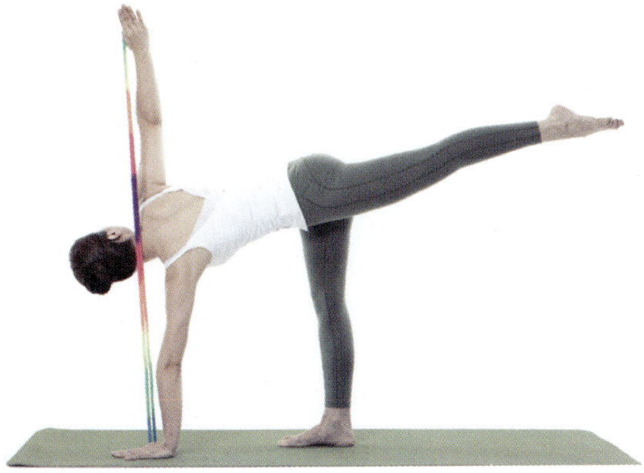

Leg - 다리 90° 유지
Rope - 수직으로 뻗음
Breathing - Exhale
Motion - 바닥을 저항하며 로프를 수직으로 뻗어 척추를 로테이션 함
Drishti - 손끝

나타라자아사나 - 척주기립근 및 하체 강화 밸런스 시퀀스

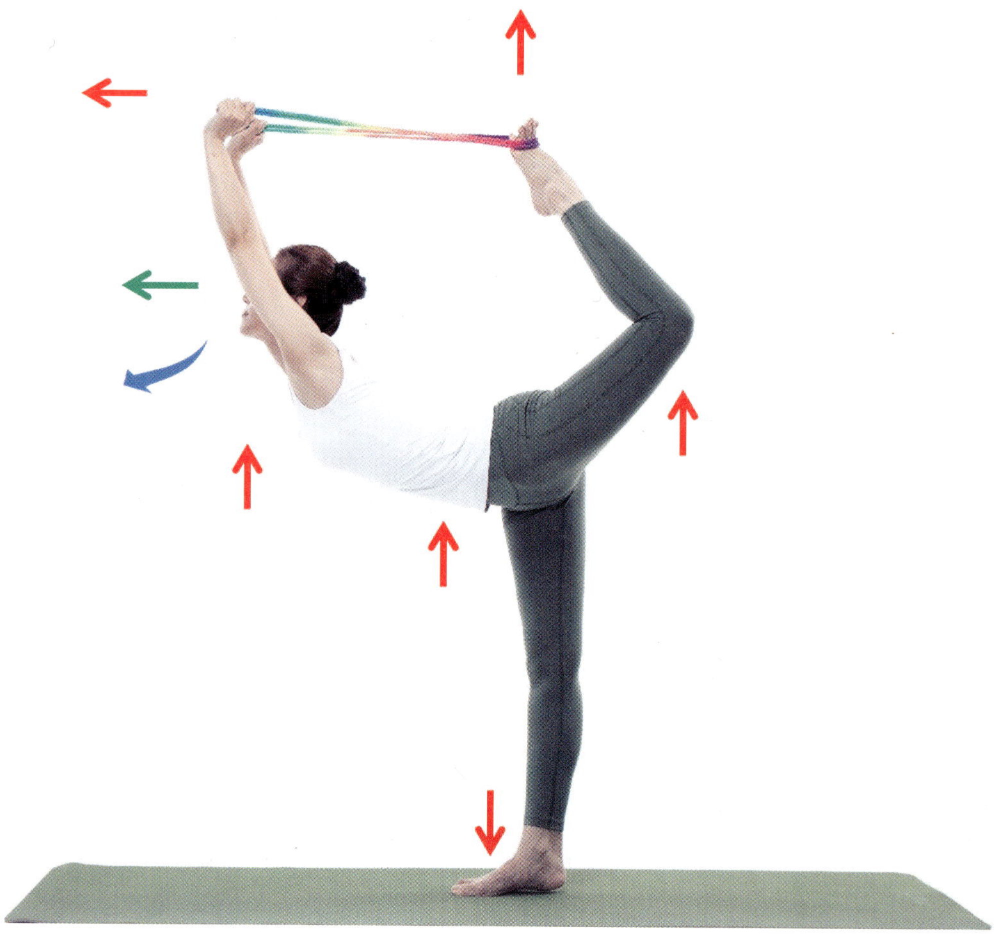

효과 Effect - 춤의 여신자세는 고난이도의 아사나로서 고관절의 가동성, 척추의 유연성이 필요하며 무엇보다도 밸런스의 정교함이 중요하다. 로프를 활용하여 발끝을 하늘로 좀 더 뻗어 올릴 수 있으며, 로프의 에너지가 신체의 균형 감각을 향상하는 데 도움을 준다.

주의사항 Caution - 요가를 처음 배우는 사람은 이 자세를 하면 고관절을 굴곡한 채 실시하는 경우가 있다. 로프를 가지고 실시하면 나타라자아사나의 완성 자세를 바르고 쉽게 할 수 있다.

핵심사항 Key point - 여성스럽고 매우 아름다운 자세이나 가동성이 커질수록 난이도가 계속 높아지는 특별한 동작이므로 로프를 점점 더 짧게 잡으며, 고난이도에 도전해 보자.

Rhythmic YOGA 리드믹요가

균형잡는 자세

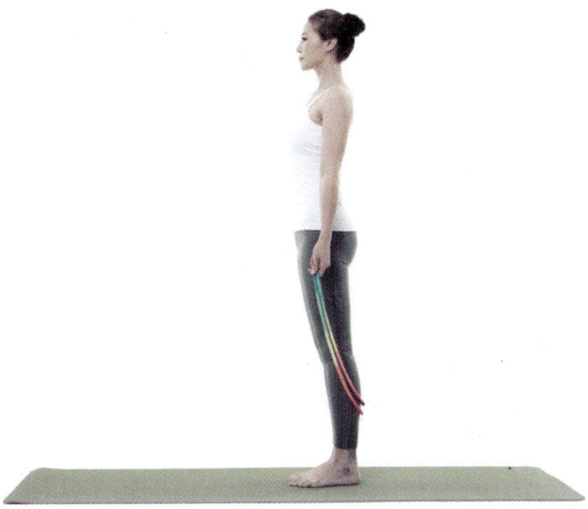

Leg - 타다아사나(바르게 선 자세)
Rope - 1/2 기본잡기 : 로프는 다리 뒤에
Motion - 로프 끝 잡고 바르게 섬
Drishti - 정면

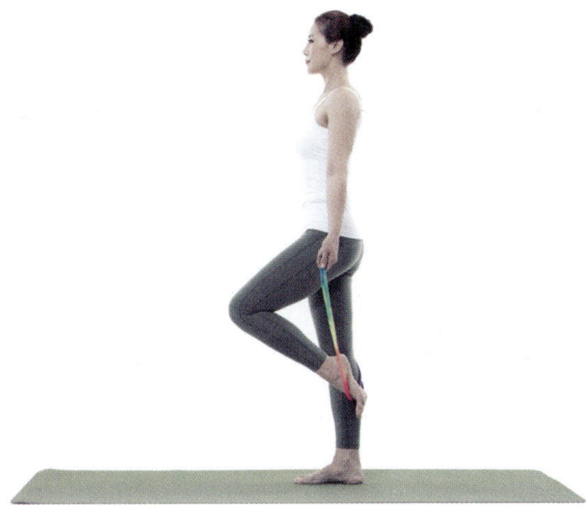

Leg - 한 발 듦
Rope - 1/2 기본잡기 : 로프 가운데에 발등을 댐
Motion - 발을 들어 발등에 댐
Drishti - 정면

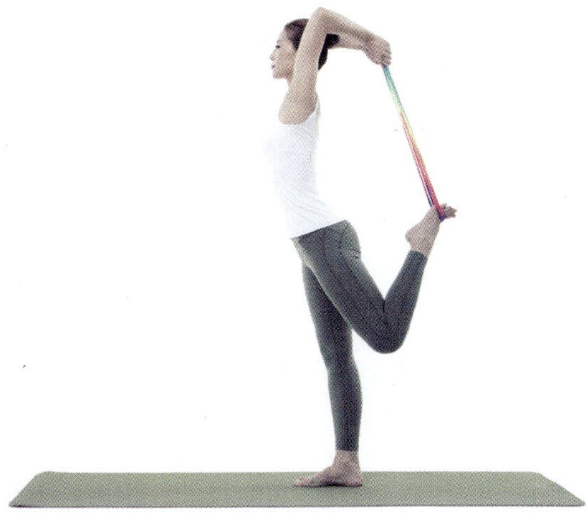

Leg - 무릎을 뒤로 듦
Rope - 1/2 기본잡기 : 두 손 등 뒤에서 모음
Motion - 발가락을 앞쪽으로 꺾어 로프가 빠지지 않도록 한 후 어깨를 회전하여 손과 팔꿈치를 모아 줌
Drishti - 정면

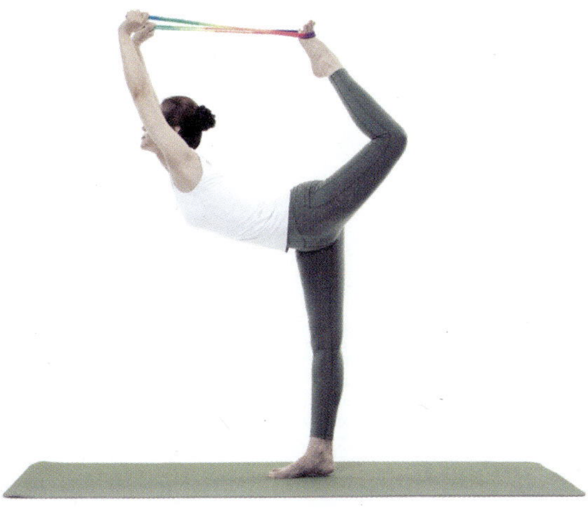

Leg - 고관절 확장
Rope - 1/2 기본잡기 : 수평이 될 때까지 당김
Motion - 상체를 앞으로 조금 기울이며 팔을 펴면 고관절이 신전되며 발끝이 올라감
Drishti - 정면

리드믹 밸런스 포즈 - 로프의 길이를 이용한 리드미컬한 밸런스 시퀀스

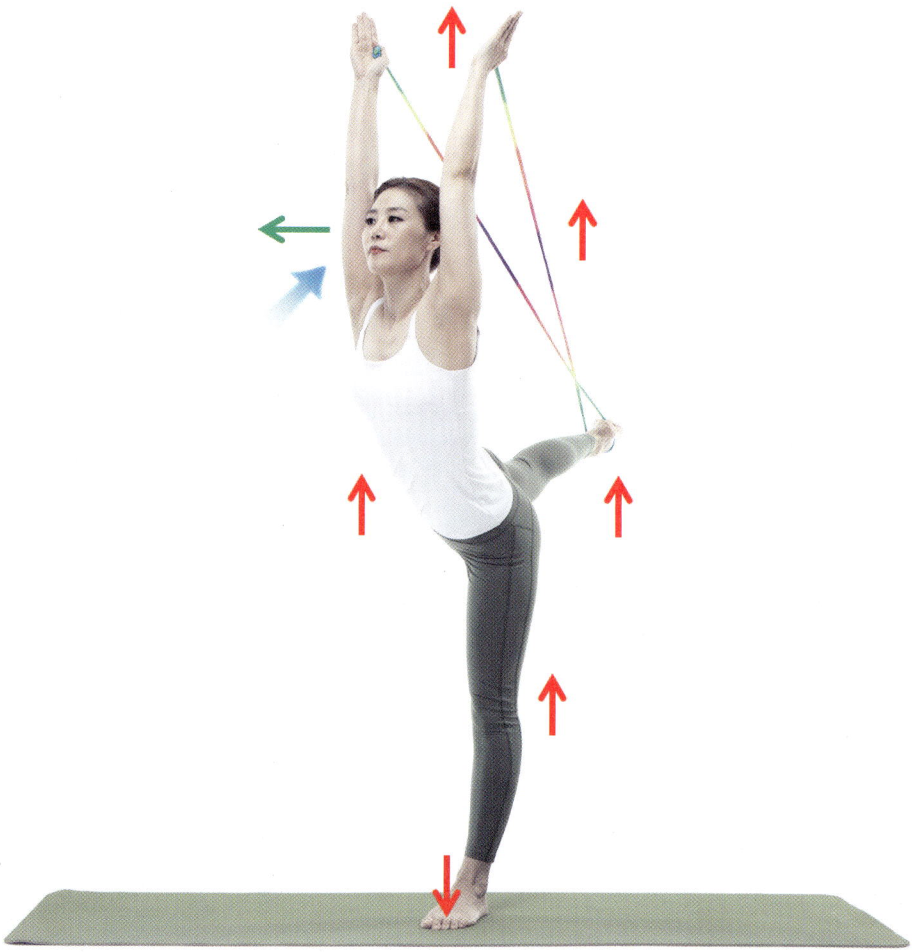

효과 Effect - 고관절을 180° 회전하는 자세이다. 맨몸으로는 거의 불가능하기 때문에 로프의 힘을 조절하여 리드미컬하게 고관절의 가동성을 향상한다. 척주기립근과 대둔근, 햄스트링의 기능을 강하게 한다.

주의사항 Caution - 고관절을 회전할 때 다리가 90° 이하로 쳐지지 않도록 로프를 위로 당겨주는 팔의 축이 중요하다.

핵심사항 Key point - 이 자세는 창작 자세이다. 저자가 리듬체조 선수 시절 시합을 나가기 위한 로프 작품의 밸런스 프로그램 중 하나로 요가에 맞게 응용하였다.

균형잡는 자세

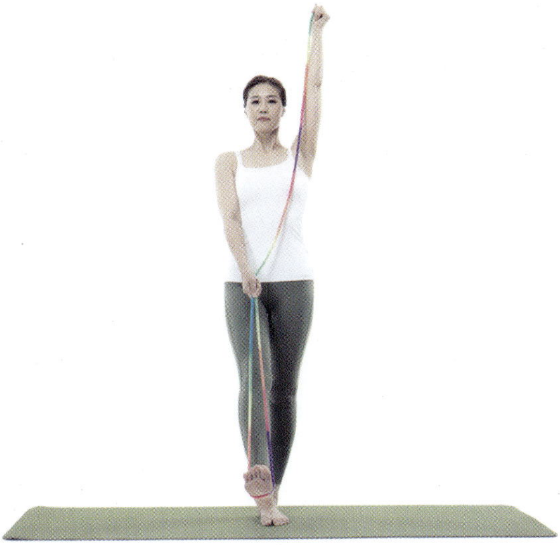

Leg - 오른발 앞으로 내밀고 바닥에서 듦
Rope - 1/3 잡기 : 발바닥에 걸기
Motion - 로프를 1/3로 나눠 잡고 오른손 아래 로프 가운데에 발바닥을 댄 후 바닥에서 조금 들어 올림
Drishti - 정면

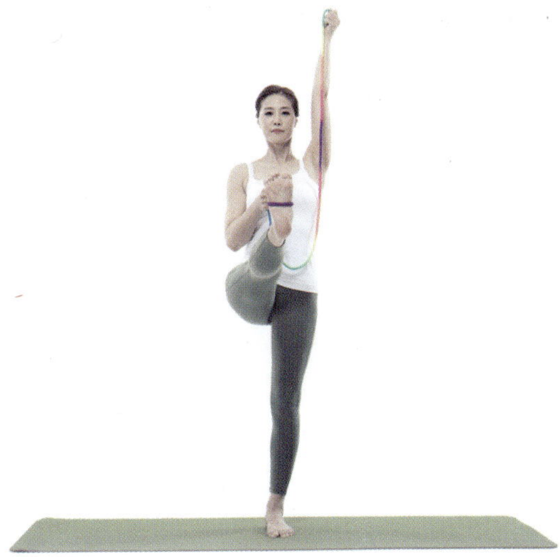

Leg - 다리를 90° 앞으로 듦
Rope - 1/3 잡기 : 발바닥에 걸기
Breathing - Inhale
Motion - 오른손으로 로프를 당겨 다리를 90° 들어 올림
Drishti - 정면

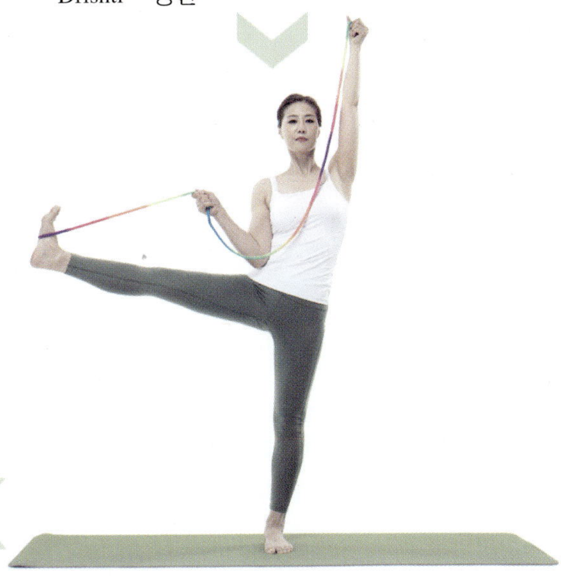

Leg - 고관절 확장
Rope - 1/3 잡기 : 발바닥에 걸기
Breathing - Exhale
Motion - 왼팔을 수직으로 올려 축을 만들고 오른손으로 로프를 당겨 다리를 옆으로 하여 고관절을 확장함
Drishti - 정면

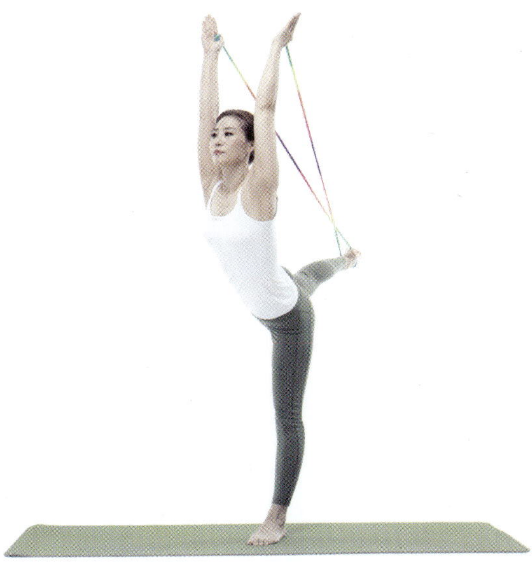

Leg - 고관절 180° 확장 → 뒤로 보내기
Rope - 1/3 잡기 : 발바닥에 걸기
Breathing - Inhale → Exhale
Motion - 오른손으로 로프를 당겨 다리를 뒤로 고관절의 가동성을 확장함
Drishti - 정면

프라사리타 에카파다아사나 – 전신 근력 및 유연성 향상 콤비네이션 시퀀스 1

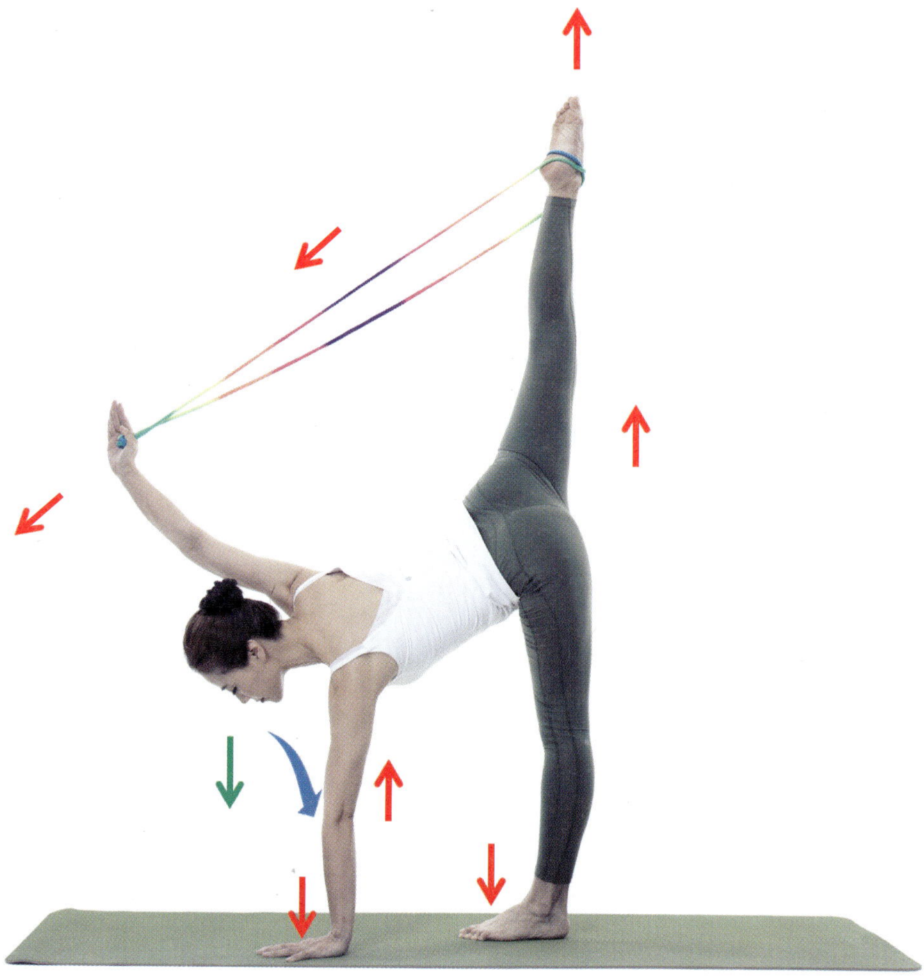

효과 Effect – 그림만 보더라도 로프의 큰 힘이 다리를 수직으로 만들어 주고 있는지가 보인다. 기반의 정교함과 고관절의 가동성이 조화롭게 어우러진 아름다운 자세이다.

주의사항 Caution – 아래 팔과 손에 체중이 너무 실리면 바닥을 저항하는 힘이 약해지므로 반드시 신체의 에너지는 위쪽 신체에 있음을 자각하며 균형감을 느낀다.

핵심사항 Key point – 수직으로 뻗는 다리의 움직임을 만들어 내기 위해 로프의 힘이 어느 방향을 향하고 있는지가 중요하다. 같은 자세라고 하더라도 로프를 활용하면 훨씬 동작이 다이나믹해지고 만족도가 높아진다.

Rhythmic YOGA 리드믹요가

균형잡는 자세

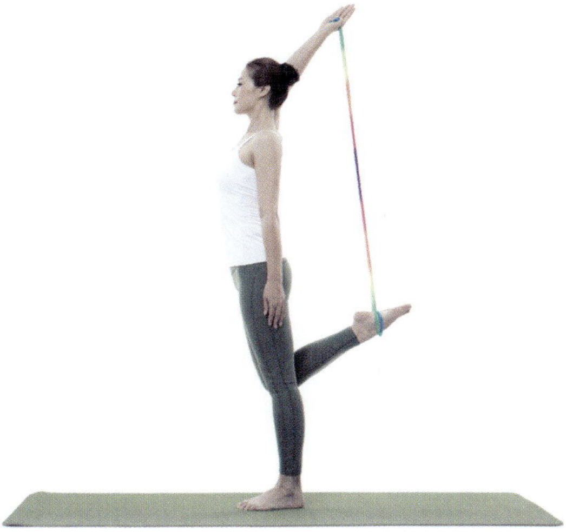

Leg - 오른 무릎 굽힘
Rope - 1/2 교차 모아잡기 : 발에 감김
Breathing - Inhale
Motion - 로프를 끝잡기하여 발을 가운데 대고
교차잡기 후 한 손으로 모아잡음
손을 위로하면 무릎이 구부러져서 들림
Drishti - 정면

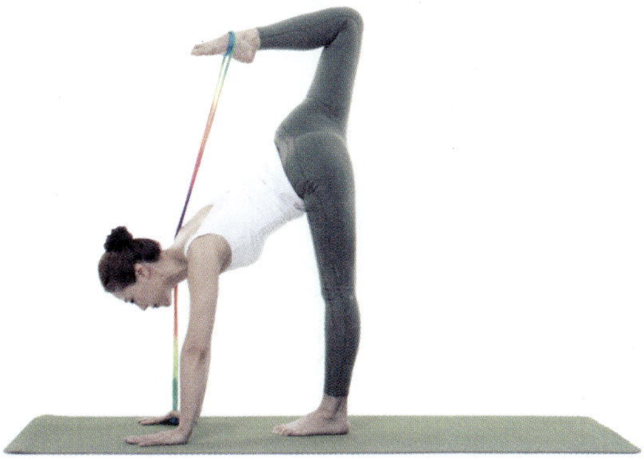

Leg - 고관절 신전
Rope - 1/2 교차 모아잡기 : 발에 감김
Breathing - Exhale
Motion - 상체를 앞으로 기울여 바닥에 손을 짚음
고관절이 펴지며 다리가 뒤로 들림
Drishti - 바닥

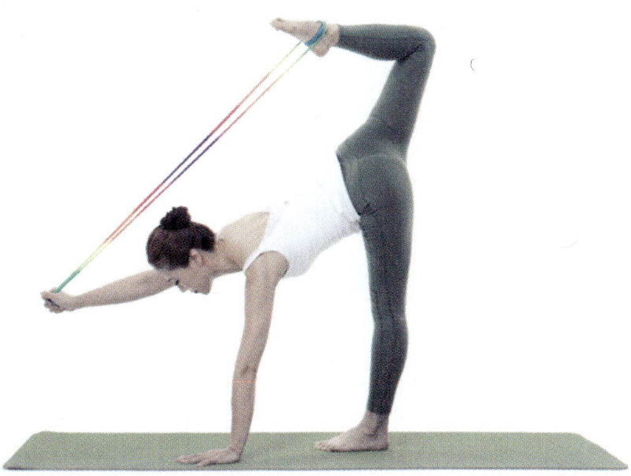

Leg - 고관절 신전
Rope - 1/2 교차 모아잡기 : 발에 감김
Breathing - Inhale
Motion - 고관절이 더 펴지는 것을 돕기 위해
오른손을 들어 로프를 당김
Drishti - 바닥

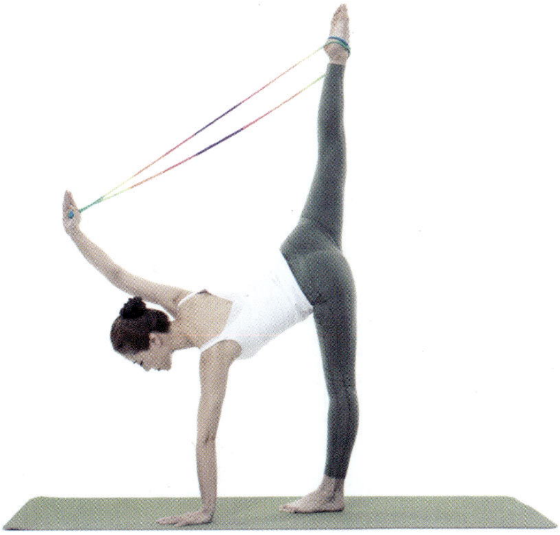

Leg - 오른 무릎 펴서 수직으로 뻗음
Rope - 1/2 교차 모아잡기 : 발에 감김
Breathing - Exhale
Motion - 무릎을 편 후 로프를 당겨 척주기립근이 세워지고,
고관절의 확장을 도움
Drishti - 바닥

Rhythmic YOGA 리드믹요가

Standing asana & Sequence

시작 Start

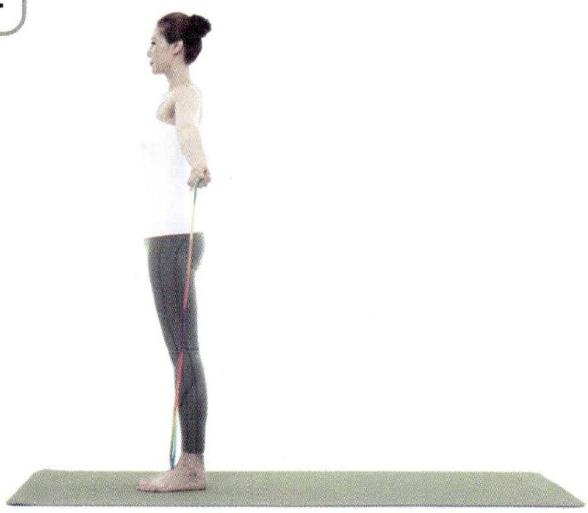

Pose - 타다아사나(준비)
Rope - 교차잡기
Breathing - Inhale

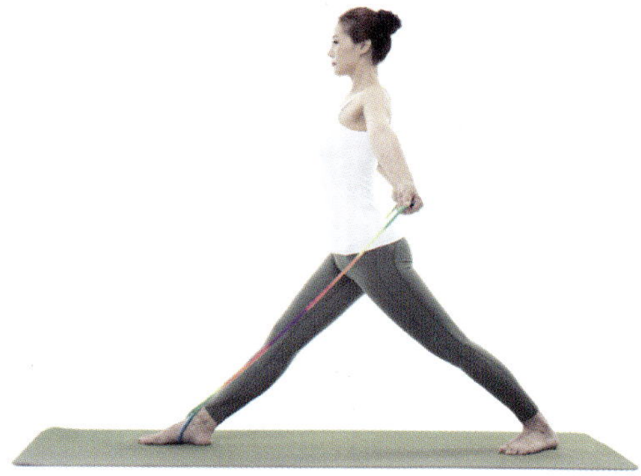

Pose - 다리 넓힘
Rope - 교차잡기 : 몸 옆으로 당김
Breathing - Exhale

하체 강화 및 밸런스 시퀀스

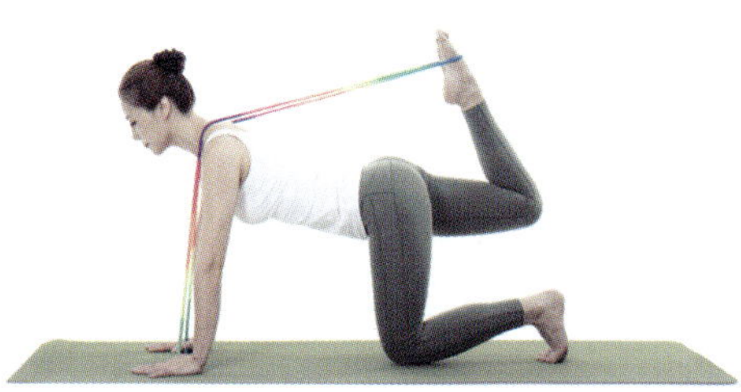

Pose - 세 발 테이블 포즈
Rope - 교차잡기 : 어깨에 로프 걸기
Breathing - Inhale

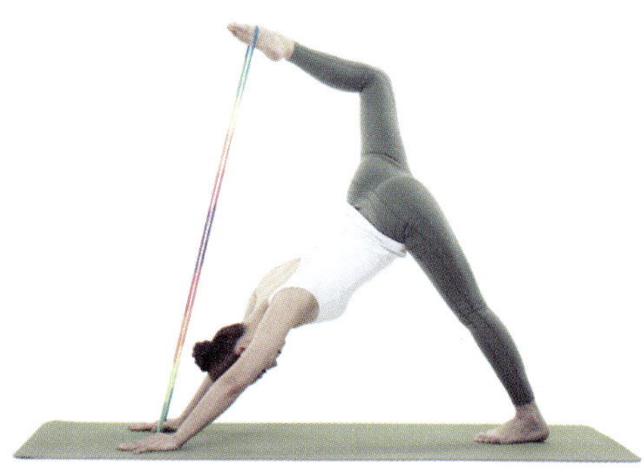

Pose - 다운독 에카파다 아사나
Rope - 교차잡기 : 발에 감김
Breathing - Exhale

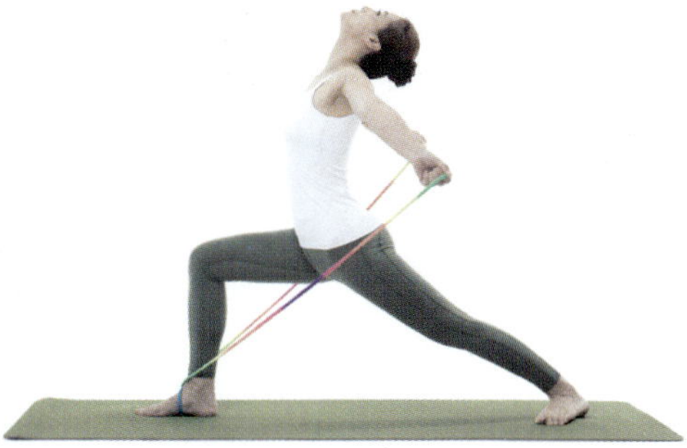

Pose - 비라바드라아사나 1
Rope - 교차잡기 : 몸 옆으로 당김
Breathing - Inhale

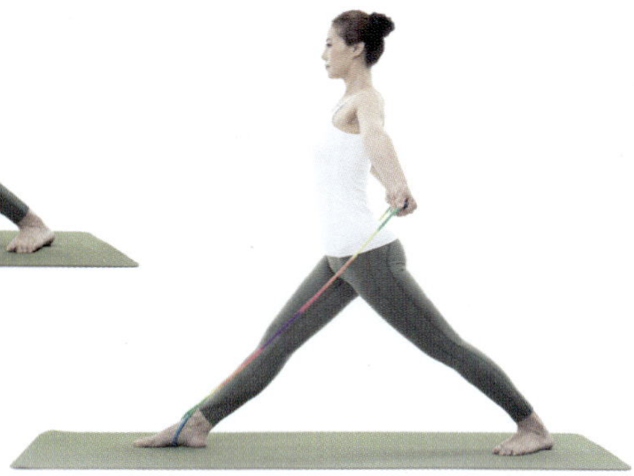

Pose - 로프 건너옴
Rope - 교차잡기 : 몸 옆으로 당김
Breathing - Exhale

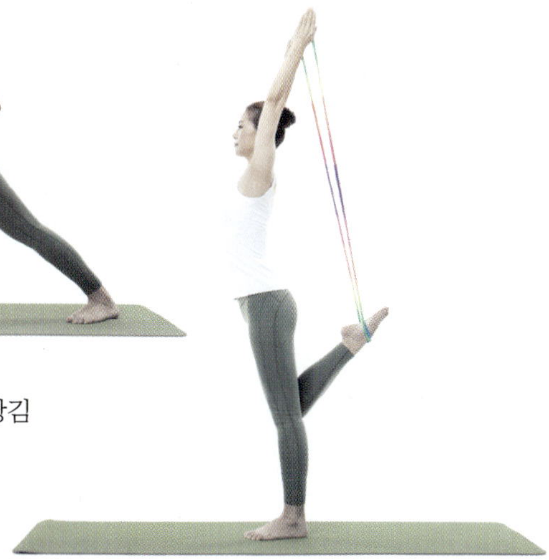

Pose - 위로 로프 당김
Rope - 교차잡기 : 밸런스 준비
Breathing - Inhale

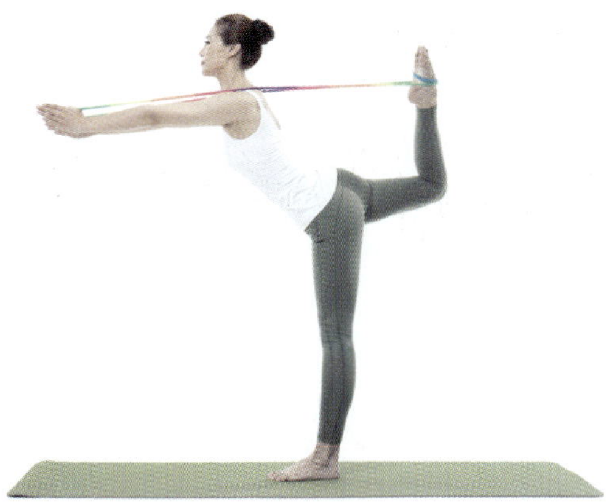

Pose - 나타라자아사나
Rope - 교차잡기 : 앞으로 당김
Breathing - Exhale

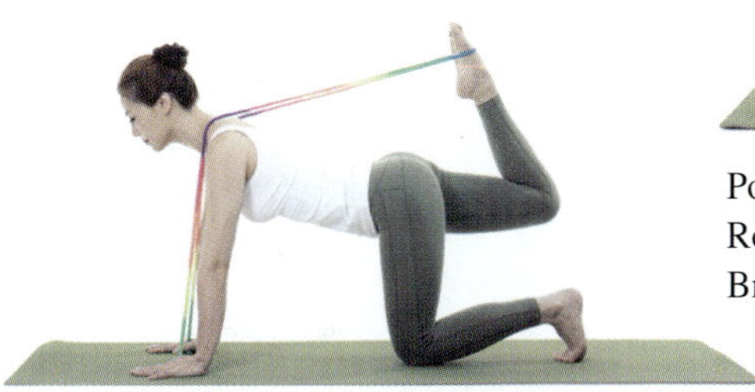

Pose - 로프를 당기며 손 짚고 무릎 바닥
(세발 테이블 포즈)
Rope - 교차잡기 : 어깨에 로프걸기
Breathing - Inhale

다운독 에카파다아사나 - 전신 근력 및 유연성 향상 콤비네이션 시퀀스 1

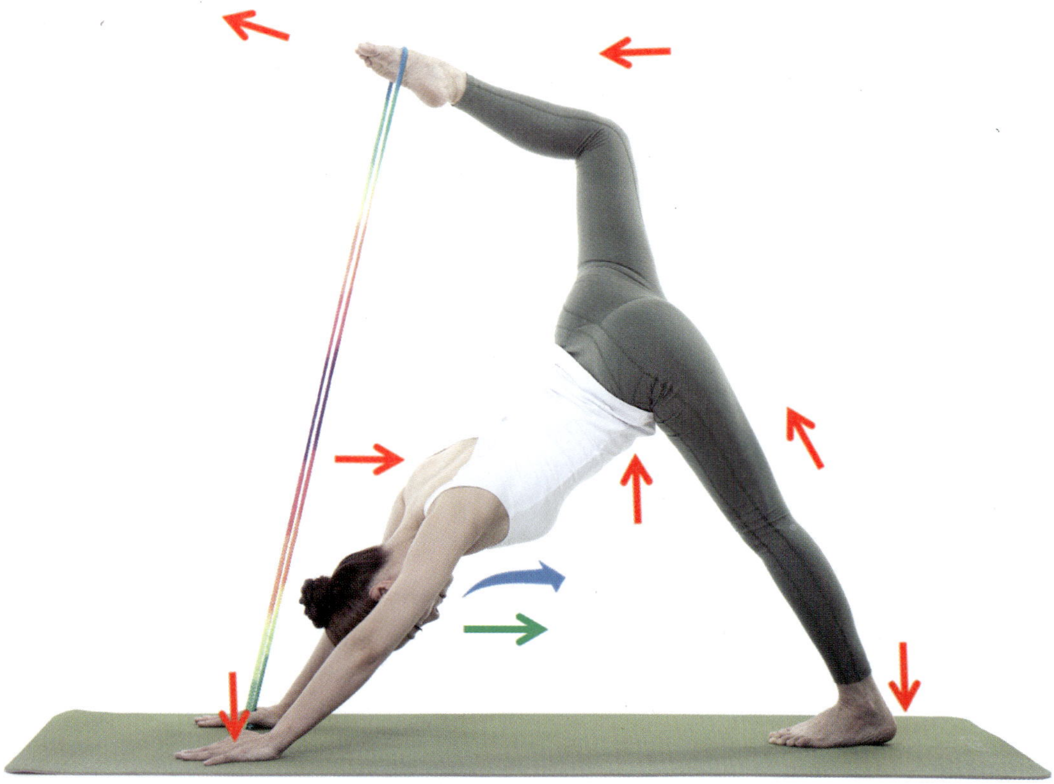

효과 Effect - 고관절의 가동성을 향상하며, 지지하는 다리의 햄스트링, 비복근을 강하게 스트레칭 하는 자세로 로프가 팽팽하도록 무릎을 펴는 듯한 느낌으로 자세를 유지한다.

주의사항 Caution - 이 자세는 다운독 포즈 후 한 다리를 들어주는 동작에서 고관절이 열리지 않고 다리가 올라가지 않는 사람에게 꼭 필요한 동작으로써 로프의 에너지를 느끼며 수련한다.

핵심사항 Key point - 완성 동작으로 가는 과정에서 호흡과 집중력이 필요하다. 욕심을 내기보다는 조금씩 자신에 맞는 단계에서 머무를 줄 알아야 부상을 예방할 수 있다. 이 자세는 리듬체조 동작의 응용으로 요가 자세에 맞게 수정한 로프요가의 특별한 자세이다.

균형잡는 자세

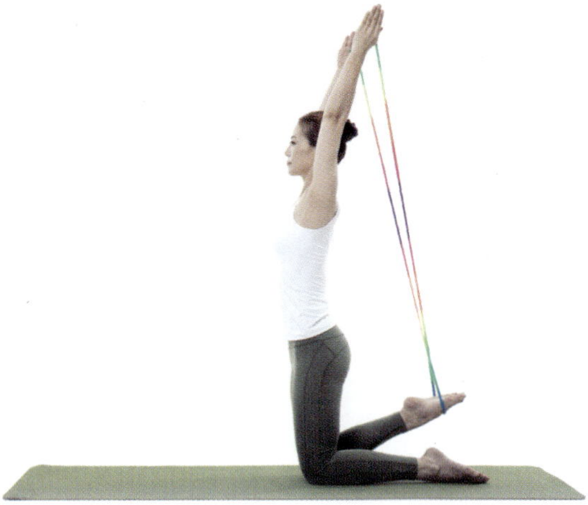

Leg - 무릎을 바닥에 대고 오른 발을 교차잡기로 고정한 후 바닥에서 듦
Rope - 1/2 교차잡기 : 발에 감김
Breathing - Inhale
Motion - 몸 뒤에서 로프를 끝잡기하여 발등을 로프 가운데 댄 후 교차잡기 함
손을 위로하면 무릎이 구부러져서 들림
Drishti - 정면

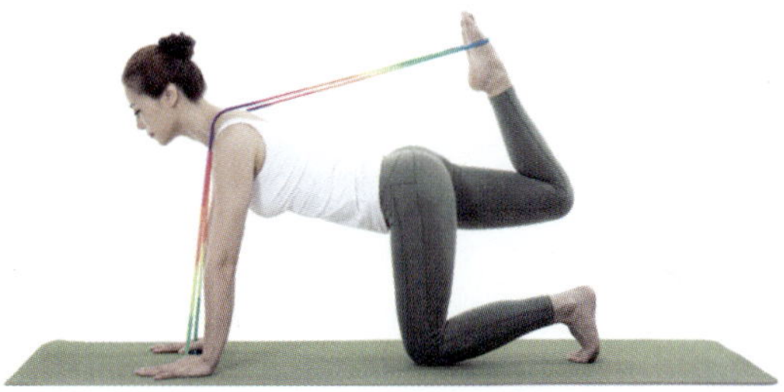

Leg - 세 발 테이블 포즈 : 무릎을 바닥에서 듦
Rope - 1/2 교차잡기 : 로프를 어깨에 걸기
Breathing - Exhale
Motion - 상체를 숙이며 로프를 어깨에 걸고 테이블 포즈로 유지
무릎이 바닥에서 들림
Drishti - 바닥 멀리

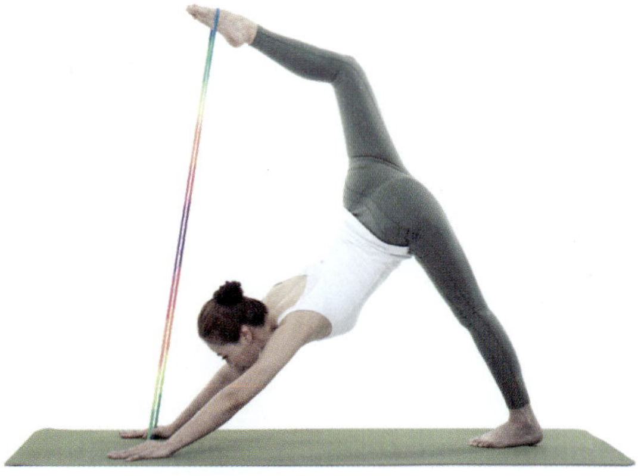

Leg - 고관절 확장
Rope - 1/2 교차잡기 : 손을 바닥에 짚음
Breathing - Inhale → Exhale
Motion - 골반을 들어 올려 다운독 포즈
유연성 만큼 고관절이 열리며 다리가 들림
유연하지 않으면 무릎이 더 구부러짐
Drishti - 바닥 멀리

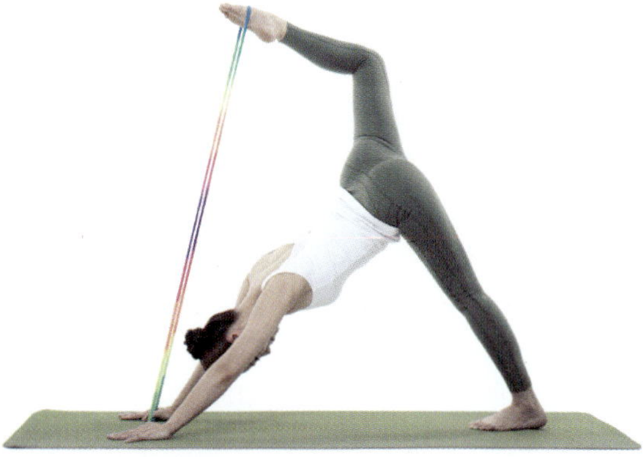

Leg - 자세 유지
Rope - 1/2 교차잡기 : 발끝으로 로프를 당김
Breathing - Inhale → Exhale
Motion - 어깨를 바닥으로 누르며 깊은 호흡으로 자세 유지
Drishti - 무릎

프라사리타 에카파다아사나 - 전신 근력 및 유연성 향상 콤비네이션 시퀀스 3

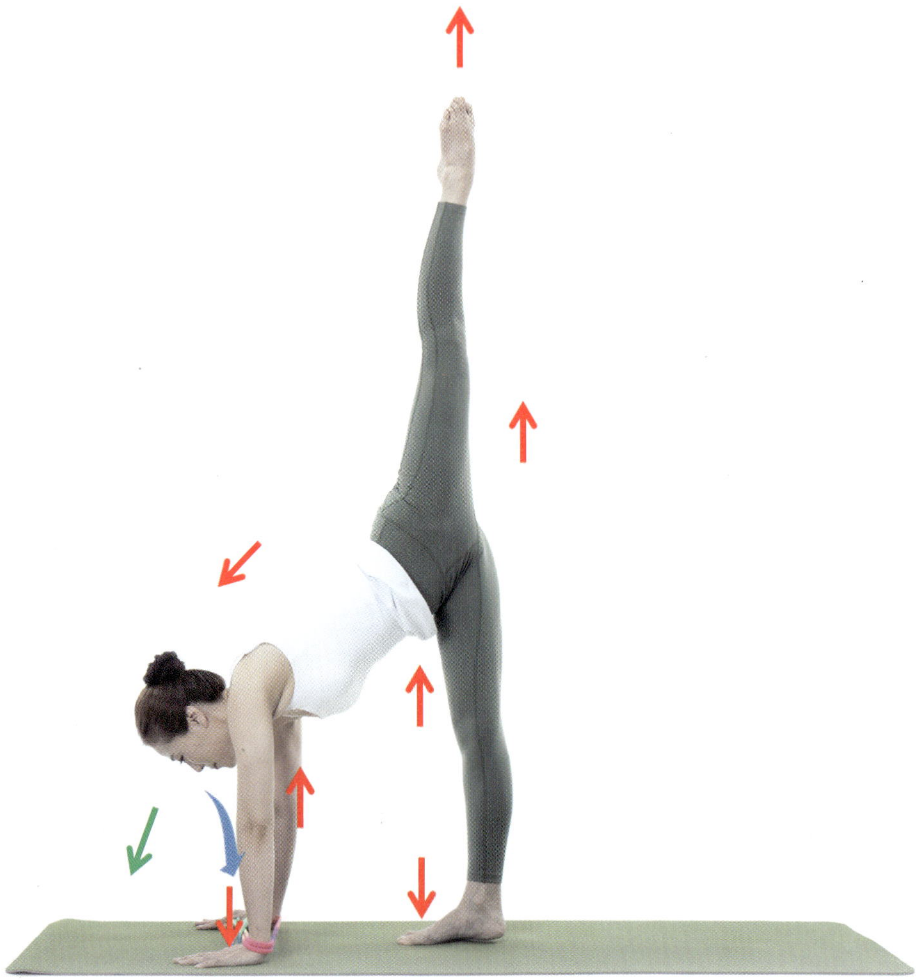

효과 Effect - 손을 모으는 근육이 아니라 X자 로프를 팽팽하게 하기 위해서는 바깥으로 향하는 근육의 힘을 길러주기 때문에 팔의 안정성을 준다. 한편, 고관절의 확장 자세를 고관절의 혈액 순환 및 강한 엉덩이 근육을 만들 수 있는 장점이 있다.

주의사항 Caution - 척추의 기립근을 세우며 다리를 수직으로 들기 위해서는 강한 엉덩이 근육과 햄스트링의 힘이 필요하므로 하누만아사나(몸의 중심을 바닥에 대고 다리를 앞뒤로 넓히는 자세)부터 실시한다.

핵심사항 Key point - 하체의 유연성이 필요하므로 평소에 수련을 많이 한다.

균형잡는 자세

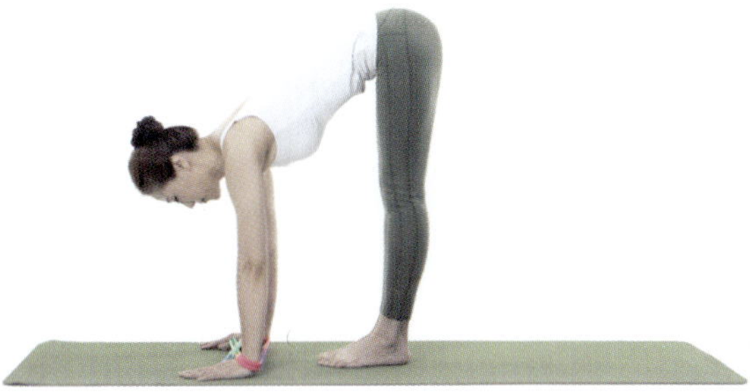

Leg - 다리 모음
Rope - X자 만들기
Breathing - Inhale
Motion - 상체를 기울여 손을 바닥에 짚음
마시는 호흡에 기립근 폄
Drishti - 바닥

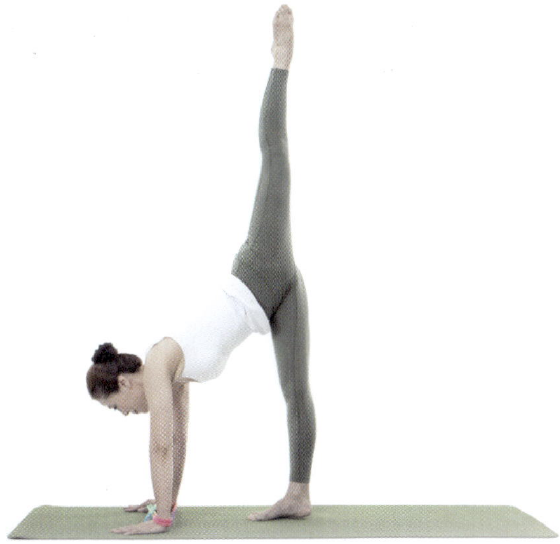

Leg - 오른 다리로 지지하고 왼 다리 뻗음
Rope - 형태 유지
Breathing - Exhale
Motion - 왼 다리 무릎을 펴서 발끝을 하늘 방향으로 올림
Drishti - 바닥

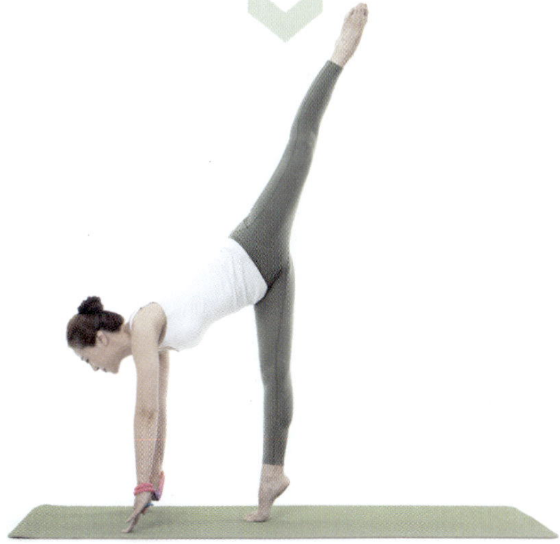

Leg - 자세 유지
Rope - 형태 유지
Breathing - Inhale
Motion - 뒤꿈치를 들어 발끝으로 균형을 잡고,
손목을 펴서 기립근을 최대한 폄
Drishti - 바닥 멀리

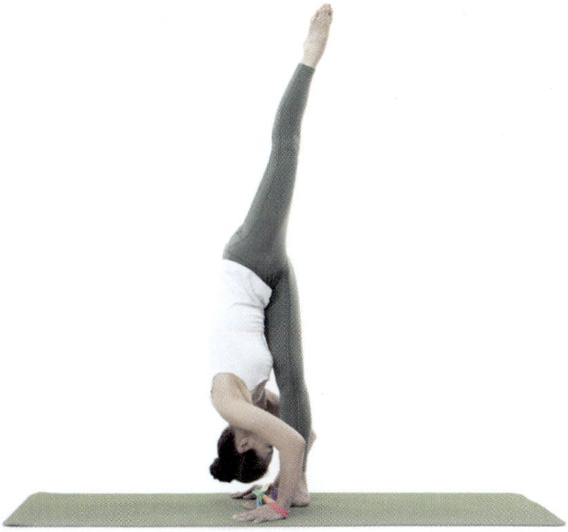

Leg - 자세 유지
Rope - 형태 유지
Breathing - Exhale
Motion - 손을 발 쪽으로 이동하고, 상체를
다리 가까이 가져 감
Drishti - 뒤

싱하아사나 응용자세 – 척추의 활력을 주는 시퀀스

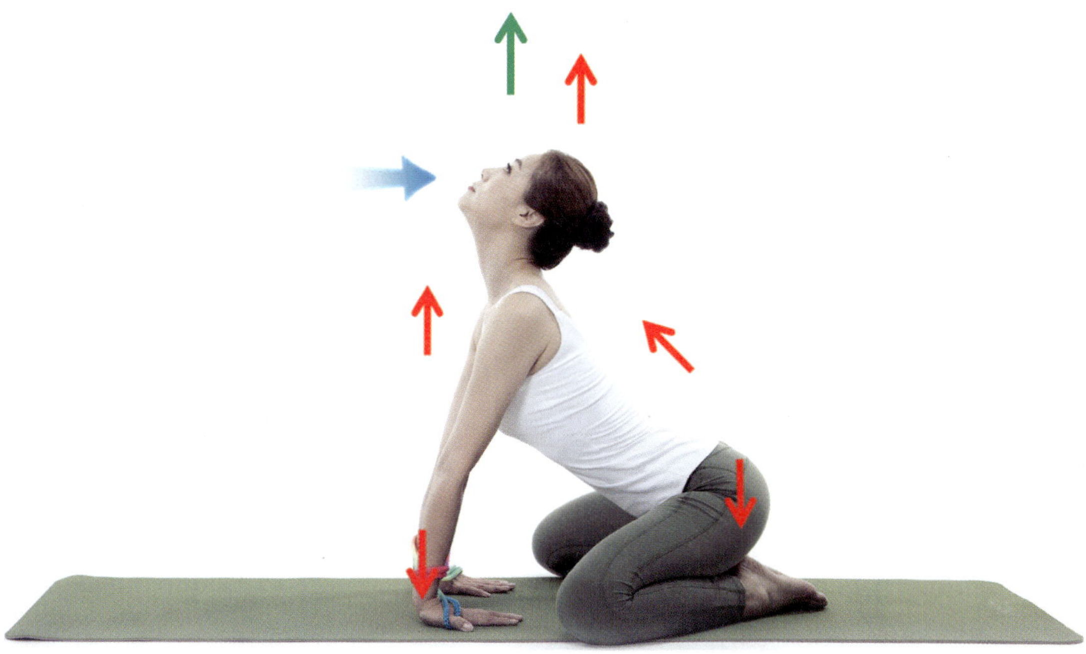

효과 Effect – 이 자세는 로프로 어깨너비의 간격을 맞춰 안정적으로 팔의 균형을 잡아주어 굳어진 손목관절의 문제를 완화하며, 흉강 및 복강을 넓혀 건강한 호흡과 소화에 도움을 준다.

주의사항 Caution – 현대인이 핸드폰과 컴퓨터를 사용하는 시간이 길어짐에 따라 전완근과 손목관절의 유연성이 떨어지는 것은 물론 흉강 및 복강이 좁아질 수 있으므로 신체의 앞면을 스트레칭한다.

핵심사항 Key point – 앉아서 생활을 많이 하는 현대인의 바른 자세를 만들어 주는 자세이므로 여러 번 반복하는 동적 스트레칭과 자세를 유지하는 정적 스트레칭을 함께 실시해도 좋다.

전굴자세

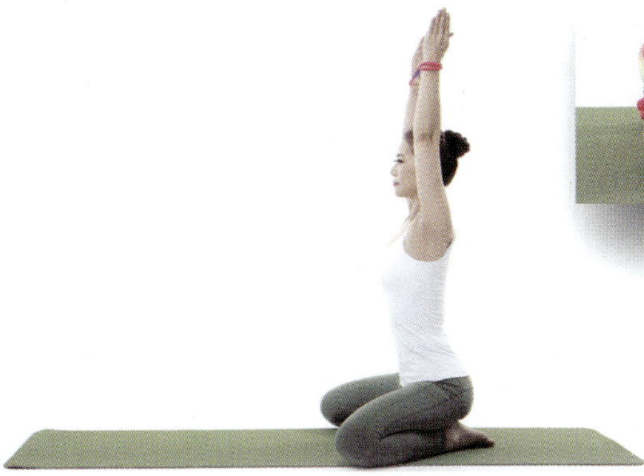

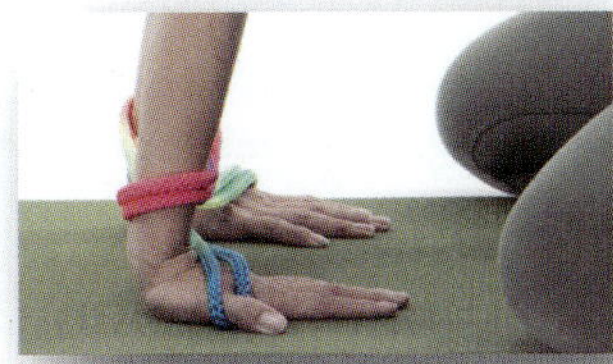

Leg - 무릎을 바닥에 대고 앉아 무릎을 매트만큼 넓힘
엄지발가락을 마주 댐
Rope - X자 만들기
Breathing - Inhale
Motion - 척추를 신장시킴
Drishti - 정면

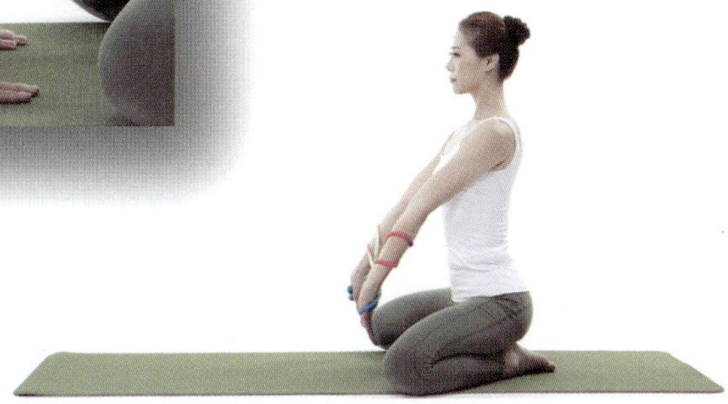

Leg - 준비자세 유지
Rope - X자 만들기 : 손목 바깥으로 회전
Breathing - Exhale
Motion - 손바닥을 정면으로 향하고 손끝을
몸 쪽으로 향함
Drishti - 정면

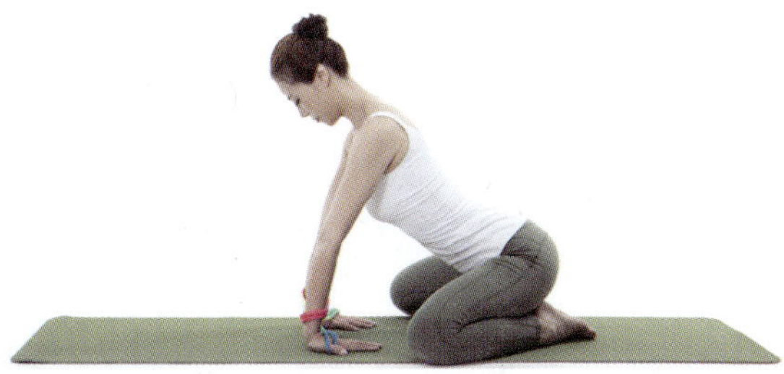

Leg - 준비자세 유지
Rope - X자 만들기
Breathing - Inhale → Exhale
Motion - 손바닥을 바닥에 대고 손목관절 신전함
Drishti - 로프

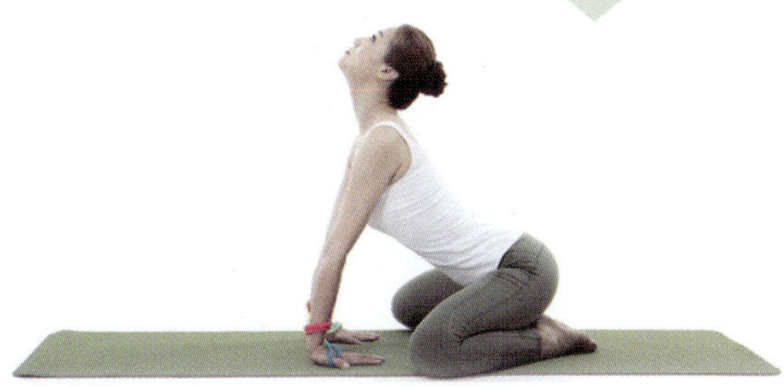

Leg - 준비자세 유지
Rope - X자 만들기
Breathing - Inhale → Exhale
Motion - 가슴을 펴서 굽은 등을 폄
Drishti - 하늘

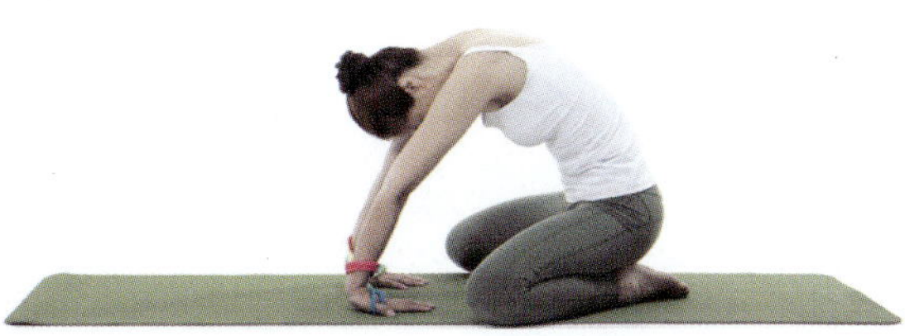

Leg - 준비자세 유지
Rope - X자 만들기 Breathing - Inhale → Exhale
Motion - 손바닥이 뜨지 않도록 강하게 누름
복부 → 가슴 → 턱을 몸 쪽으로 당기며
척주기립근 스트레칭
Drishti - 복부

단다아사나 → 파스치못타나아사나 연결 – 척주기립근 강화 시퀀스

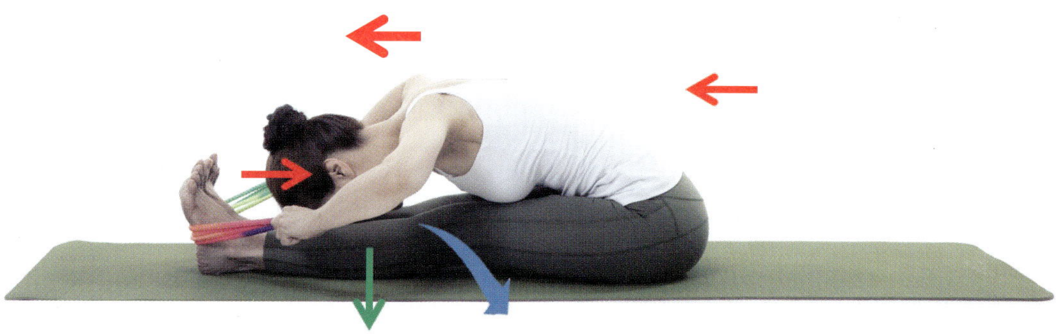

효과 Effect – 척주기립근과 하체를 효과적으로 스트레칭하는 자세이며, 유연성이 부족한 사람도 로프를 사용하면 효과적으로 깊은 전굴을 할 수 있다.

주의사항 Caution – 전굴을 할 때 유연성이 부족하면 발끝에 손이 닿기가 어렵다. 로프를 1/4 접어 끝을 잡고 척추를 신장시키며 난이도가 낮은 전굴 동작부터 실시할 수 있다.

핵심사항 Key point – 상체가 내려가는 것에 목적을 두지 않고 정수리가 발등에 가까워지는 것을 자각해야만 척추의 기립근이 스트레칭 될 수 있으며, 로프를 당기는 힘으로 발목을 몸쪽으로 하여 비복근, 햄스트링을 스트레칭한다.

전굴자세

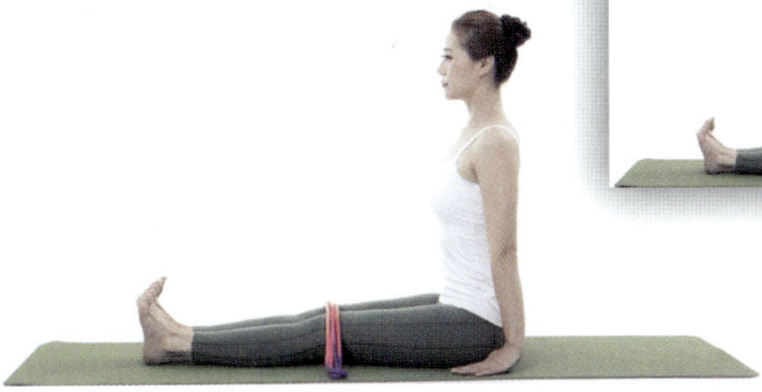

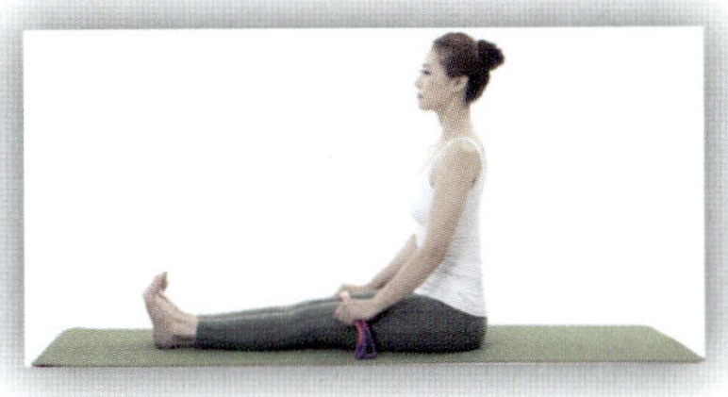

Leg - 다리를 붙이고 바르게 앉음
Rope - 1/4 접어 무릎 위
Motion - 척추를 신장시킴
Drishti - 정면

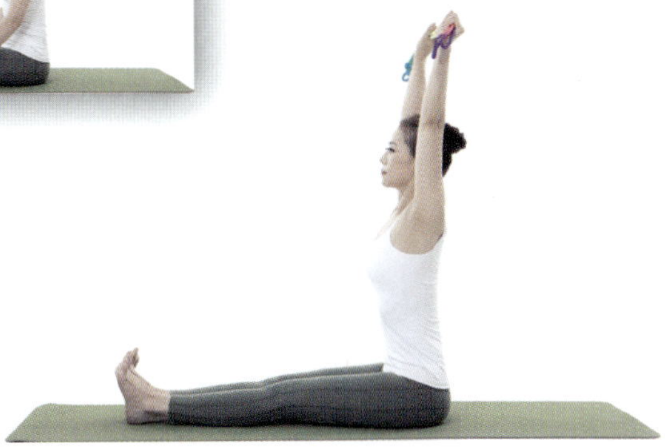

Leg - 준비자세 유지
Rope - 로프 끝을 잡고 정수리 위로 올림
Breathing - Inhale
Motion - 척추를 신장시킴
Drishti - 정면

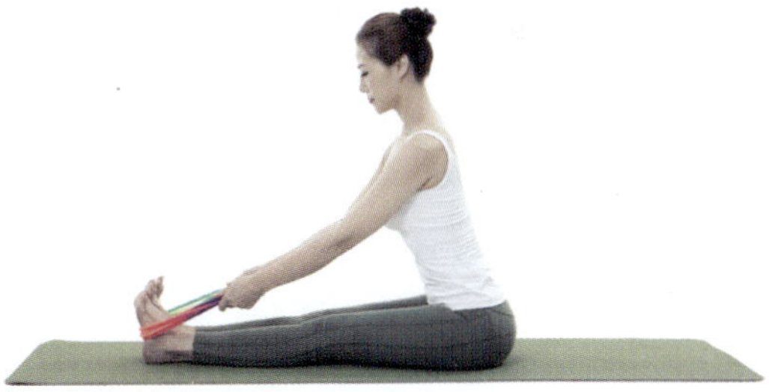

Leg - 준비자세 유지
Rope - 발바닥
Breathing - Inhale
Motion - 로프를 발바닥에 대고 척주기립근을 폄
Drishti - 발끝

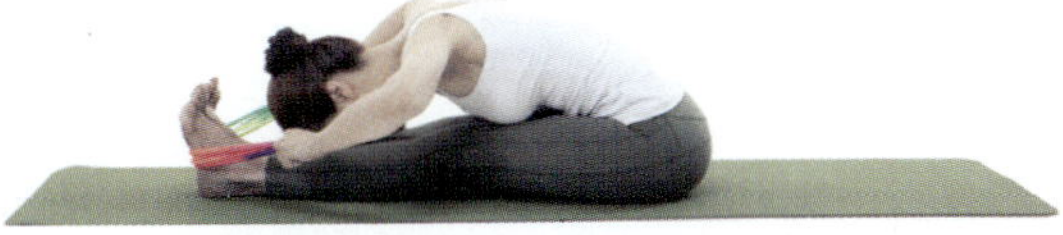

Leg - 준비자세 유지
Rope - 로프를 당김
Breathing - Exhale
Motion - 로프를 당기며 정수리를 발등 쪽으로 가까이 간다는 느낌으로 깊은 전굴
Drishti - 다리

밧다코나아사나 – 고관절의 유연성 및 척추를 부드럽게 하는 시퀀스

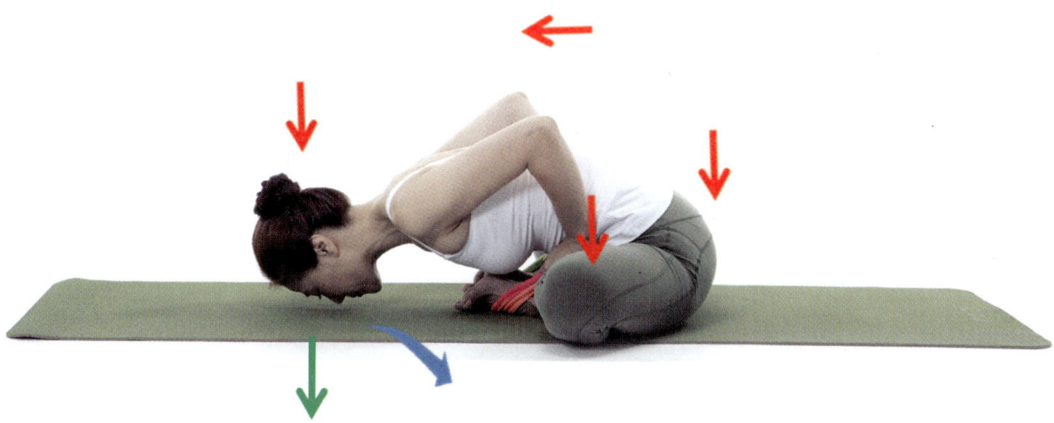

효과 Effect – 로프를 활용하여 고관절의 가동성 및 척추의 유연성 향상을 돕는다. 뒤꿈치의 위치에 따라 자극을 받는 부위가 다르므로 신체에 더욱 집중한다.

주의사항 Caution – 고관절, 무릎, 발목에 문제가 있는 사람은 상체의 각도를 크게 움직이기보다는 작은 각도에서 부드러운 움직임을 선택하는 것이 좋다.

핵심사항 Key point – 상체를 뒤로 기울이거나 앞으로 기울일 때 양쪽 좌골, 무릎을 바닥으로 하여 안정성을 먼저 확보한 후 가동성을 크게 한다.

전굴자세

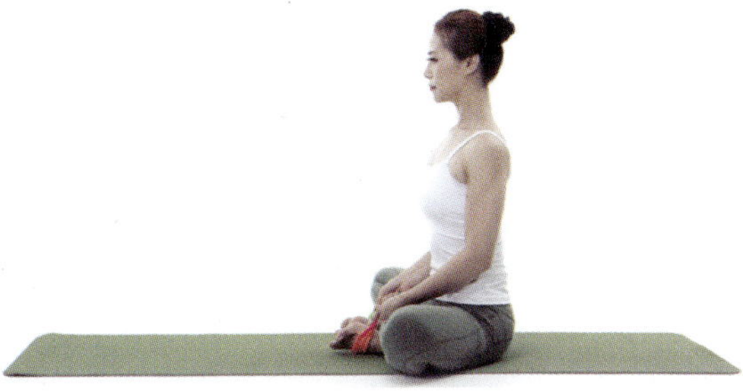

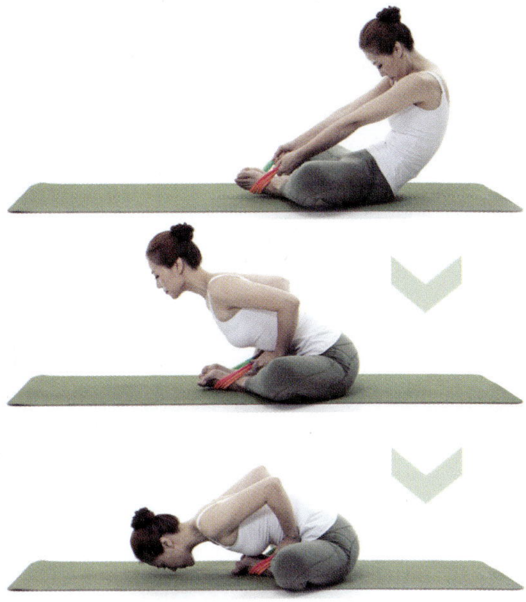

Leg - 나비자세로 앉음
Rope - 1/4 끝잡기 : 로프를 새끼발가락 아래 부분에 놓고 누름
Breathing - Inhale → Exhale
Motion - 마시는 호흡에 척추를 신장시킴
내쉬는 호흡에 상체를 뒤로 또는 앞으로 기울임
(항상 복부, 가슴 머리 순으로 움직임)
Drishti - 정면

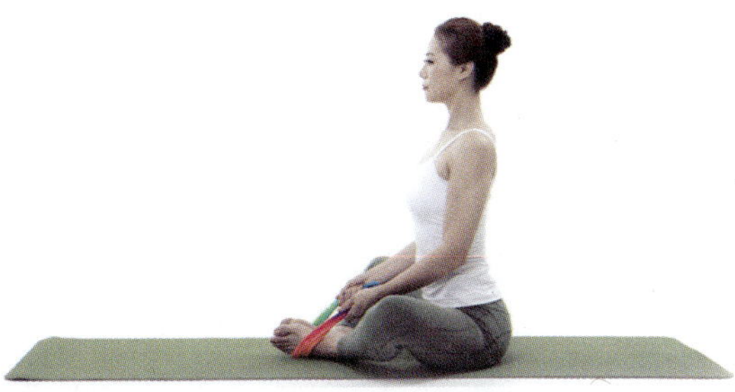

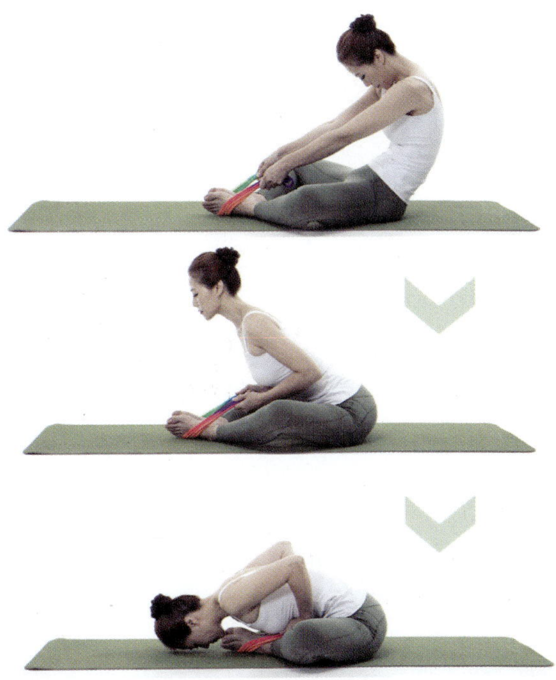

Leg - 뒤꿈치를 몸에서 멀리한 나비자세
Rope - 1/4 끝잡기 : 로프를 새끼발가락 아래 부분에 놓고 누름
Breathing - Inhale → Exhale
Motion - 마시는 호흡에 척추를 신장시킴
내쉬는 호흡에 상체를 뒤로 또는 앞으로 기울임
(항상 복부, 가슴 머리 순으로 움직임)
Drishti - 정면

나바아사나 – 코어 강화 시퀀스

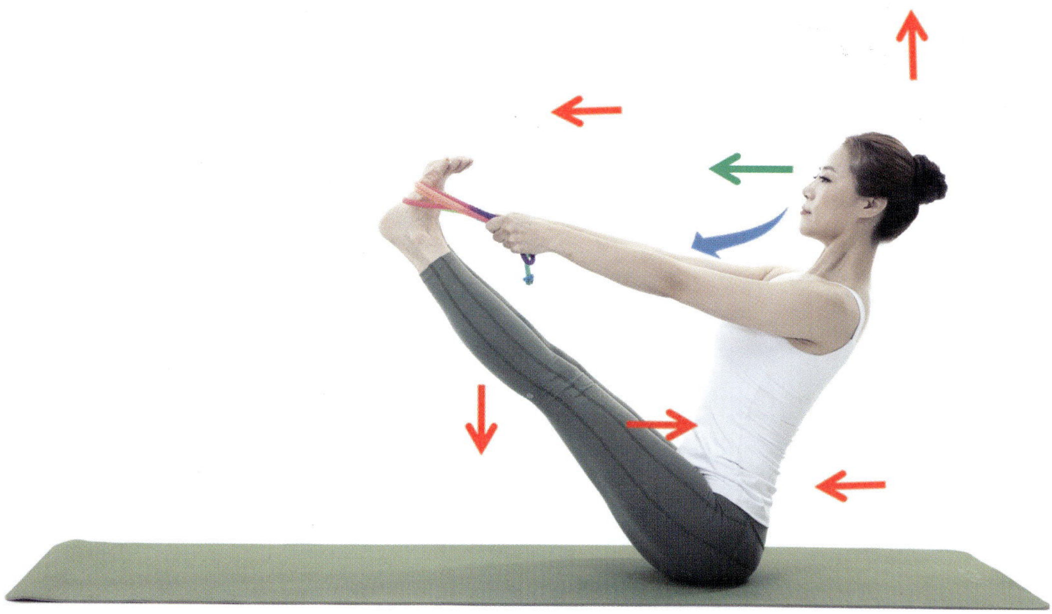

효과 Effect – 코어 및 척추기립근을 강화하는 효과를 가진 이 자세는 유연성이 부족하면 발을 잡을 수 없으며, 척추가 굽어져 둥글게 된다. 로프는 부족한 나의 유연성을 채워 발을 잡지 못하는 사람도 무릎과 척추를 펴서 바른 자세를 쉽게 할 수 있는 장점이 있다.

주의사항 Caution – 로프에만 의지를 하고 코어에 힘을 주지 않으면 이 동작이 끝난 후에 손이 얼얼할 수도 있다. 반드시 복부의 힘으로 유지한다.

핵심사항 Key point – 엉덩이로 균형을 잡기는 매우 어려우므로 중심을 잘 잡을 수 있도록 신체에 집중하여 매일 유지 시간을 늘려간다.

Rhythmic YOGA 리드믹요가

코어 강화 자세

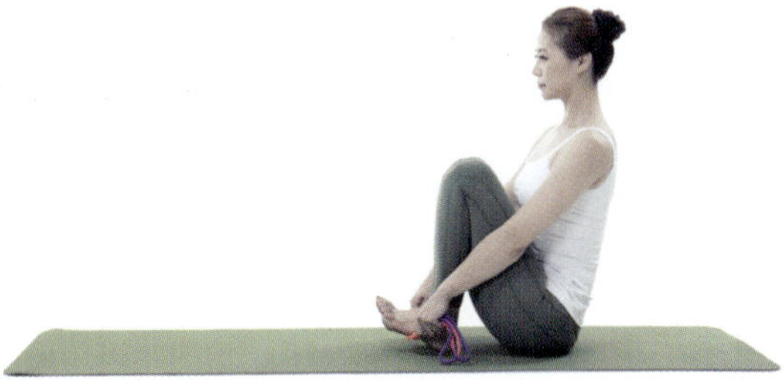

Leg - 다리를 붙이고 무릎을 굽힘
Rope - 1/4 잡기
Breathing - Inhale
Motion - 무릎을 구부려 발바닥에 로프를 대고 바닥에서 발을 들어 올림
Drishti - 정면

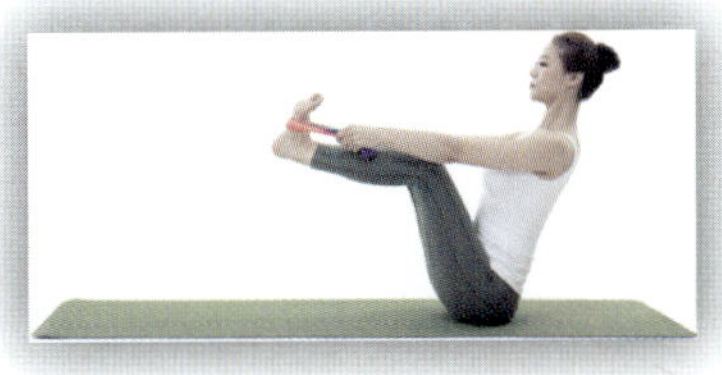

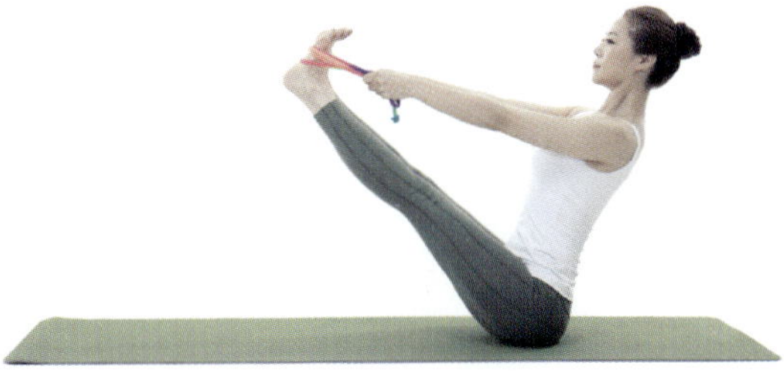

Leg - 다리를 붙이고 무릎을 폄
Rope - 형태 유지
Breathing - Exhale
Motion - 무릎을 펴고 코어에 힘을 주며 유지함
Drishti - 발끝

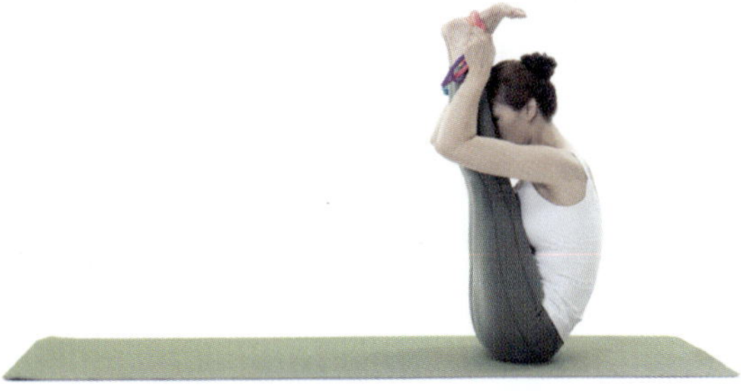

Leg - 다리를 수직으로 올림
Rope - 형태 유지
Breathing - Exhale
Motion - 몸에 균형을 잡으며 다리를 수직으로 올리고, 상체와 완전히 밀착함
Drishti - 다리

앉아서 하는 밸런스 - 고관절의 균형을 향상시키는 시퀀스

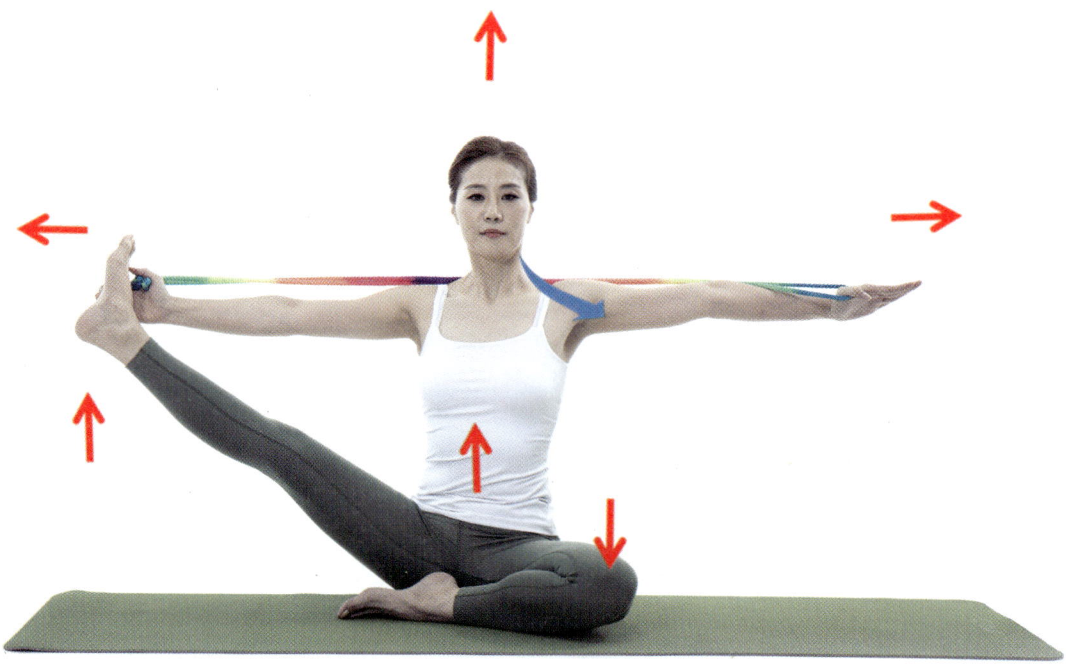

효과 Effect - 서서하는 우티타 하스타 파당구스타아사나 전통요가 자세를 앉아서 할 수 있도록 로프를 활용하였다. 이 시퀀스를 통해 균형 감각을 향상시켜 고관절의 힘을 길러준다.

주의사항 Caution - 팔의 힘으로 다리를 들어서 유지하는 것이 아니라 척추와 고관절의 힘으로 유지하지 않으면 척추가 다리 있는 쪽으로 기울어지며 균형이 무너진다.

핵심사항 Key point - 하체의 불균형으로 서서 하는 밸런스 자세가 어려운 사람을 위해 로프를 활용한다. 로프를 어깨 높이 수평으로 만들어 척추를 바르게 세워 기둥으로 삼아 고관절의 자유로운 움직임을 향상한다.

코어 강화 자세

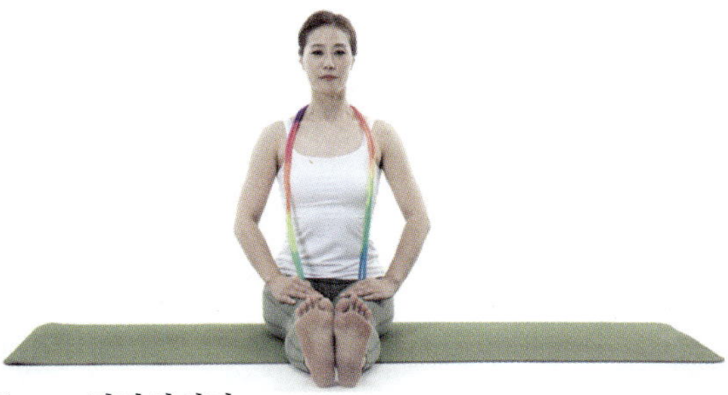

Leg - 단다아사나
Rope - 1/2 끝잡기 : 목에 걸기
Motion - 척추를 신장시킴
Drishti - 정면

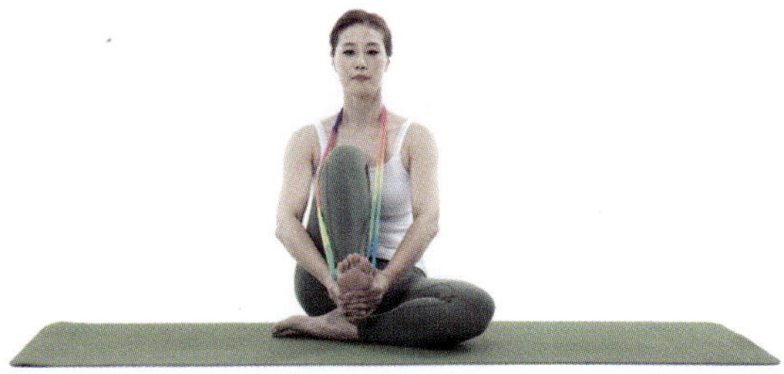

Leg - 왼 다리를 구부려 뒤꿈치를 몸의 중심에 댄 후 오른 무릎을 구부리고 발은 바닥에서 듦
Rope - 1/2 끝잡기
Breathing - Inhale
Motion - 오른쪽 무릎을 구부려 발바닥에 깍지를 끼워 견고하게 잡음
Drishti - 정면

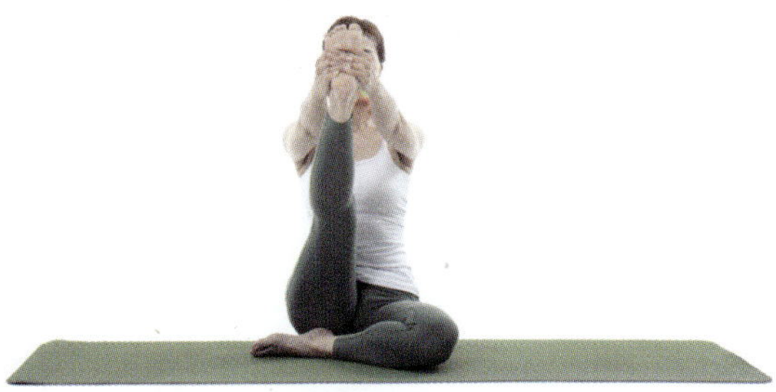

Leg - 다리를 앞으로 뻗음
Rope - 1/2 끝잡기
Breathing - Exhale
Motion - 오른쪽 무릎을 펴서 발바닥을 앞으로 밀어 척주기립근을 폄
Drishti - 발끝

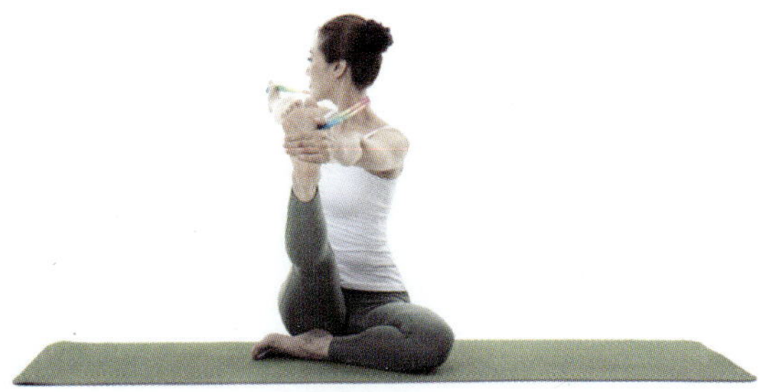

Leg - 다리를 앞으로 뻗음
Rope - 1/2 끝잡기 : 로프를 앞뒤로 뻗음
Breathing - Inhale → Exhale
Motion - 왼손으로 발아치를 잡고 척추를 회전하며 손을 뒤로 뻗음
Drishti - 손끝

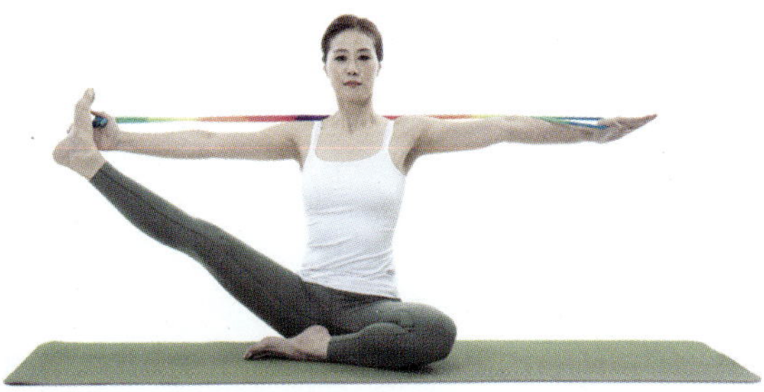

Leg - 고관절을 확장함
Rope - 1/2 끝잡기 : 로프를 수평으로 뻗기
Breathing - Inhale → Exhale
Motion - 오른손으로 오른쪽 발날을 잡고 고관절을 확장하여 균형을 잡음
Drishti - 손끝

아르다받다 파드마 파스치못타나아사나 – 고관절 교정 및 유연성 향상 시퀀스 1

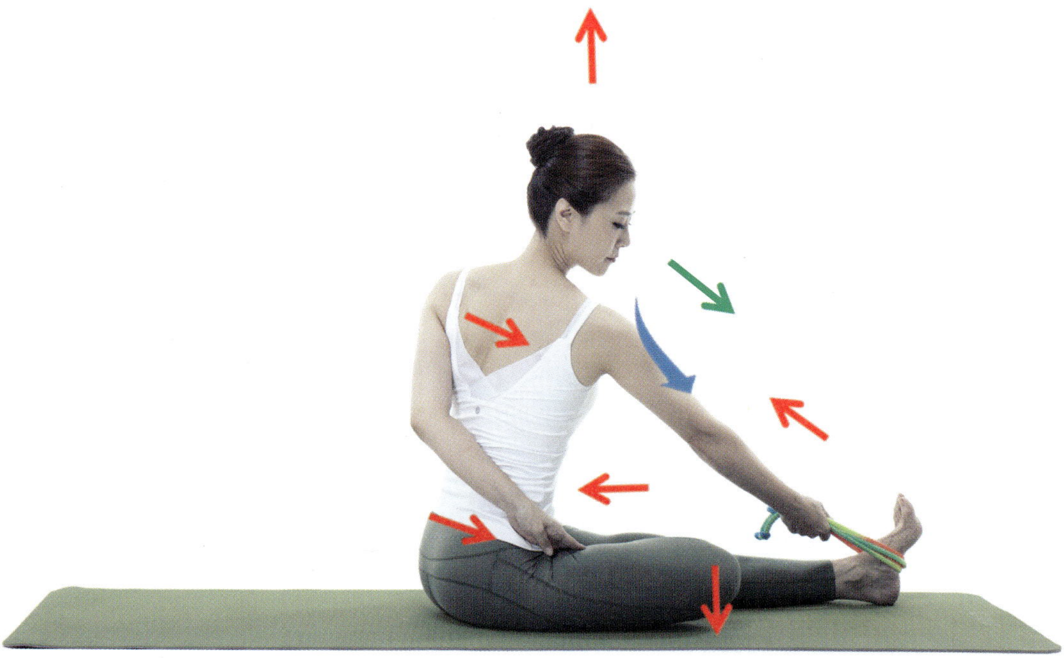

효과 Effect – 고관절 교정운동은 다양한 방법이 나와 있지만 이 시퀀스는 고관절 및 하체 전반에 걸쳐 혈액순환과 유연성을 향상시킨다.

주의사항 Caution – 구부린 다리의 무릎과 발목에 문제가 있는 사람은 115페이지에 나와 있는 자세의 다리(자누시르사아사나)로 실시해도 좋으므로 무리하지 않는다.

핵심사항 Key point – 전통요가에서 이 자세가 고관절과 척추의 경직으로 다소 어려웠다면 로프를 활용하면 바른 자세가 조금은 쉽게 완성될 수 있다.

Rhythmic YOGA 리드믹요가

고관절 교정 자세

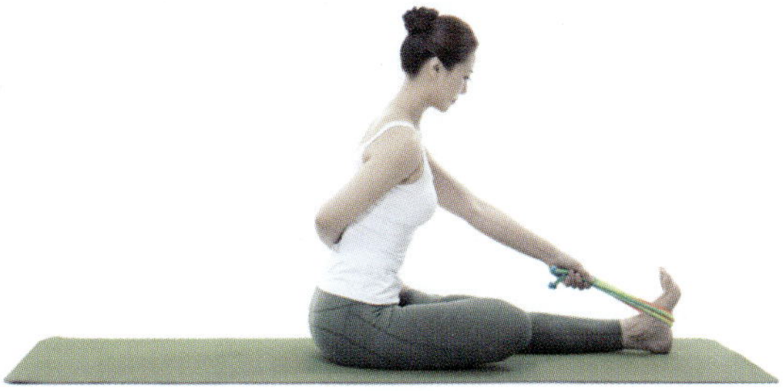

Leg - 왼 다리는 뻗고 오른쪽 무릎은 안으로 접어 발뒤꿈치를 왼쪽 장골에 댐
Rope - 1/4 모아잡기 : 왼손
Breathing - Inhale
Motion - 오른쪽 어깨를 내회전하여 오른발 엄지발가락을 고리 걸어 잡고 척추를 신장시킴
Drishti - 발끝

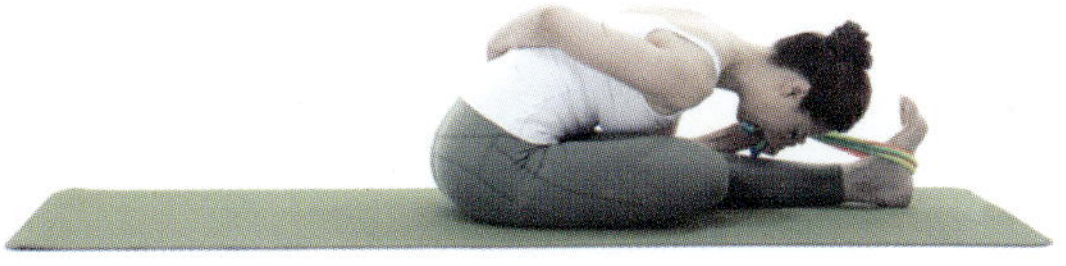

Leg - 왼쪽 발바닥에 로프를 댐
Rope - 왼손으로 당김
Breathing - Exhale
Motion - 로프를 당기며 전굴함
Drishti - 바닥

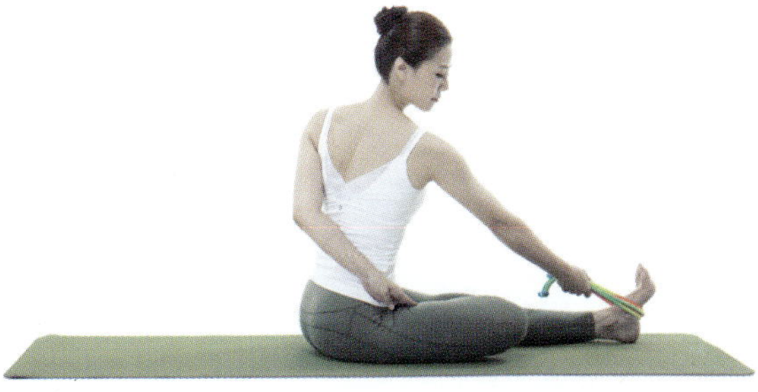

Leg - 자세 유지
Rope - 오른손으로 당김
Breathing - Exhale
Motion - 왼쪽 어깨를 내회전하여 오른쪽 허벅지 위에 올리고 척추를 부드럽게 로테이션함
Drishti - 발끝

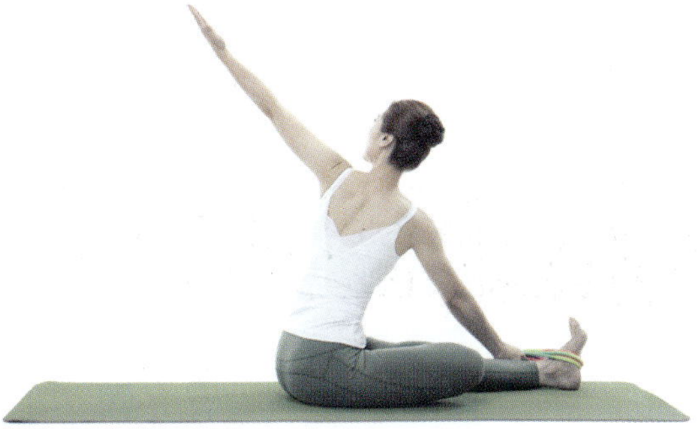

Leg - 자세 유지
Rope - 오른손으로 모아잡음
Breathing - Inhale
Motion - 로프를 오른손으로 바꿔 잡음 손끝을 대각선 멀리 뻗어 가슴을 펴고, 로프를 당기며 척주기립근을 세움
Drishti - 손끝

자누 시르사아사나 → 크라운차아사나 – 고관절 교정 및 유연성 향상 시퀀스 2

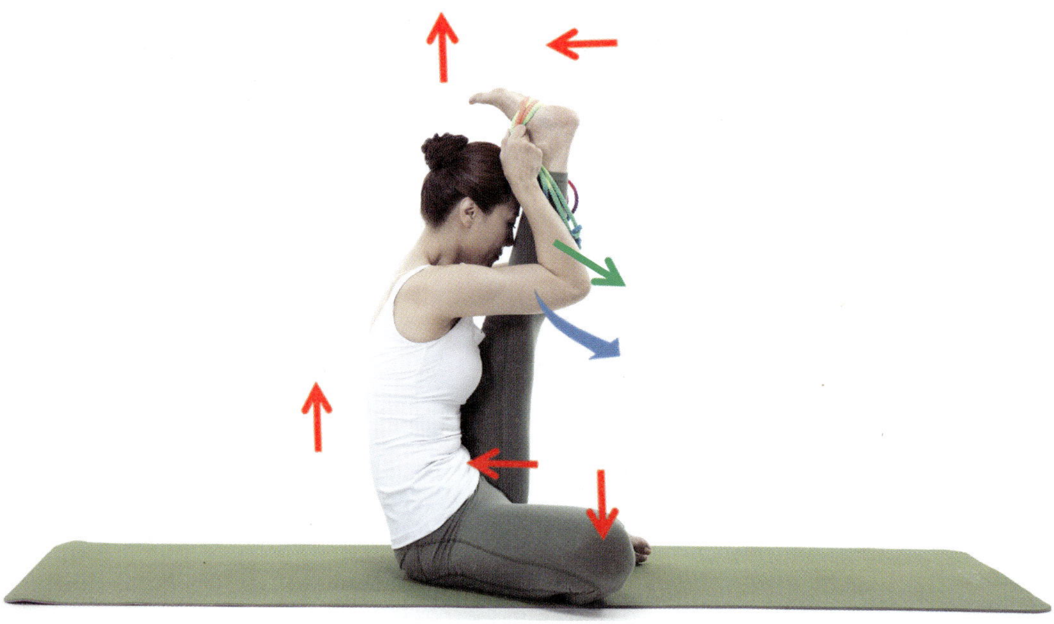

효과 Effect – 고관절 교정에 좋은 자세로 알려진 자세들을 연결하여 척주기립근의 신장, 엉덩이 근육 및 하체의 스트레칭을 돕는다.

주의사항 Caution – 아래 무릎이 바닥에서 뜨지 않도록 누르는 힘이 필요하며, 양쪽 좌골이 체중을 균등하게 바쳐 주어야 한다. 로프를 당기며 척주기립근이 신장함을 자각한다.

핵심사항 Key point – 상·하체의 길이가 다른 만큼 전통요가에서의 자누시르사아사나는 본래의 의미처럼 무릎에 머리가 닿기 어렵기 때문에 시퀀스 중간에 무릎에 이마가 닿는 자세를 넣어 전통요가에서 주는 운동 효과를 느낄 수 있는 응용 동작으로 구성하였다.

고관절 교정 자세

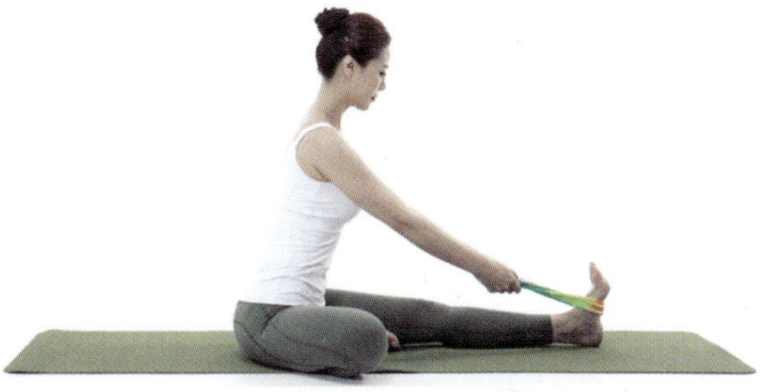

Leg - 왼 다리를 뻗어 발바닥에 로프를 댐
　오른 무릎은 접어 발바닥을 오른쪽 허벅지에 댐
Rope - 1/4 끝잡기
Breathing - Inhale
Motion - 척추를 신장시킴
Drishti - 발끝

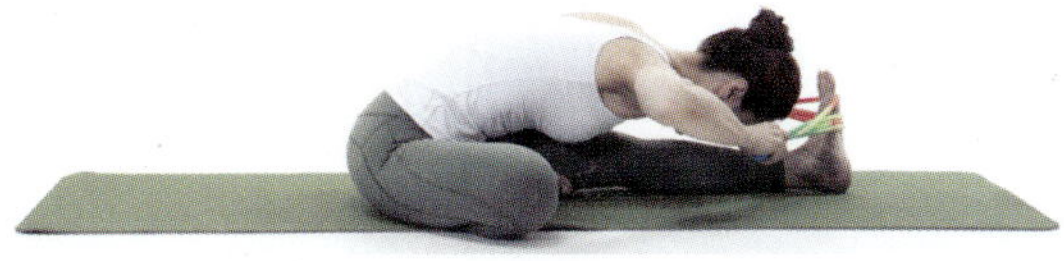

Leg - 왼쪽 발바닥에 로프를 댐
Rope - 1/4 끝잡기
Breathing - Exhale
Motion - 로프를 당기며 전굴
Drishti - 바닥

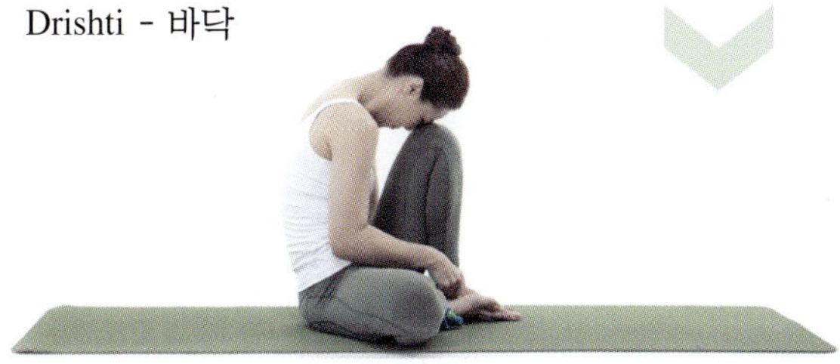

Leg - 왼 무릎을 구부려 발아치를 왼쪽 발바닥에 붙임
Rope - 1/4 끝잡기
Breathing - Inhale → Exhale
Motion - 로프를 당기며 상체를 숙여 이마를 무릎에 댐
Drishti - 바닥

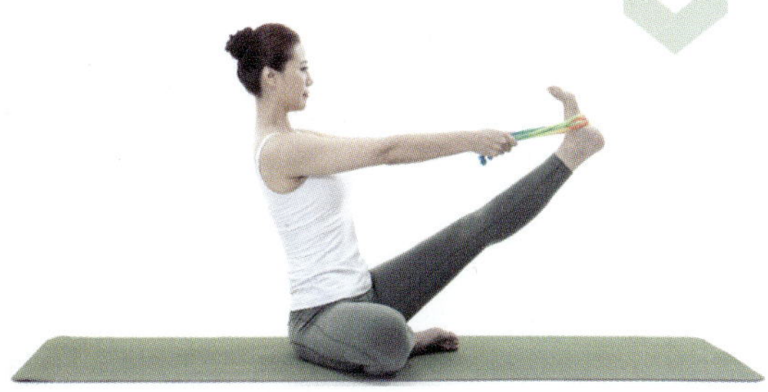

Leg - 왼 무릎을 앞으로 뻗음
Rope - 1/4 끝잡기
Breathing - Inhale
Motion - 오른 무릎을 뻗으며 기립근 신장
Drishti - 발끝

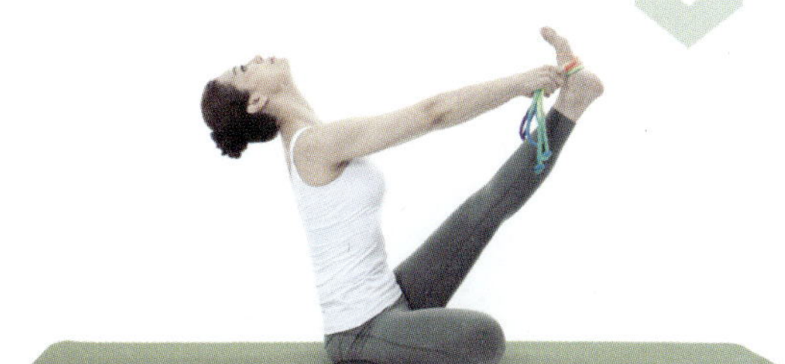

Leg - 자세 유지
Rope - 1/4 끝잡기
Breathing - Exhale
Motion - 가슴을 들어 척추를 폄
Drishti - 하늘

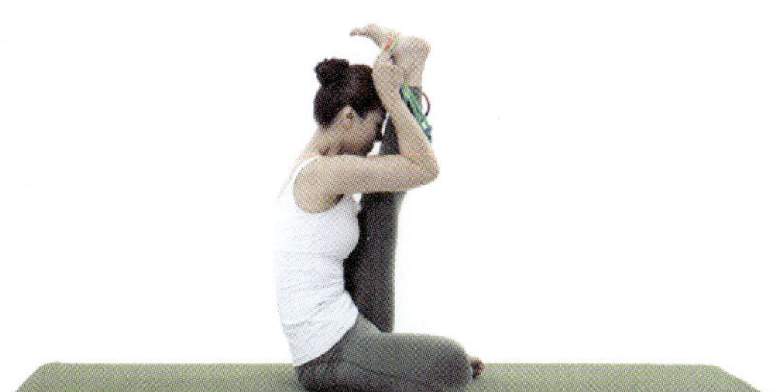

Leg - 왼 다리 수직
Rope - 1/4 끝잡기
Breathing - Inhale → Exhale
Motion - 로프를 당기며 다리를 수직으로 하고
　상체를 다리에 닿게 함
Drishti - 바닥 아래

트리앙가 무카이카 파다 파스치못타나아사나 - 고관절 교정 및 유연성 향상 시퀀스 3

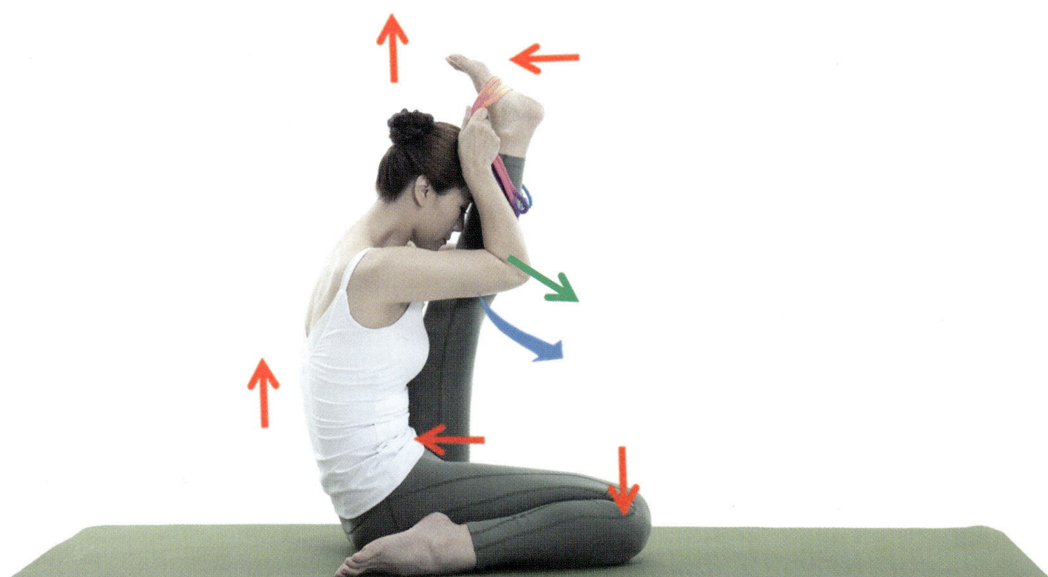

효과 Effect - 대퇴사두근의 강한 스트레칭을 하며, 고관절 교정에 좋은 자세들을 연결하였다. 척주기립근의 신장, 엉덩이 근육 및 하체의 순환을 돕는다.

주의사항 Caution - 아래 무릎이 바닥에서 뜨지 않도록 누르는 힘이 필요하며, 양쪽 좌골이 체중을 균등하게 바쳐 주어야 한다. 무릎, 발목에 문제가 있는 사람은 97페이지를 참조하여 수련한다.

핵심사항 Key point - 이 시퀀스를 실시할 때 척추가 수직으로 향하기가 매우 어렵다. 신체가 균형을 잘 잡을 수 있도록 집중하여야 하며, 오른쪽과 왼쪽을 비교해서 고관절을 살핀다.

Rhythmic YOGA 리드믹요가

고관절 교정 자세

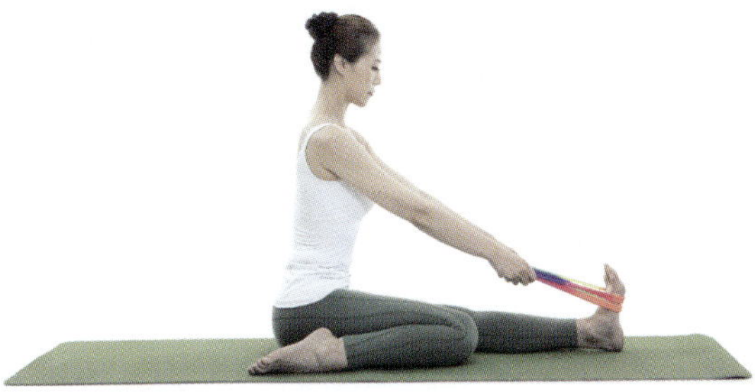

Leg - 왼 다리는 뻗고 오른 무릎은 바깥쪽으로 접어 뒤꿈치를 골반 옆에 댐
Rope - 1/4 끝잡기
Breathing - Inhale
Motion - 척추를 신장시킴
Drishti - 발끝

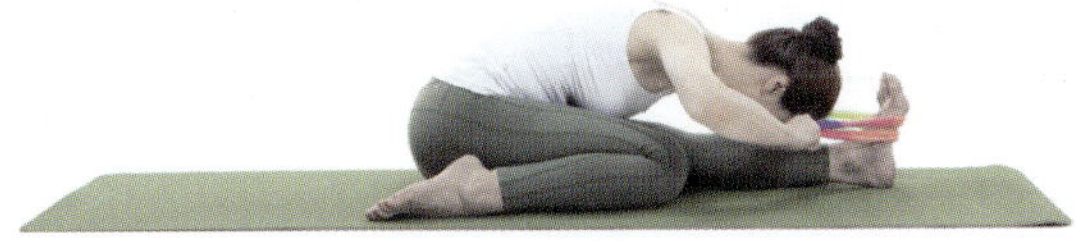

Leg - 왼쪽 발바닥에 로프를 댐
Rope - 1/4 끝잡기
Breathing - Exhale
Motion - 로프를 당기며 전굴함
Drishti - 바닥

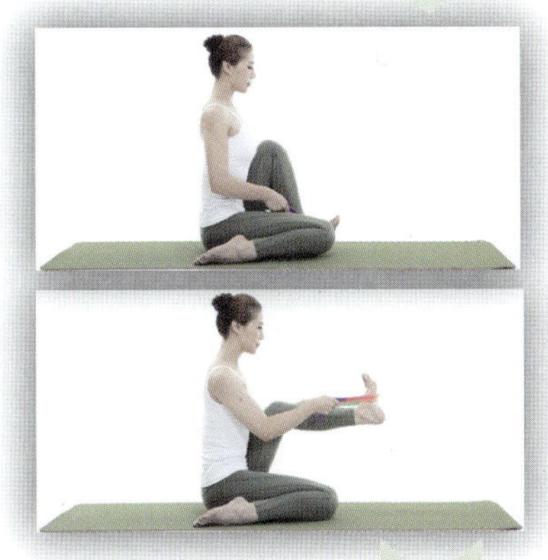

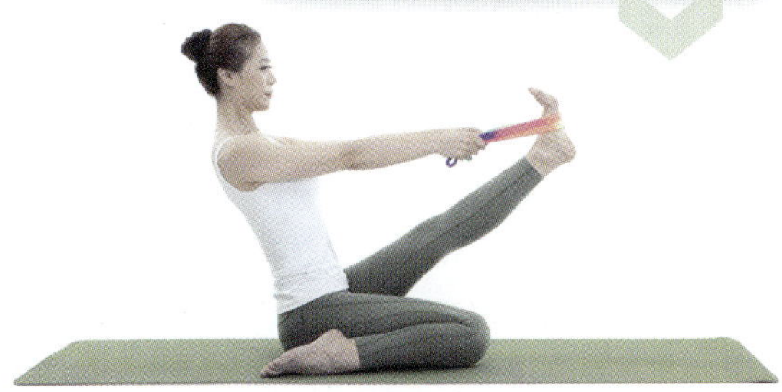

Leg - 왼 무릎을 앞으로 뻗음
Rope - 1/4 끝잡기 Breathing - Inhale
Motion - 오른 무릎을 뻗으며 기립근 신장
Drishti - 발끝

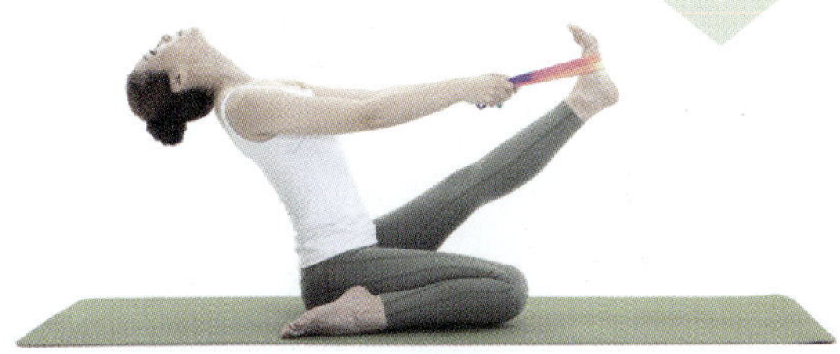

Leg - 자세 유지
Rope - 1/4 끝잡기
Breathing - Exhale
Motion - 가슴을 들어 척추를 폄
Drishti - 하늘

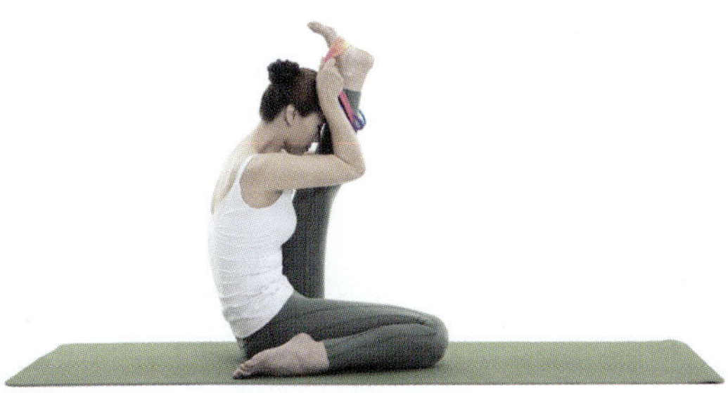

Leg - 왼 다리 수직
Rope - 1/4 끝잡기
Breathing - Inhale → Exhale
Motion - 로프를 당기며 다리를 수직으로 하고 상체를 다리에 닿게 함
Drishti - 바닥 아래

바드라아사나 – 고관절 및 견관절 이완 스트레칭 콤비네이션 시퀀스

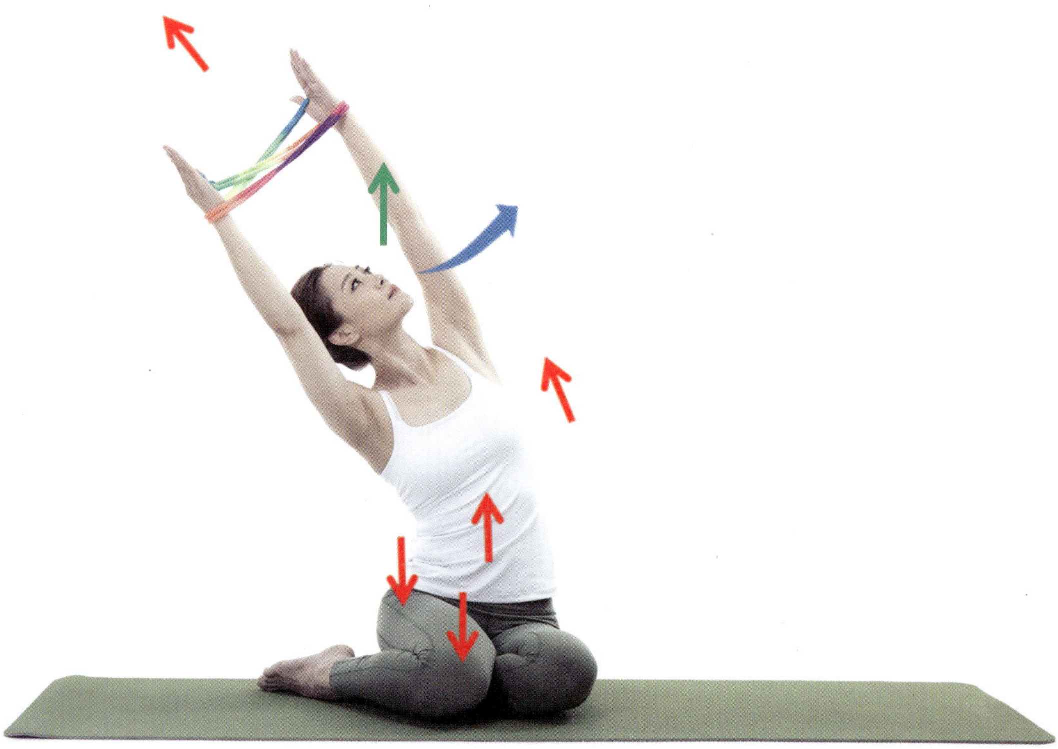

효과 Effect – 로프를 X자 만들어 어깨너비의 공간을 갖고 옆으로 가벼운 측굴을 통해 고관절과 견관절 이완 스트레칭을 쉽고 바르게 할 수 있다. 이 자세는 척추측만으로 인한 등 근육 및 요방형근의 긴장을 완화한다.

주의사항 Caution – 척추를 옆으로 기울일 때 척추 및 어깨에 문제가 있는 사람은 로프를 정수리 위에 둔다는 느낌으로 가동 범위를 넓게 하여 굽은 등과 어깨를 편다.

핵심사항 Key point – 가동성을 넓힐 때는 안정된 기반이 중요하므로 좌골, 무릎을 바닥으로 누른다.

측굴자세

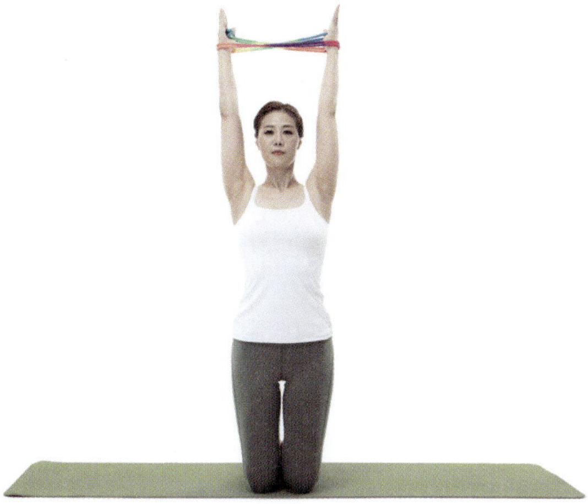

Leg - 무릎을 바닥에 대고 고관절을 폄
Rope - X자 만들기 : 하늘 방향
Breathing - Inhale
Motion - 마시는 호흡에 골반을 펴고 로프를 위로 들며 척추를 신장
Drishti - 정면

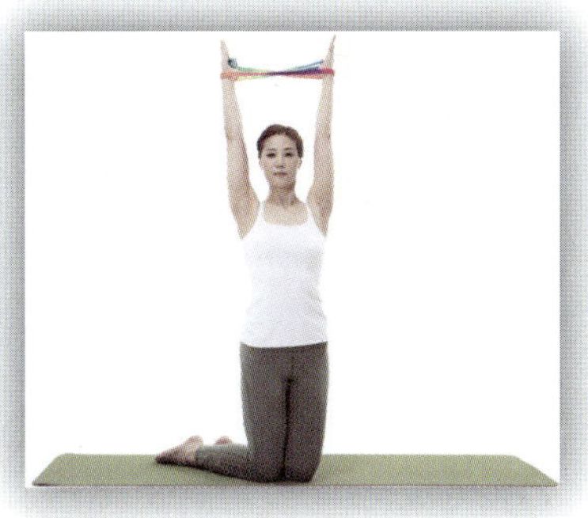

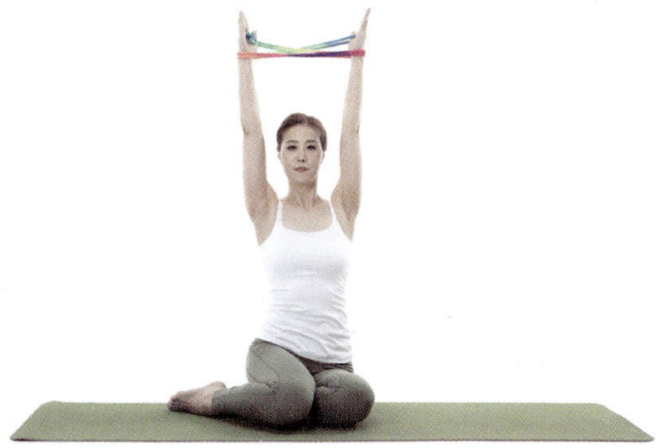

Leg - 엉덩이를 바닥에 대고 앉음
Rope - 하늘 방향
Breathing - Exhale
Motion - 엉덩이를 발 뒤꿈치 바깥쪽으로 돌리고 앉아 척추를 수직으로 유지함
Drishti - 정면

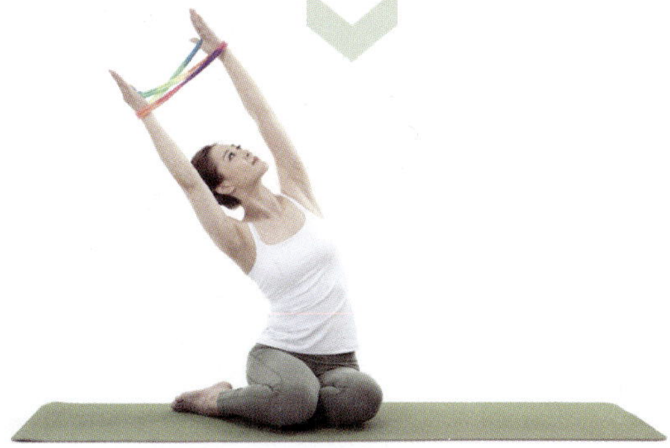

Leg - 자세 유지
Rope - 대각선 방향
Breathing - Inhale
Motion - 몸을 기울이며 아래 가슴을 들어 올리며 왼쪽 팔을 몸 뒤쪽으로 살짝 회전함
Drishti - 하늘

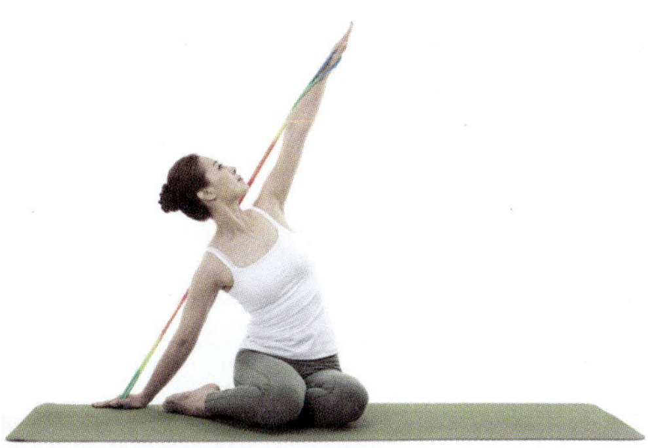

Leg - 자세 유지
Rope - 대각선 방향 Breathing - Exhale
Motion - 몸을 기울인 자세에서 X를 풀어 오른손을 바닥에 대고 왼손을 대각선을 뻗음
Drishti - 손끝

파리가아사나 – 늑골의 간격을 넓혀 호흡의 기능 향상 시퀀스

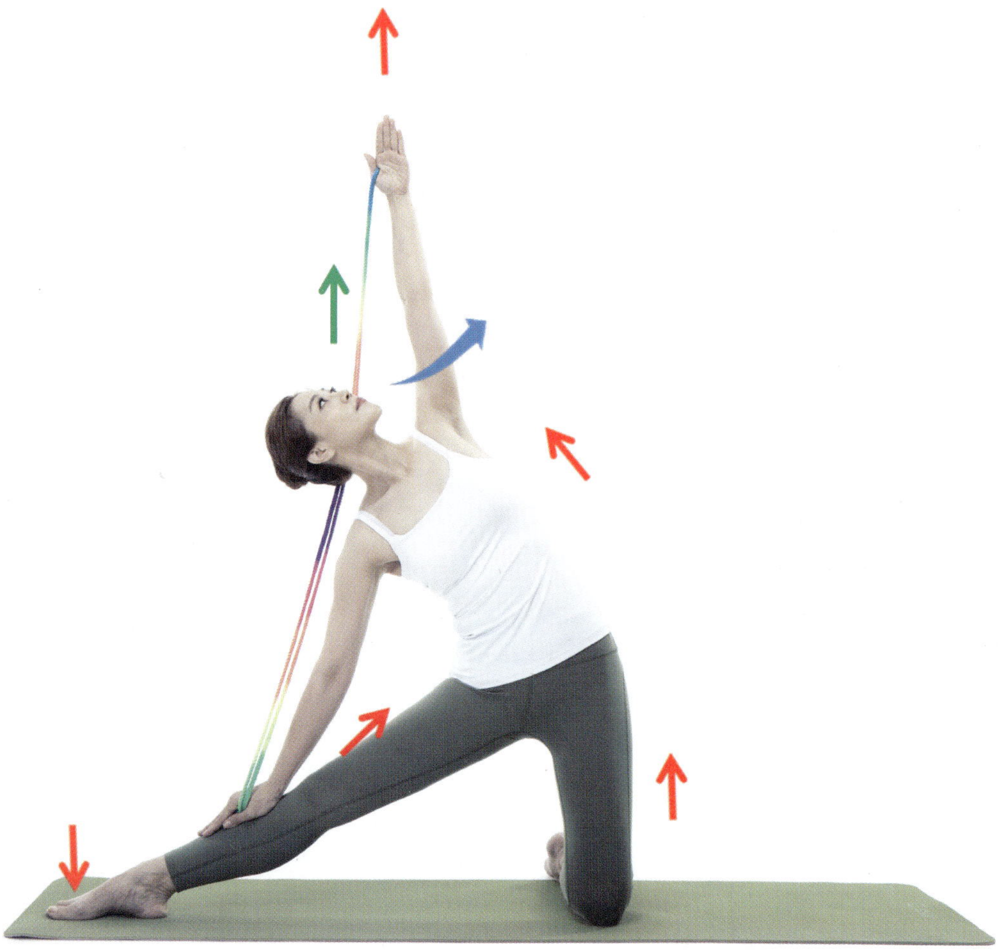

효과 Effect – 로프를 위로 당기는 측굴동작은 마치 몸 뒤에 벽이 있는 것과 같이 몸이 앞으로 기울어짐을 방지하여 준다. 이 자세는 요방형근의 긴장과 경직은 요통을 유발하고, 골반의 불균형을 초래하므로 측굴 동작을 통해 스트레칭으로 교정한다.

주의사항 Caution – 로프의 끝이 에너지의 흐름임을 인지하고, 다리 위에 있는 손에 체중을 실지 않고 위에 있는 손으로 로프를 당겨 준다. 한편, 장골근의 스트레칭을 위해서는 고관절이 접혀 엉덩이가 뒤로 빠지지 않게 주의한다.

핵심사항 Key point – 많이 기울이는 것보다는 척추를 편다는 느낌이 중요하다.

측굴자세

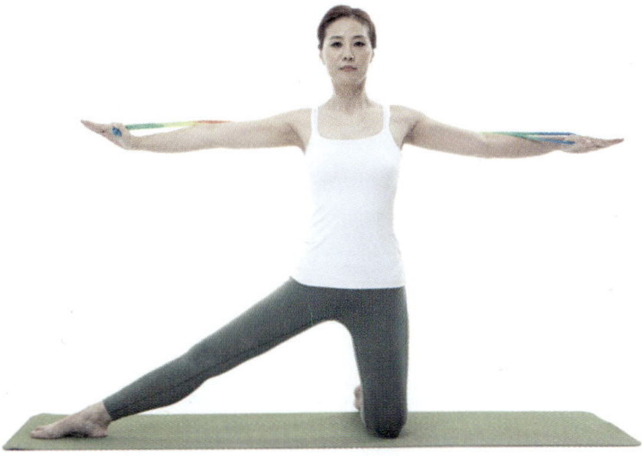

Leg - 무릎을 바닥에 대고 앉아 오른 다리를 뻗음
Rope - 1/2 기본잡기 : 어깨 높이 수평 유지
Breathing - Inhale
Motion - 로프를 어깨 높이로 올리며 척추를 신장시킴
Drishti - 정면

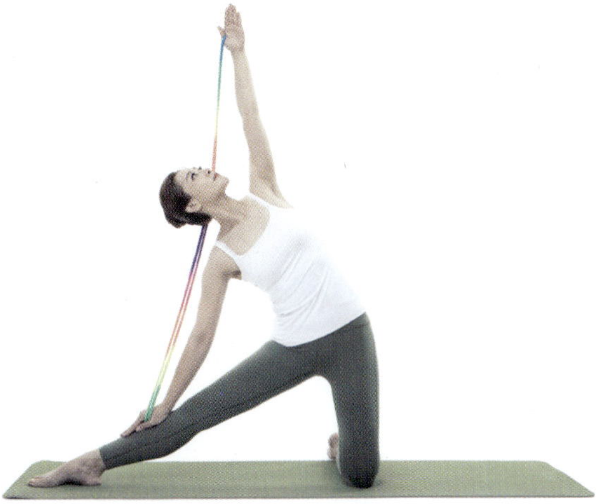

Leg - 준비자세 유지
Rope - 위로 뻗음
Breathing - Exhale
Motion - 다리에 얹은 손을 지렛대 삼아 몸을 기울이며 로프를 위로 뻗음
Drishti - 하늘 방향

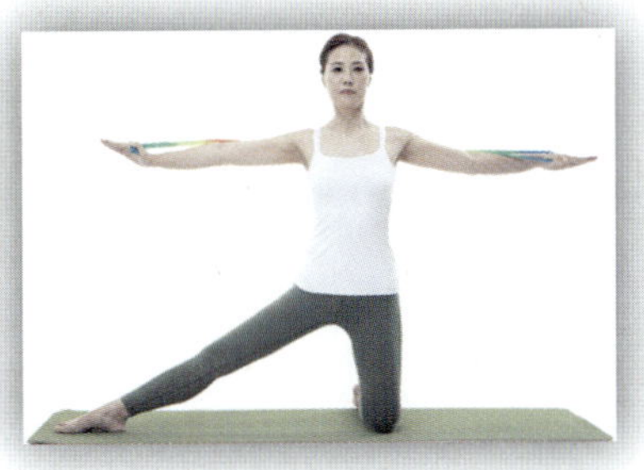

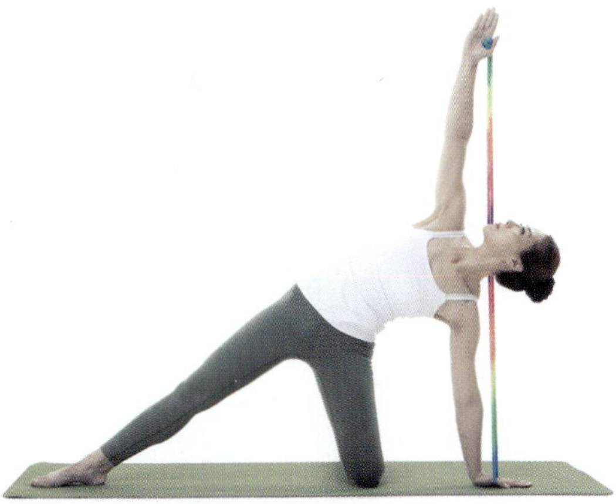

Leg - 준비자세 유지
Rope - 수직으로 뻗음
Breathing - Inhale → Exhale
Motion - 몸을 뻗은 다리 반대로 기울이며 어깨 아래 손을 짚고, 로프를 바닥과 수직으로 뻗음
Drishti - 손끝

우스트라아사나 – 척추 유연성 향상 및 척주기립근 강화 시퀀스 1

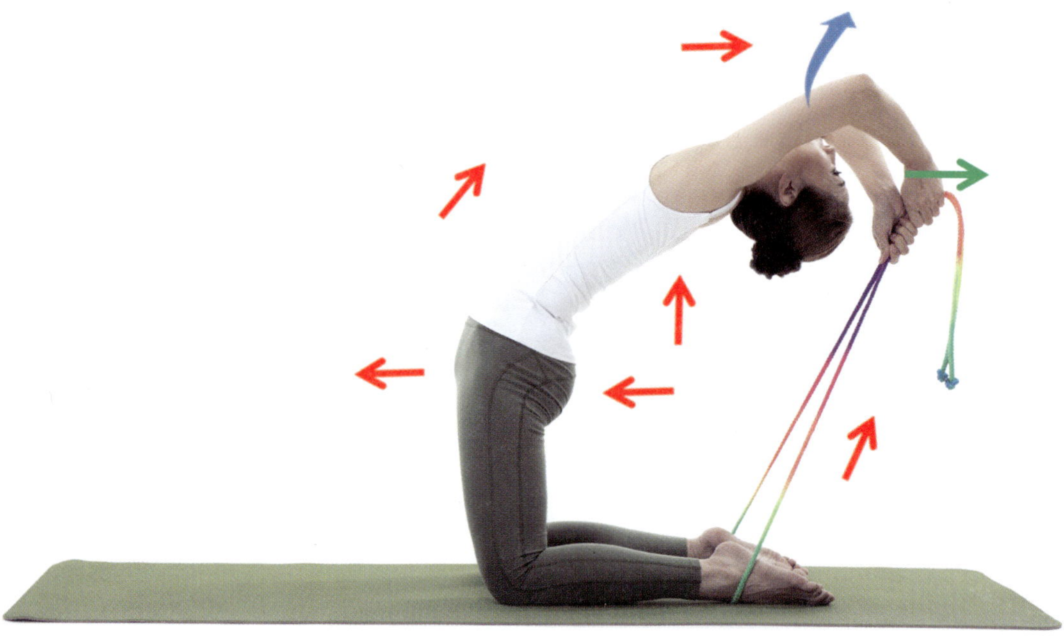

효과 Effect – 허리를 뒤로 꺾는다는 느낌이 아닌 로프를 당기며 척추의 공간을 유지하며 후굴한다는 느낌으로 실시한다. 로프를 중심으로 한 손, 한 손 타고 내려가며 척추의 유연성을 향상하는 수련으로 진행하여 부상을 예방한다.

주의사항 Caution – 스스로 척추의 유연성을 향상시키는 셀프 수련으로 적당하며, 허리에 문제가 있는 사람도 자신의 단계에서 머무르며 척주기립근을 강화한다.

핵심사항 Key point – 하체의 견고함을 유지하기 위해 치골은 앞으로 밀며 엉덩이에 힘을 줘야 한다. 그래야 안정감 있게 가동 범위를 넓힐 수 있다.

후굴자세

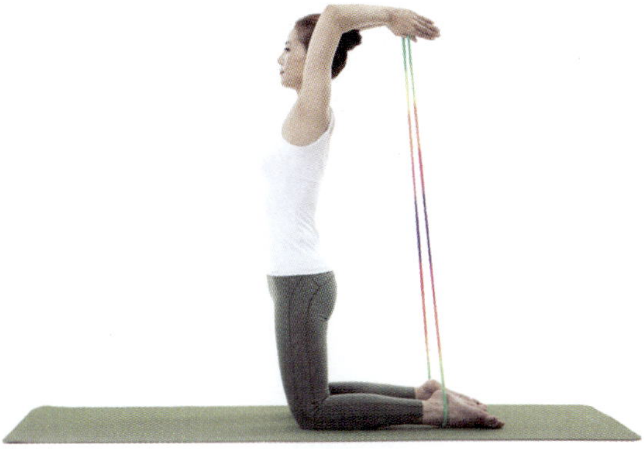

Leg - 무릎을 바닥에 대고 골반 넓이로 유지
Rope - 끝잡기 : 로프를 몸 뒤로 넘겨 발목으로 누르며 고정
Breathing - Inhale
Motion - 로프는 발목으로 누르고 손으로는 위로 당겨 로프를 팽팽하게 유지
Drishti - 정면

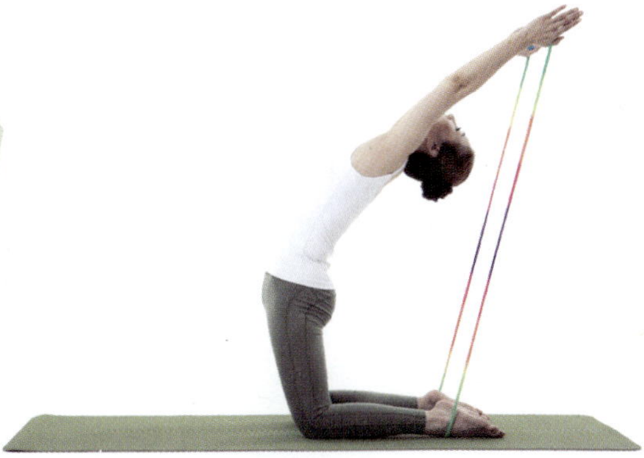

Leg - 준비자세 유지
Breathing - Inhale → Exhale
Motion - 치골을 앞으로 밀면서 팔을 펴고 척주기립근을 신장함
Drishti - 뒤

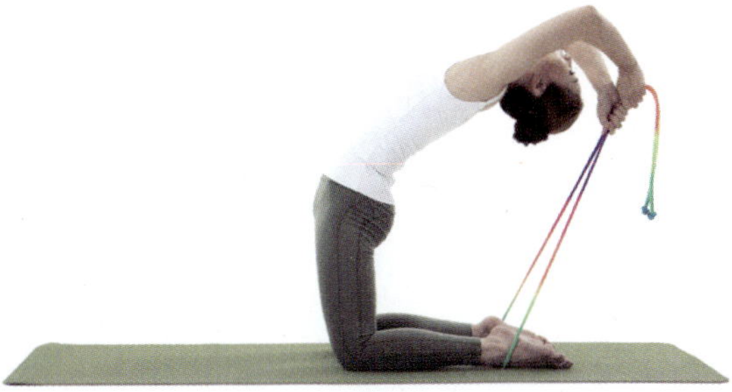

Leg - 준비자세 유지
Breathing - Inhale → Exhale
Motion - 로프를 당기는 힘으로 조금씩 짧게 잡으며 척추를 유연하게 함
Drishti - 뒤

다누라아사나 – 척추 유연성 향상 및 척주기립근 강화 시퀀스 2

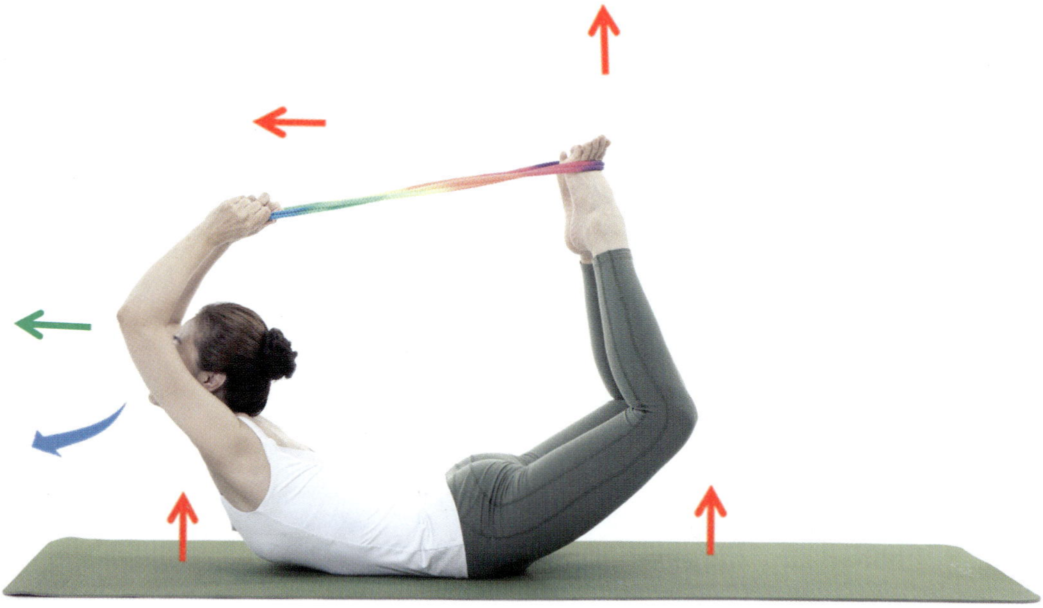

효과 Effect – 로프의 길이를 활용하여 활 자세를 더욱 바르게 할 수 있다. 로프를 당기며 발끝을 더 높게 올리고 가슴을 들어 올려 척추의 후굴 수련이 가능하다.

주의사항 Caution – 로프를 당기는 팔의 힘이 좌 · 우가 균등해야 한다. 한쪽을 너무 세게 잡아당기면 몸의 균형이 무너진다. 또한, 로프를 앞으로 당겨 무릎이 머리 방향으로 구부러지지 않도록 주의하며, 발끝의 에너지는 위를 향하도록 하여 바닥에서 무릎을 더 높이 들어 올린다.

핵심사항 Key point – 척추의 유연한 정도에 따라 로프의 길이를 조절할 수 있으므로 개인 수련이 가능하다.

후굴자세

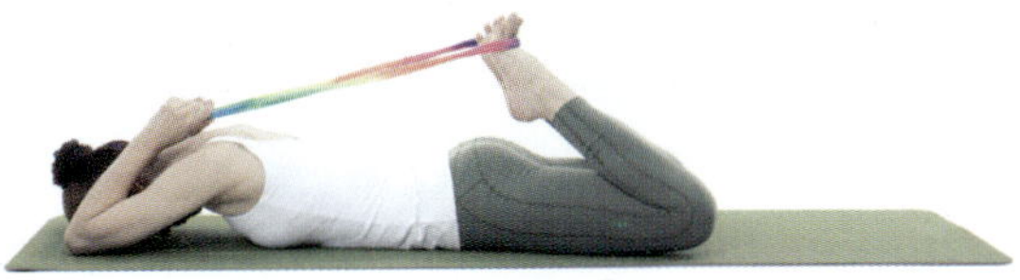

Leg - 배를 바닥에 대고 무릎은 골반 넓이로 유지하여 굽힘
Rope - 1/2 끝잡기 : 로프를 몸 뒤로 넘겨 발가락에 걸기
Motion - 무릎을 구부려 로프를 발가락에 걸고 엄지발가락을 붙임
팔꿈치와 이마를 바닥에 대고 손을 모음
Drishti - 바닥

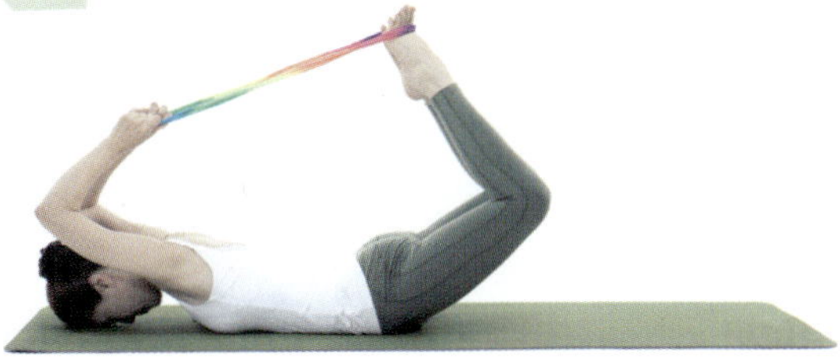

Leg - 무릎을 들어 올림
Rope - 1/2 끝잡기 : 로프를 몸 뒤로 넘겨 발가락에 걸기
Breathing - Inhale
Motion - 로프를 당기며 무릎을 바닥에서 들어 올림
Drishti - 바닥

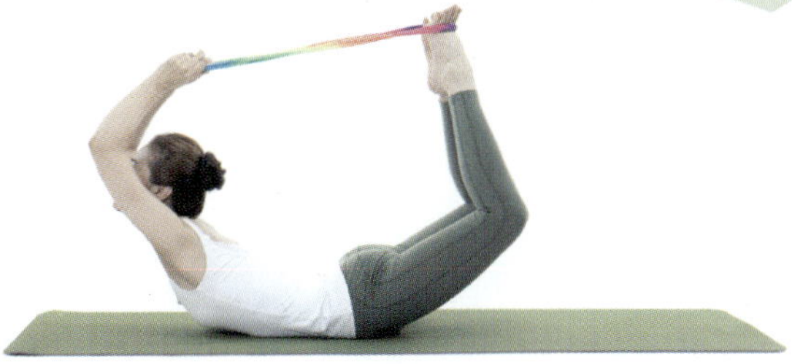

Leg - 발끝을 위로 뻗음
Rope - 1/2 끝잡기 : 로프를 몸 뒤로 넘겨 발가락에 걸기
Breathing - Exhale
Motion - 로프를 당기며 가슴을 바닥에서 들어 올림
Drishti - 정면 또는 하늘

다누라아사나 응용 – 척추 유연성 향상 및 척주기립근 강화 시퀀스 3

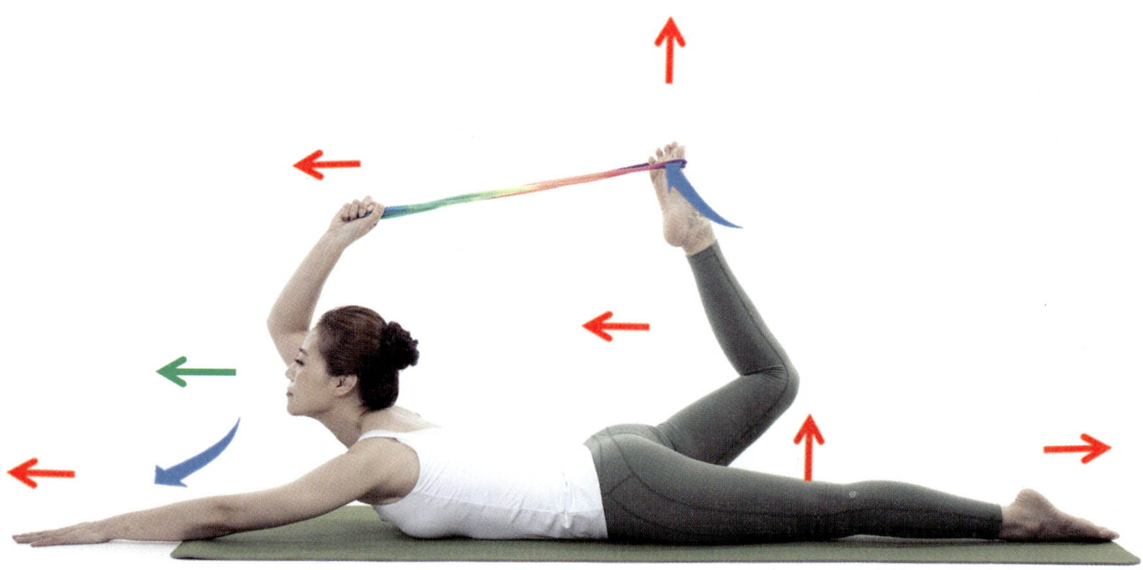

효과 Effect – 로프의 길이를 활용하여 한 다리를 올린 활 자세의 발끝을 더 높게 올리고 가슴을 들어 올려 혼자서 척추의 후굴 수련이 가능하다.

주의사항 Caution – 한 손은 바닥에 대고 앞으로 뻗으며, 신체의 균형을 맞춘다. 한편, 무릎을 구부리는 것이 아니라 바닥에서 무릎을 들어 올려 발끝이 하늘 방향으로 뻗어나가는 에너지가 필요하다.

핵심사항 Key point – 척추의 유연한 정도에 따라 로프의 길이를 조금씩 짧게 잡아 본다.

후굴자세

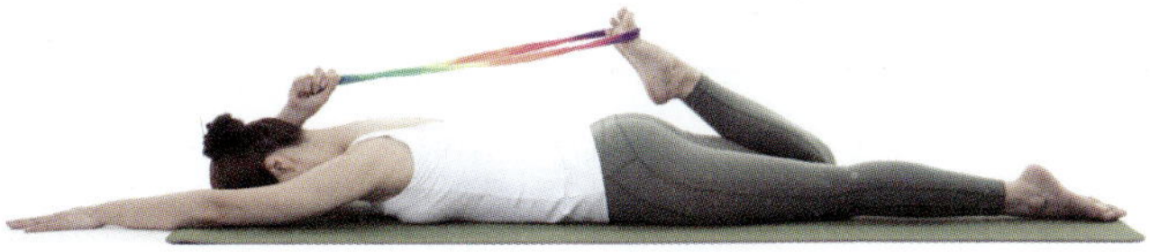

Leg - 배를 바닥에 대고 오른쪽 무릎을 굽힘
Rope - 1/2 모아잡기 : 로프를 몸 뒤로 넘겨 오른쪽 발가락에 걸기
Motion - 무릎을 구부려 로프를 오른쪽 발가락에 걸고
오른손으로 로프를 모아잡음
왼팔은 쭉 펴서 바닥에 밀착함
Drishti - 바닥

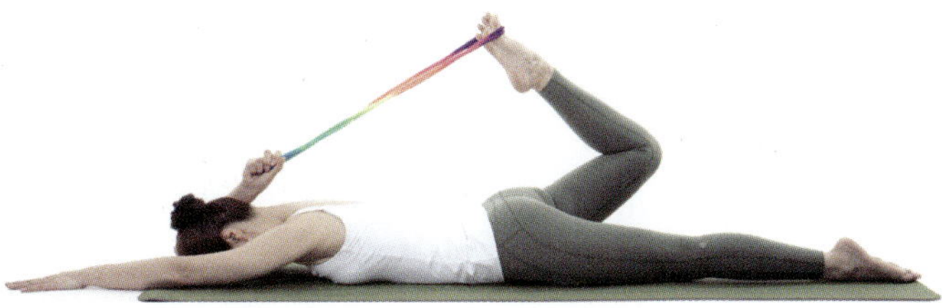

Leg - 무릎을 들어 올림
Rope - 1/2 모아잡기 : 로프를 몸 뒤로 넘겨 발가락에 걸기
Breathing - Inhale
Motion - 로프를 당기며 무릎을 바닥에서 들어 올림
Drishti - 바닥

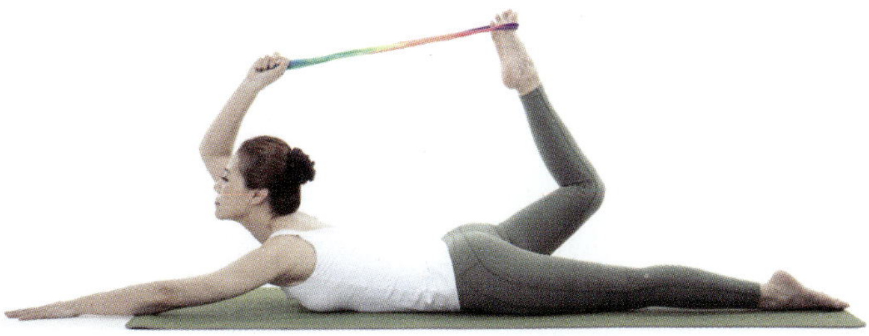

Leg - 발끝을 위로 뻗음
Rope - 1/2 모아잡기 : 로프를 몸 뒤로 넘겨 발가락에 걸기
Breathing - Exhale
Motion - 로프를 당기며 가슴을 바닥에서 들어 올림
Drishti - 정면

에카파다 카보타아사나 – 척추 및 고관절 유연성 향상 시퀀스 1

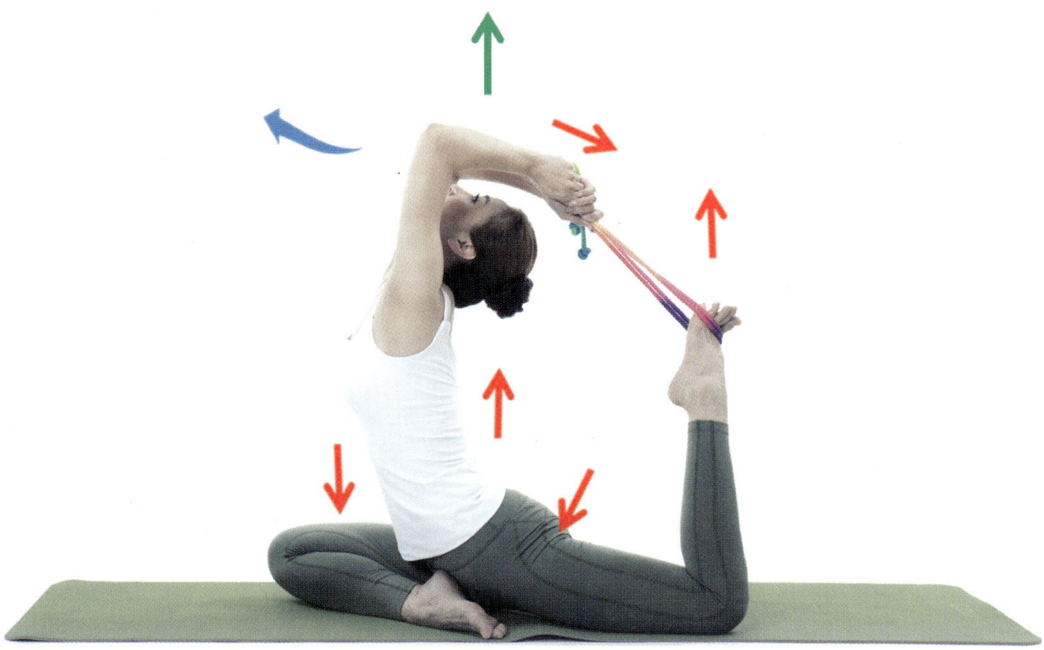

효과 Effect – 로프요가의 가장 큰 장점은 로프의 길이를 활용하여 스스로 유연성 향상 수련이 가능하다. 척추가 유연해질수록 로프를 짧게 잡으며 후굴을 연습한다.

주의사항 Caution – 로프를 잡고 어깨의 회전, 고관절의 신전 그리고 척추를 바로 세우는 연습을 충분히 하고 실시해야 부상을 당하지 않으므로 단계별로 시간을 갖고 연습한다.

핵심사항 Key point – 평소에 이 자세를 하고 싶지만 어깨의 회전이 되지 않아서 못하는 경우가 있다. 로프의 길이를 효과적으로 활용하여 어깨의 회전 및 척추의 유연성 향상을 위한 수련을 점진적으로 할 수 있다.

Rhythmic YOGA 리드믹요가

후굴자세

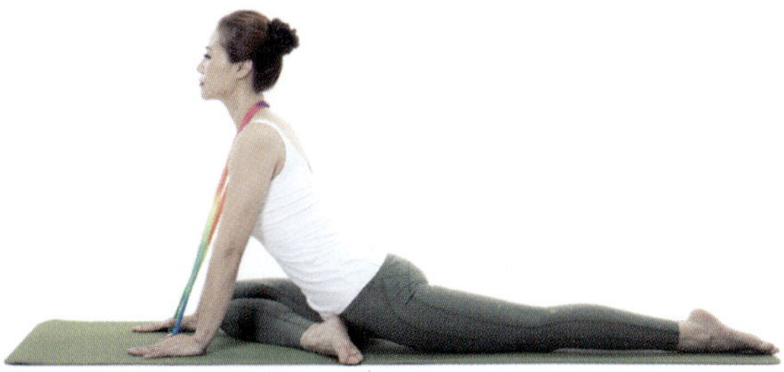

Leg - 카포타아사나(비둘기 자세)
Rope - 1/2 기본잡기 : 목에 걸기
Breathing - Inhale → Exhale
Motion - 뒤로 뻗은 왼쪽 다리의 고관절을 바닥으로 누름
Drishti - 정면

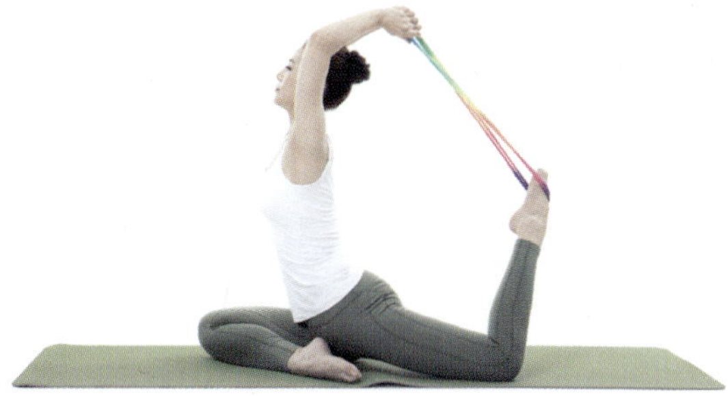

Leg - 왼쪽 무릎을 굽힘
Rope - 발가락에 걸기
Breathing - Inhale → Exhale
Motion - 왼 다리를 구부려 발가락에 로프를 걸고 팔을 위로 들어 올려 로프를 팽팽하게 함
Drishti - 정면

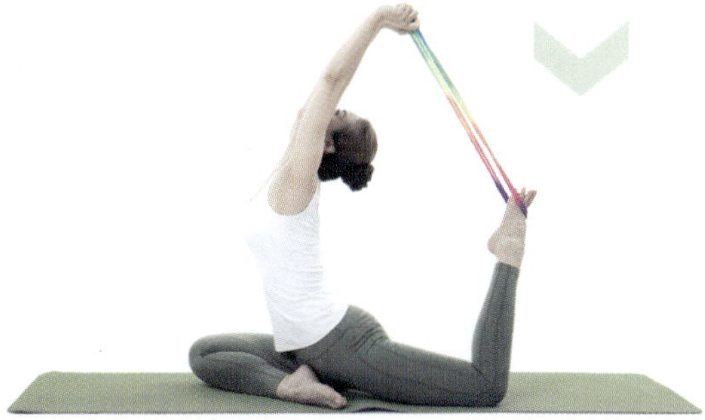

Leg - 자세 유지
Rope - 발가락에 걸기
Breathing - Inhale → Exhale
Motion - 팔을 펴서 로프를 위로 당김
Drishti - 하늘 방향

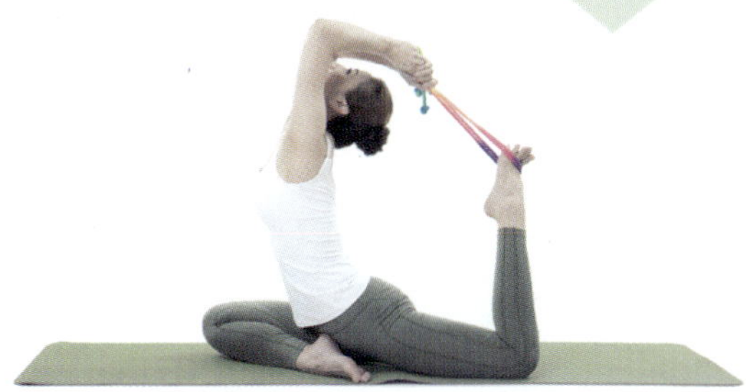

Leg - 자세 유지
Rope - 발가락에 걸기
Breathing - Inhale → Exhale
Motion - 팔꿈치를 구부려 로프를 한 손으로 모아잡고 로프를 당김
Drishti - 하늘 방향

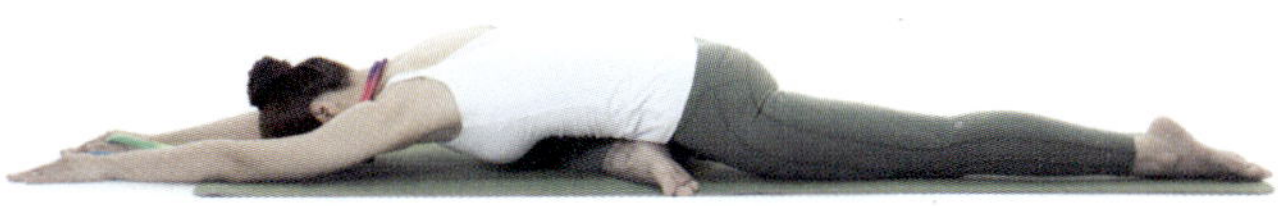

Leg - 준비자세 유지
Rope - 1/2 기본잡기 : 목에 걸고 이완
Breathing - Exhale
Motion - 발가락에서 로프를 빼고 다리를 뻗음 로프는 목에 걸어 상체를 바닥으로 기울이며 팔을 폄
Drishti - 바닥

에카파다 하누만아사나 – 척추 및 고관절 유연성 향상 시퀀스 2

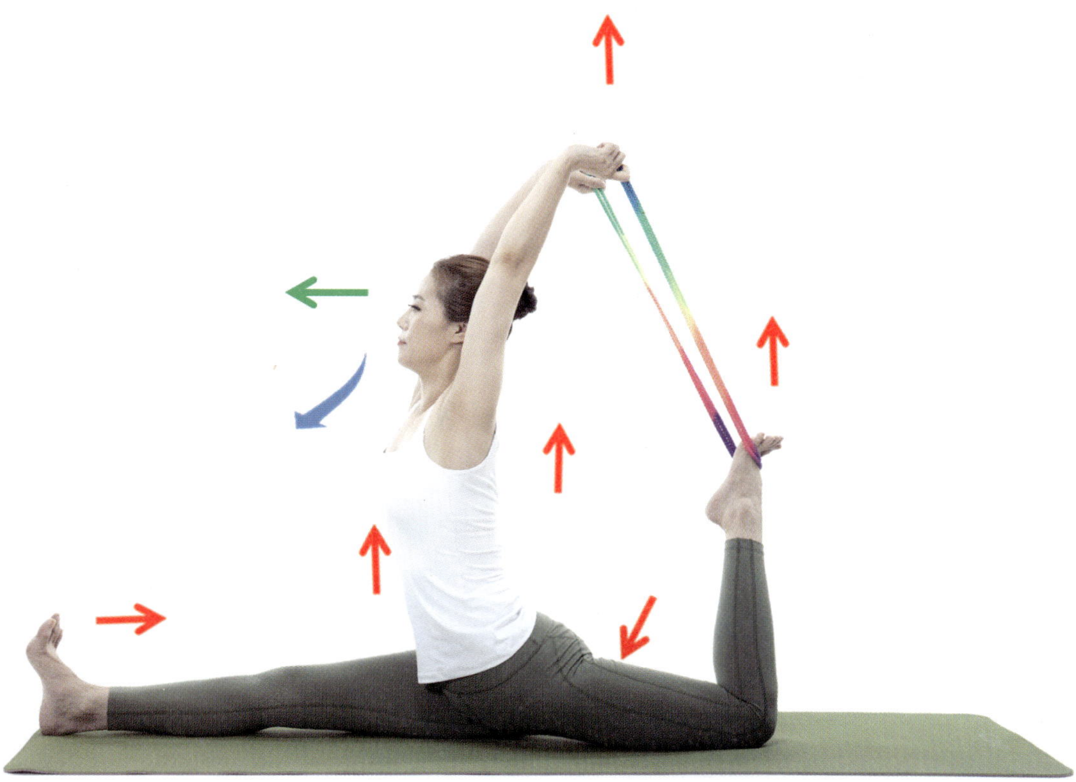

효과 Effect – 고관절의 유연성 및 척추의 유연성이 부족하면 척추를 수직 이상으로 세우기가 어렵기 때문에 로프를 당기며, 척주기립근을 세우는 데 도움을 준다.

주의사항 Caution – 유연성이 부족한 사람은 129페이지의 자세를 충분히 하여 고관절과 대퇴사두근이 바닥에 닿을 때 이 자세를 하는 것이 부상을 예방할 수 있다.

핵심사항 Key point – 유연성이 향상되면 로프를 짧게 잡으며 후굴에 도전하여 머리가 발끝에 가깝도록 깊은 수련에 점진적으로 다가간다.

후굴자세

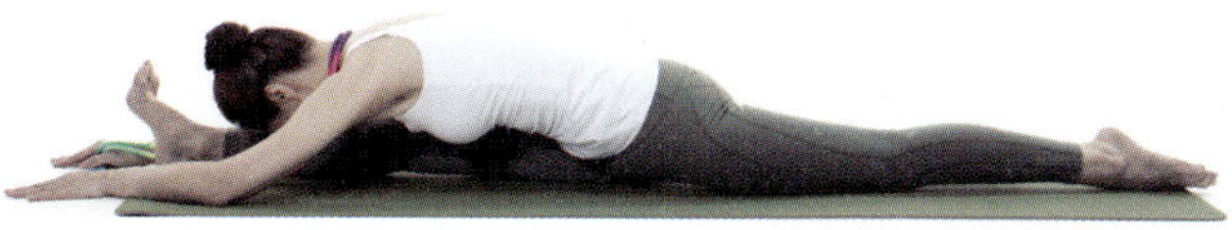

Leg - 하누만아사나
Rope - 1/2 기본잡기 : 목에 걸고 이완
Breathing - Exhale
Motion - 로프는 목에 걸어 상체를 바닥으로 기울이며 이완스트레칭
Drishti - 바닥

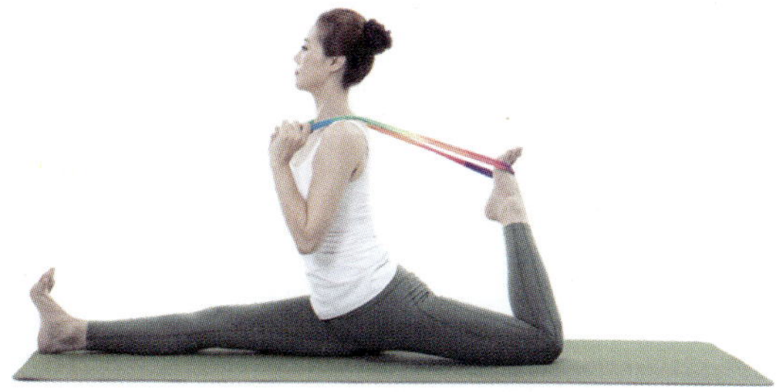

Leg - 하누만아사나에서 무릎 구부리기
Rope - 1/2 기본잡기 : 어깨에 걸어 준비자세
Breathing - Inhale → Exhale
Motion - 왼 다리를 구부려 발가락에 로프를 걸고 로프를 어깨에 걸기
Drishti - 정면

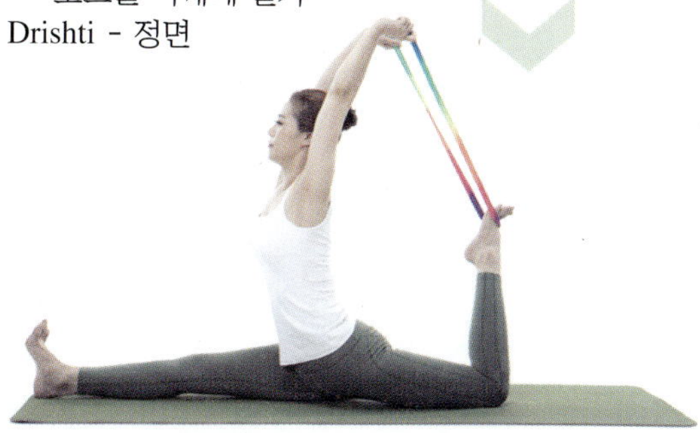

Leg - 준비자세 유지
Rope - 1/2 기본잡기 : 로프를 위로 당김
Breathing - Inhale → Exhale
Motion - 팔을 펴서 척추를 세움
Drishti - 정면

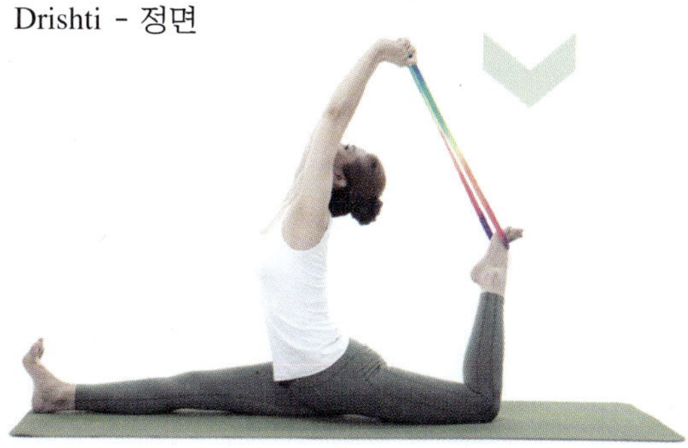

Leg - 준비자세 유지
Rope - 형태 유지
Breathing - Inhale → Exhale
Motion - 가슴을 펴며 고개를 젖힘
Drishti - 하늘

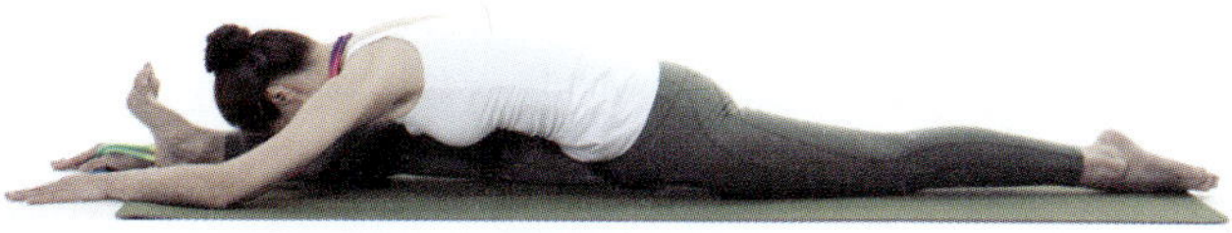

Leg - 하누만아사나
Rope - 1/2 기본잡기 : 목에 걸고 이완
Breathing - Exhale
Motion - 로프는 목에 걸어 상체를 바닥으로 기울이며 이완스트레칭
Drishti - 바닥

시작 Start

코어 안정화를 위한 시퀀스

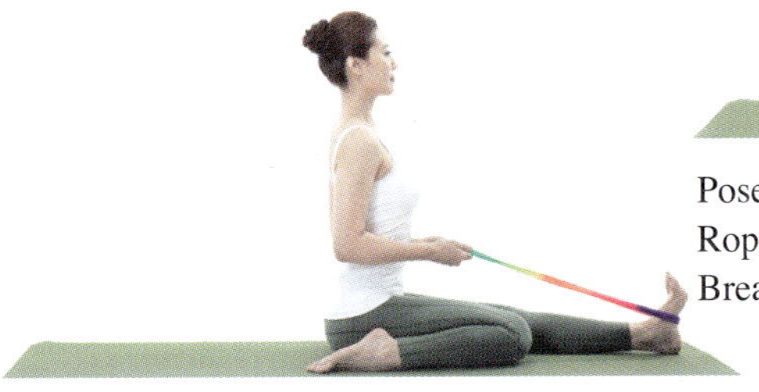

Pose - 트리앙가
Rope - 1/2 접어 가운데 발바닥을 댐
Breathing - Inhale

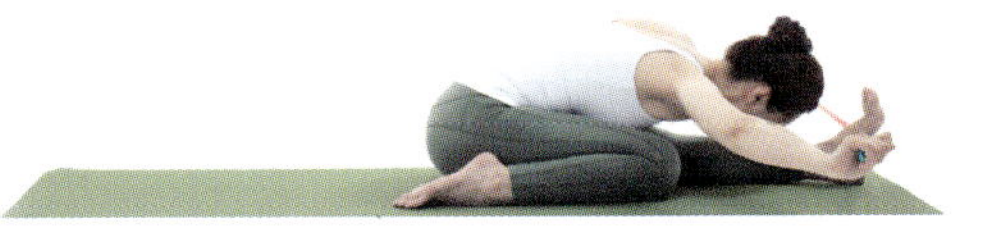

Pose - 트리앙가 무카이카 파다 파스치못타나
Rope - 1/2 접어 가운데 발바닥을 댐
Breathing - Exhale

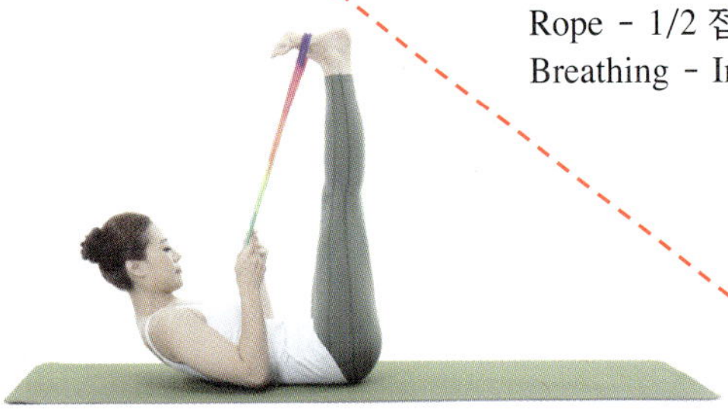

Pose - 로프를 당기며 머리 들기
Rope - 1/2 기본잡기
Breathing - Exhale

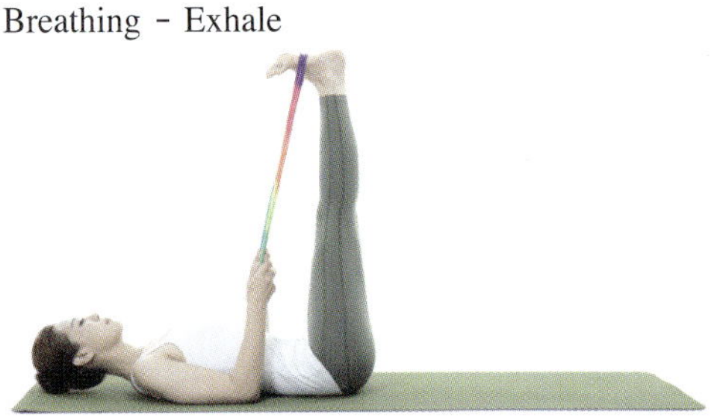

Pose - 양 발에 로프를 걸고 다리를 수직으로 뻗음
Rope - 1/2 기본잡기
Breathing - Inhale

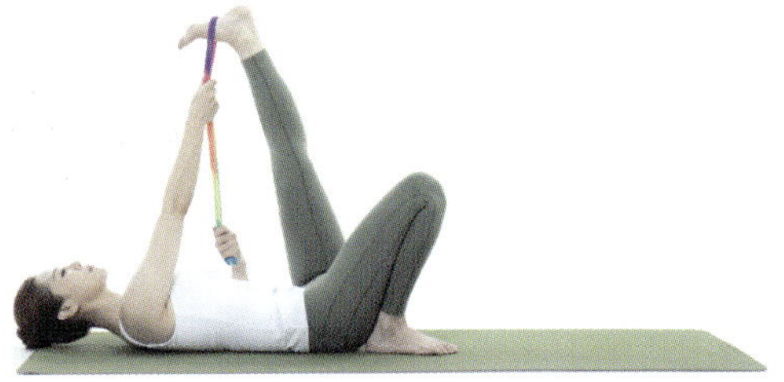

Pose - 누워서 신체 정렬
Rope - 1/2 모아잡기
Breathing - Exhale

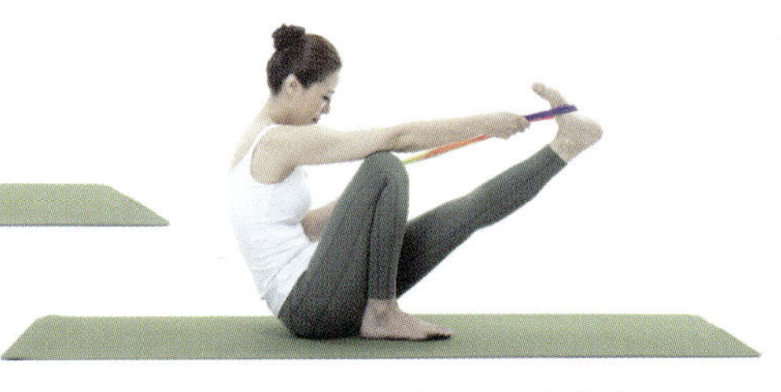

Pose - 다리를 들며 롤 다운으로 내려감
Rope - 1/2 모아잡기
Breathing - Inhale

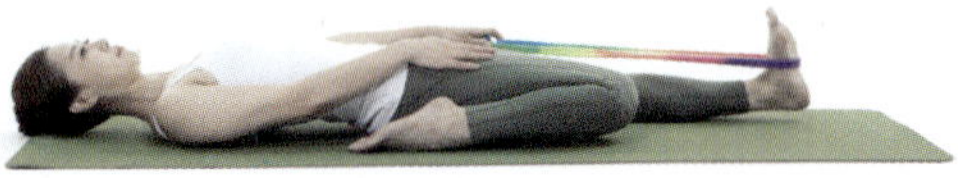

Pose - 숩다 비라아사나
Rope - 1/2 모아잡기
Breathing - Inhale → Exhale

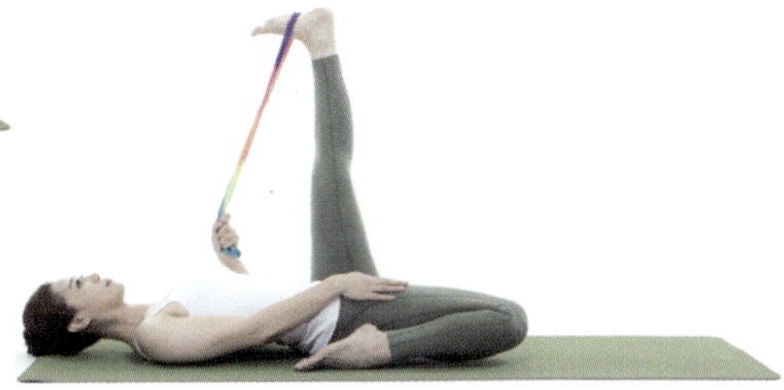

Pose - 로프 당겨 다리를 수직으로 듦
Rope - 1/2 모아잡기
Breathing - Inhale

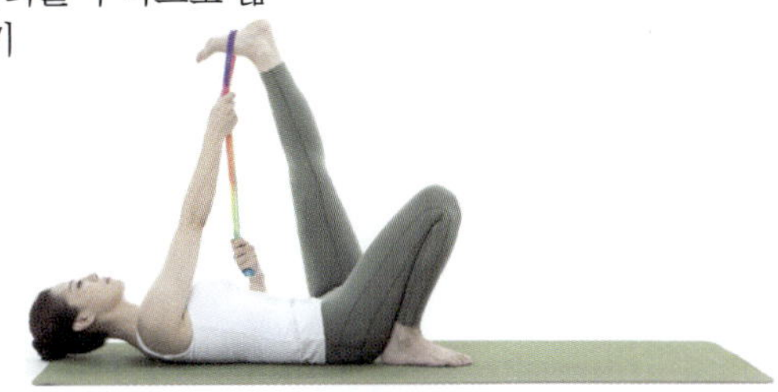

Pose - 로프를 두 손으로 잡으며 무릎 세움
Rope - 1/2 모아잡기
Breathing - Exhale

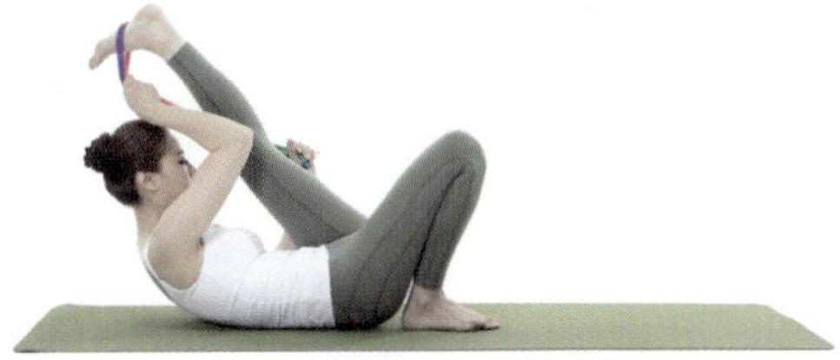

Pose - 마시는 호흡에 다리를 당기고
내쉬는 호흡에 머리 들어 다리에 닿음
Rope - 1/2 모아잡기
Breathing - Inhale → Exhale

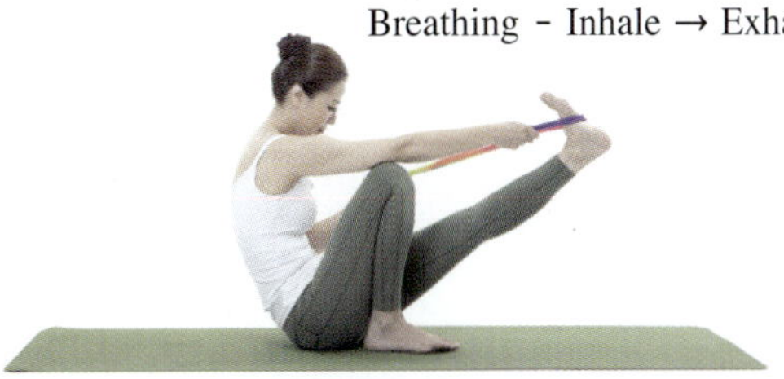

Pose - 발로 로프 바닥으로 내리며 롤 업으로
올라옴
Rope - 1/2 모아잡기
Breathing - Inhale

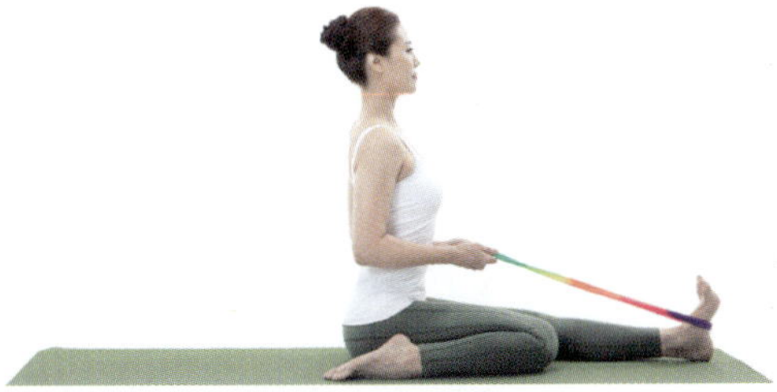

Pose - 바르게 앉아 신체 정렬
Rope - 1/2 모아잡기
Breathing - Exhale

숩다 비라아사나 – 하체의 이완스트레칭을 위한 자세

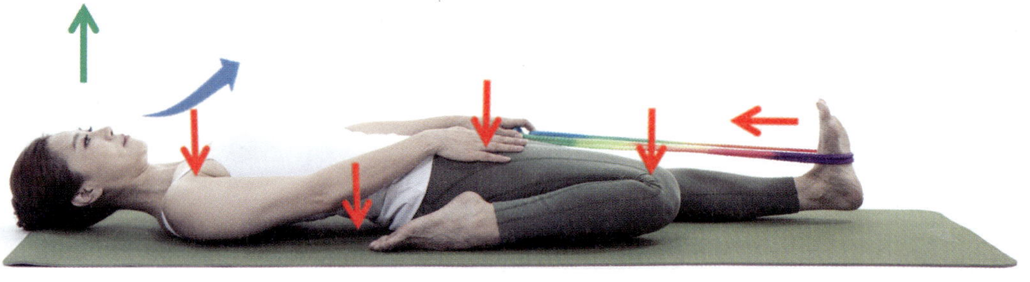

효과 Effect – 로프를 당기며 하체의 후면을 이완스트레칭을 하고, 다른 한 다리를 바깥으로 구부려 대퇴사두근을 이완스트레칭한다.

주의사항 Caution – 무릎을 감싸고 있는 대퇴직근과 허벅지를 대각선 방향으로 내려오는 봉공근이 타이트하면 통증이 있을 수 있으므로 주의한다. 이러한 사람은 133페이지 자세를 먼저 실시한다.

핵심사항 Key point – 로프를 1/2 접어 한 손으로 모아 잡은 길이는 누구나 고관절에 위치한다. 왜냐하면 로프를 처음에 매듭을 지을 때 본인의 키에 맞췄기 때문이다.

Finish asana & Sequence

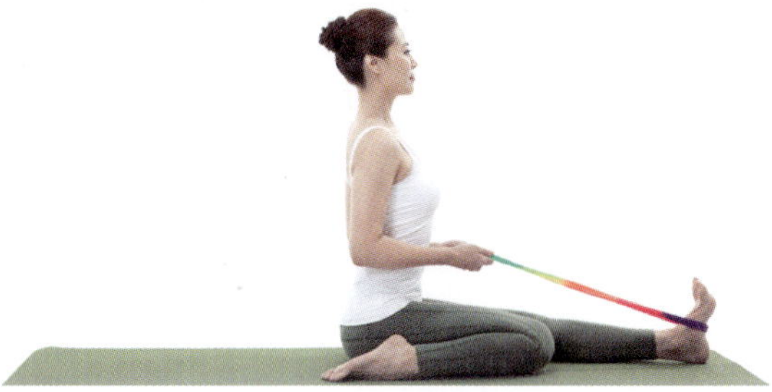

Leg - 왼 다리는 펴고 오른 무릎을 바깥으로 굽힘(트리앙가)
Rope - 1/2 기본잡기
Breathing - Inhale
Motion - 왼쪽 발바닥에 로프를 대고 척추 신장
Drishti - 정면

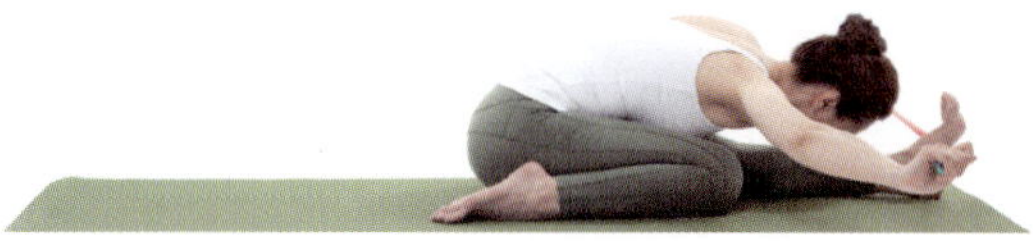

Leg - 준비자세 유지
Rope - 1/2 기본잡기
Breathing - Exhale
Motion - 상체를 앞으로 기울이며, 로프가 수평이 될 때까지 양쪽 손을 앞으로 밀어줌
Drishti - 바닥

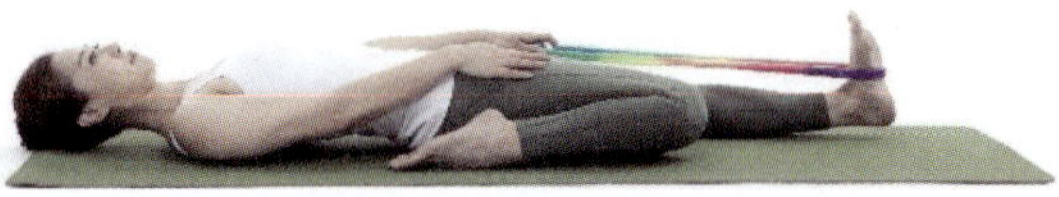

Leg - 준비자세 유지
Rope - 1/2 기본잡기
Breathing - Inhale → Exhale
Motion - 바닥으로 누워 오른쪽 허벅지 위에 올리고 허리가 과하게 뜨지 않도록 바닥으로 누름
Drishti - 하늘 방향

숩다 비라아사나 응용 – 신체의 협응력을 길러주는 다이나믹 시퀀스

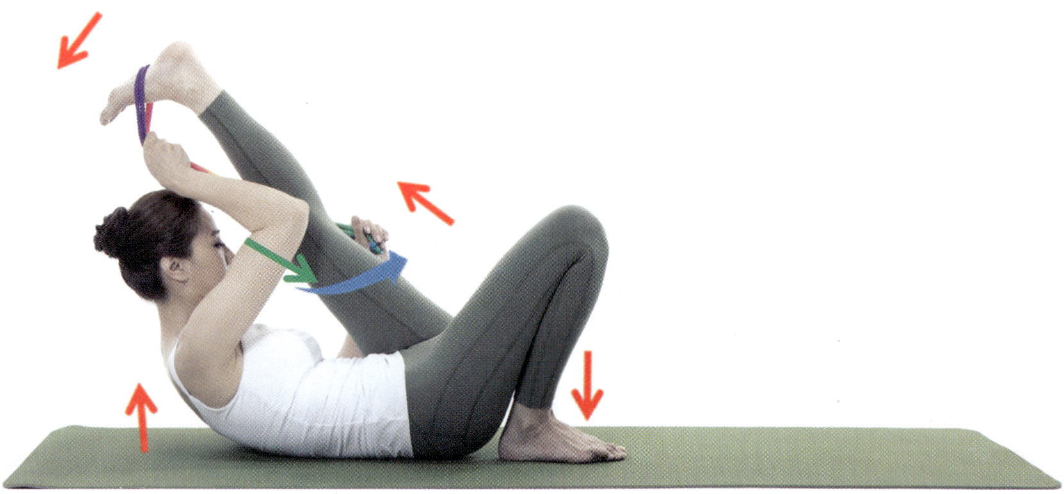

효과 Effect – 하체의 순환을 위한 스트레칭으로 유연성이 부족한 사람을 위해 쉬운 난이도로 시퀀스를 구성하였다. 아래 무릎을 구부리고 있기 때문에 보다 안정적으로 골반을 바닥으로 누를 수 있어 척추 후면을 편안하게 이완 스트레칭하며 코어 안정화 운동을 할 수 있다.

주의사항 Caution – 무릎관절의 문제가 있는 사람은 위에 다리는 무릎을 조금 구부리거나 아래 지지하는 무릎을 조금 펴고 실시한다.

핵심사항 Key point – 롤 업, 롤 다운이 어려운 사람은 이 시퀀스를 반복적으로 실시해 신체의 다이나믹한 리듬을 살려보자.

Finish asana & Sequence

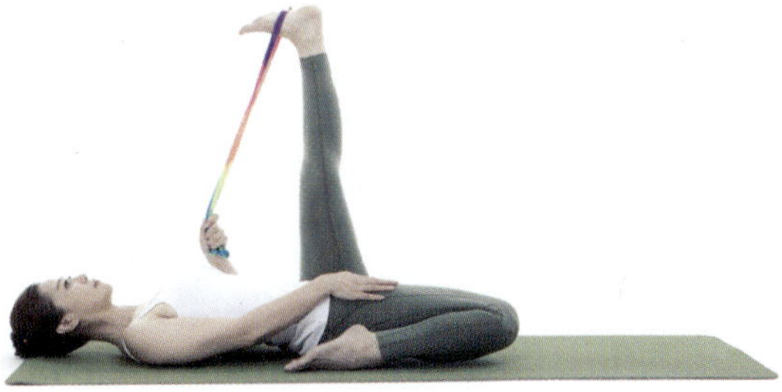

Leg - 왼 다리는 수직으로 올리고, 오른 무릎을 바깥으로 굽힘
Rope - 1/2 모아잡기 : 왼쪽 발바닥에 로프를 끼움
Breathing - Inhale
Motion - 왼쪽 발바닥에 로프를 대고 바닥에서 다리를 수직으로 들어 올림
Drishti - 하늘 방향

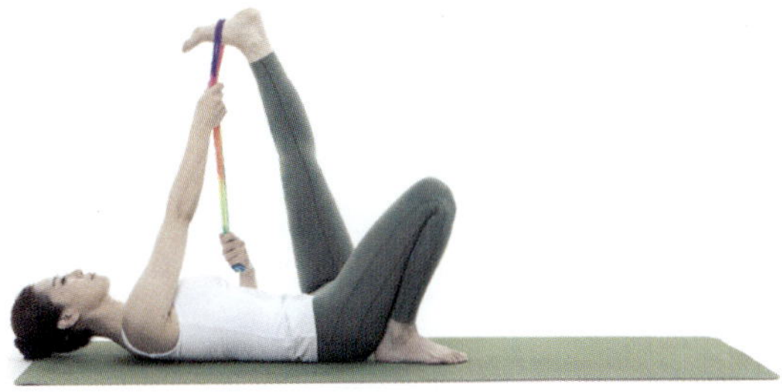

Leg - 오른 무릎을 올려 발바닥을 바닥에 댐
Rope - 1/2 모아잡기
Breathing - Exhale
Motion - 오른발 가까이 로프를 잡고 당기며 왼 다리를 들어 발바닥을 바닥에 댐
Drishti - 하늘 방향

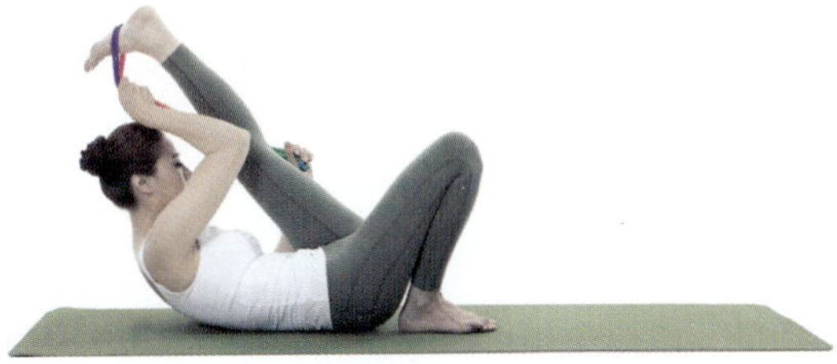

Leg - 자세 유지
Rope - 1/2 모아잡기
Breathing - Inhale → Exhale
Motion - 오른손으로 로프를 잡아당기며 상체를 일으켜 이마를 다리 가까이 함
왼손은 오른 다리를 감싸며 당김
Drishti - 복부

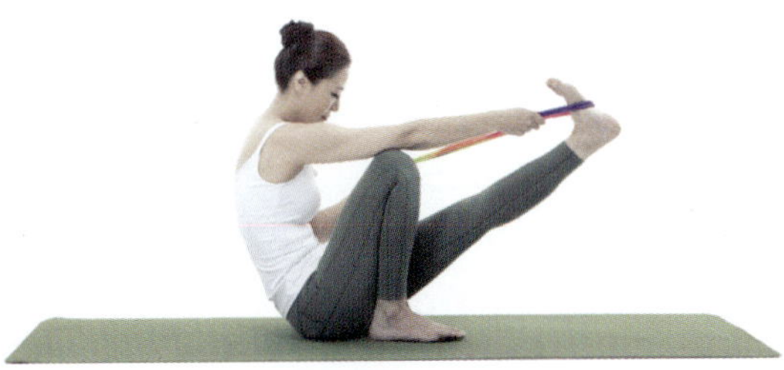

Leg - 준비자세 유지
Rope - 1/2 모아잡기
Breathing - Inhale → Exhale
Motion - 올린 다리를 바닥으로 내리며 그 힘으로 상체를 일으켜 롤 업으로 앉음
롤 다운, 롤 업 4회 반복
Drishti - 복부

숩다 파당구쉬타아사나 응용 – 고관절의 유연성을 길러주는 시퀀스

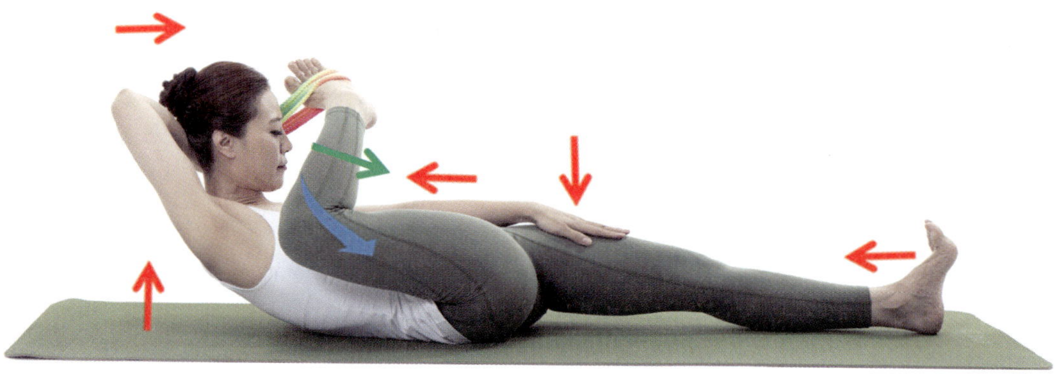

효과 Effect – 고관절의 다양한 방향의 움직임을 통해 고관절 주변에 있는 대퇴직근, 봉공근, 복직근, 외측광근, 대둔근, 중둔근, 이상근 등을 스트레칭 한다. 로프가 부족한 유연성을 채워주기 때문에 로프의 길이를 활용하여 더욱 안정적인 고관절의 유연성을 향상한다.

주의사항 Caution – 자세를 빠르게 변화시키기보다는 유지 시간을 충분히 하여 바른 자세를 유지해야 허리 및 고관절 통증을 예방 또는 완화시킬 수 있다.

핵심사항 Key point – 고관절의 확장을 하려면 상체의 안정성이 확보되어야 하므로 첫번째 자세로 돌아오면 바닥에 닿고 있는 허리가 뜨지 않도록 복부를 당기며 바닥으로 누른다.

Rhythmic YOGA 리드믹요가

Finish asana & Sequence

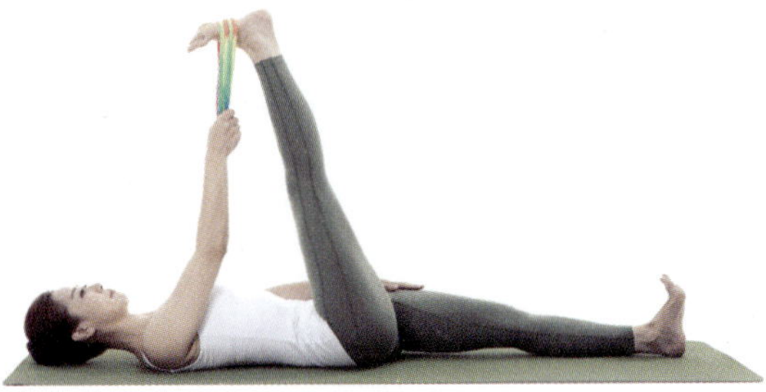

Leg - 왼 다리는 펴고 오른 다리를 위로 들어 올림
Rope - 1/4 모아잡기
Motion - 왼쪽 다리를 들어 발바닥에 로프를 댐
오른손으로 로프를 모아잡음
오른쪽 허벅지를 손으로 누름
Drishti - 하늘

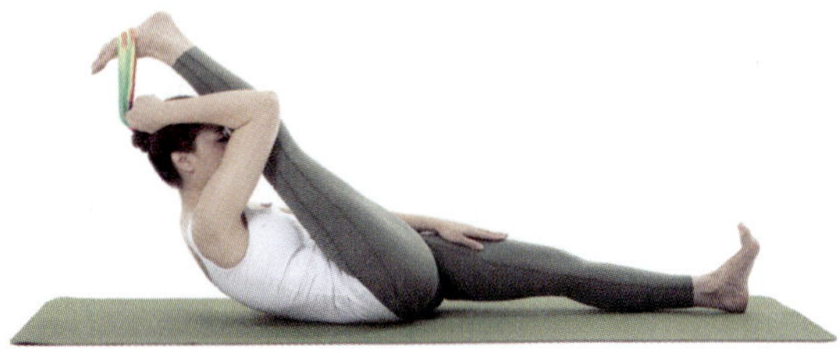

Leg - 왼 다리는 준비자세 유지
Rope - 1/4 모아잡기
Breathing - Inhale → Exhale
Motion - 마시는 호흡에 로프로 다리를 당김
내쉬는 호흡에 로프를 당기며 상체가 올라옴
이마를 다리에 붙임
Drishti - 아래 발끝 방향

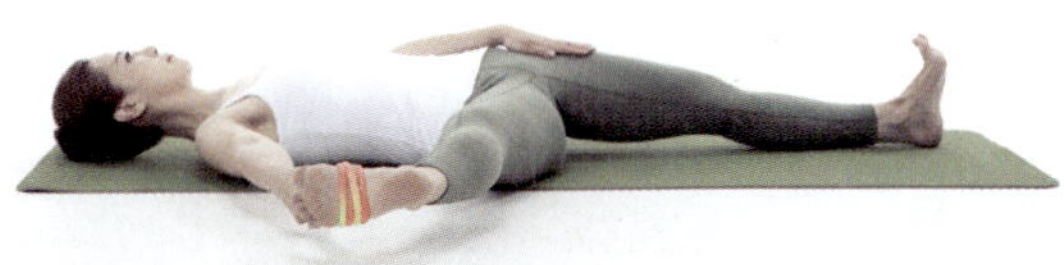

Leg - 왼 다리는 준비자세 유지
Rope - 1/4 모아잡기
Breathing - Inhale → Exhale
Motion - 마시는 호흡에 상체를 바닥에 내림
내쉬는 호흡에 고관절 확장
Drishti - 왼쪽 어깨

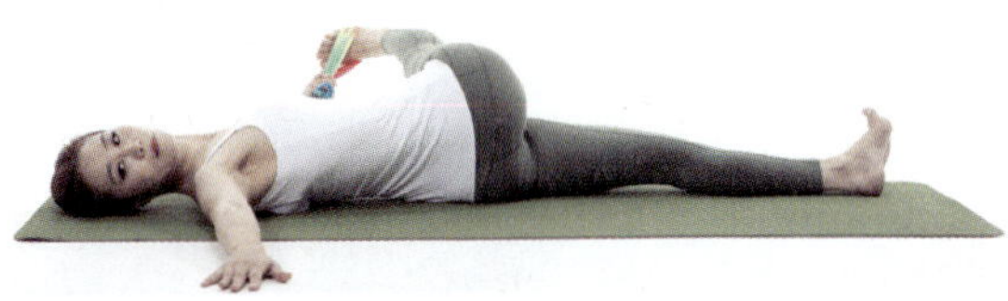

Leg - 왼 다리는 준비자세 유지
Rope - 1/4 모아잡기
Breathing - Inhale → Exhale
Motion - 마시는 호흡에 1번 자세로 돌아오고
내쉬는 호흡에 다리를 왼쪽으로 보냄
오른손을 어깨 높이로 뻗고 척추 로테이션함
Drishti - 오른손 끝

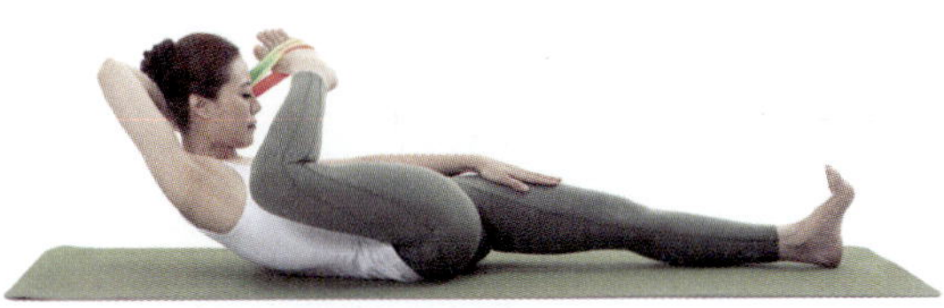

Leg - 왼 다리는 준비자세 유지
Rope - 1/4 모아잡기
Breathing - Inhale → Exhale
Motion - 마시는 호흡에 1번 자세로 돌아오고
내쉬는 호흡에 상체를 들어 로프를 머리 뒤로함
머리로 로프를 누르며 고관절 주변 근육 스트레칭함
Drishti - 복부

구르기 – 척주기립근 마사지

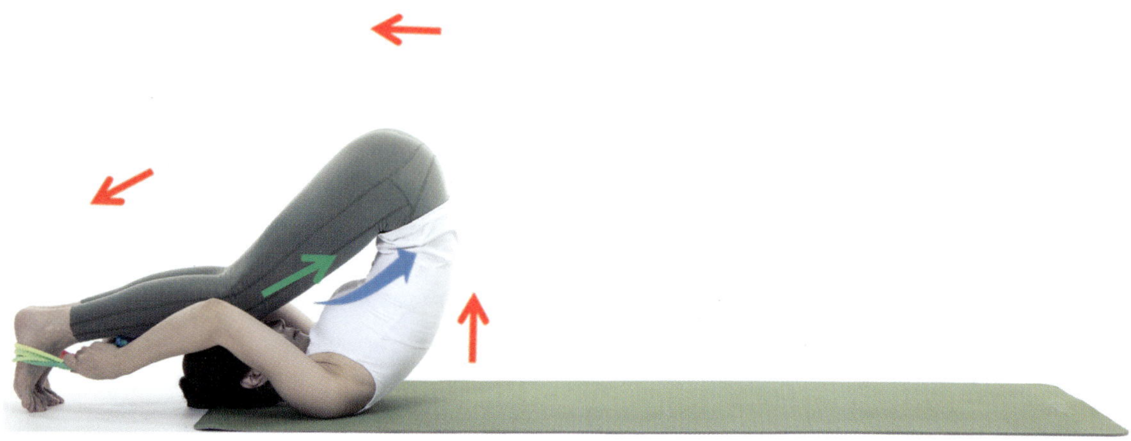

효과 Effect – 구르기는 척주기립근 마사지의 효과가 있다. 먼저 쉬운 동작으로 무릎을 구부리고 구른 후 안정적인 구르기가 되면 무릎을 좀 더 펴고, 발끝을 머리 위로 하여 바닥을 찍고 올라온다. 코어에 힘이 생기면 반동보다는 코어의 힘으로 구르기를 해보자.

주의사항 Caution – 구르기를 할 때는 반드시 척추를 둥글게 말아야 하며, 턱이 들려서는 안 된다. 올라올 때도 허리가 튀면서 올라오지 않도록 주의하여 롤 업, 롤 다운의 느낌으로 한다.

핵심사항 Key point – 이 동작은 워밍업으로 해도 좋으며, 여러 번의 실시로 몸의 컨디션을 가볍게 한다.

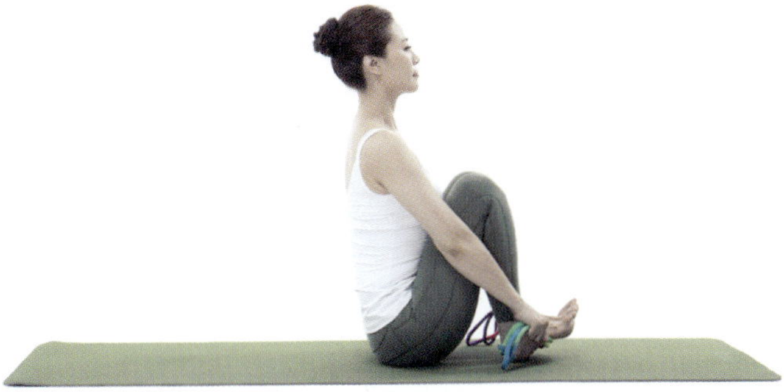

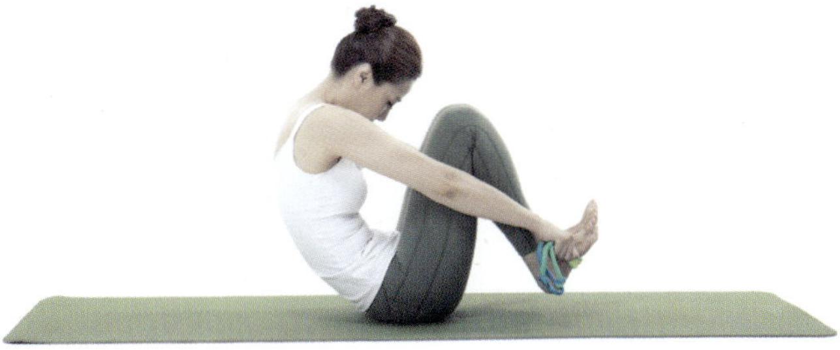

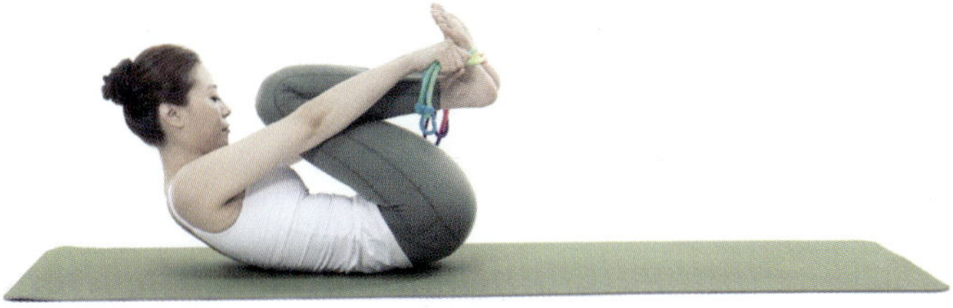

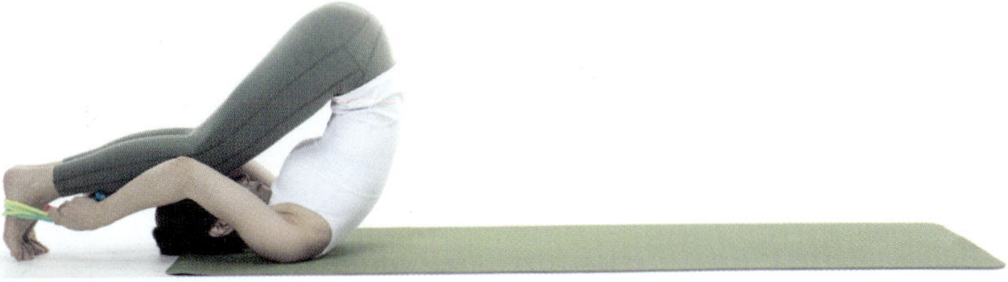

Leg - 무릎을 굽힘
Rope - 1/4 기본잡기
Breathing - Inhale → Exhale
Motion - 로프를 발바닥에 대고 발을 조금 들어줌
마시는 호흡에 롤 다운 → 내쉬는 호흡에 롤 업
구르기에 익숙해지면 발끝을 머리위로 올려 바닥을 찍고 올라옴
Drishti - 배꼽

Rhythmicyoga Flow (music - See you again)

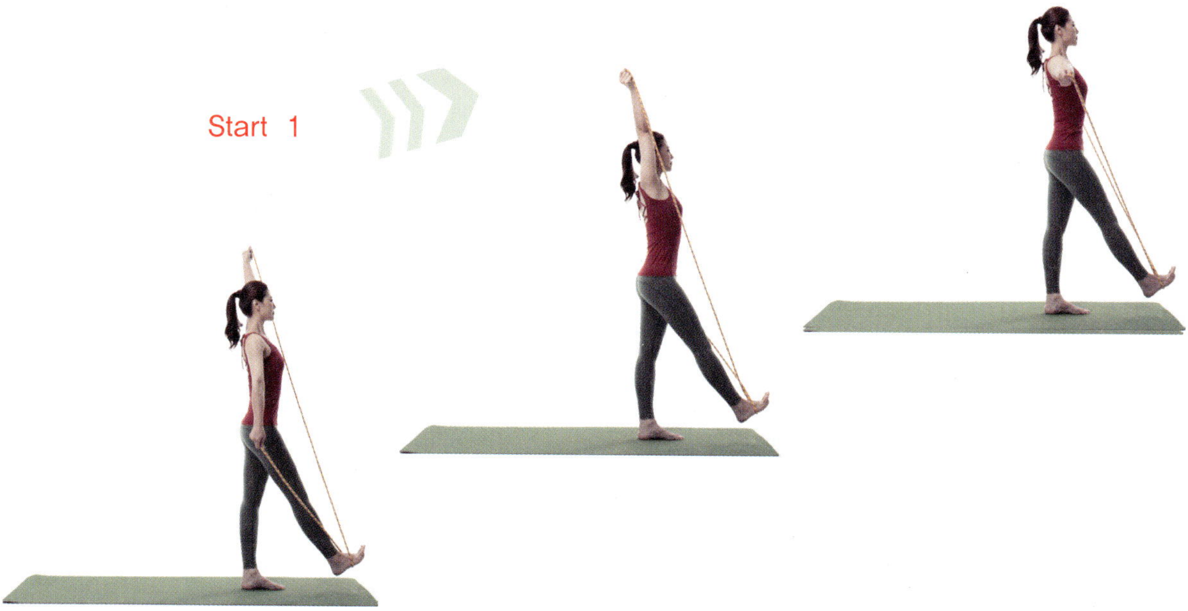

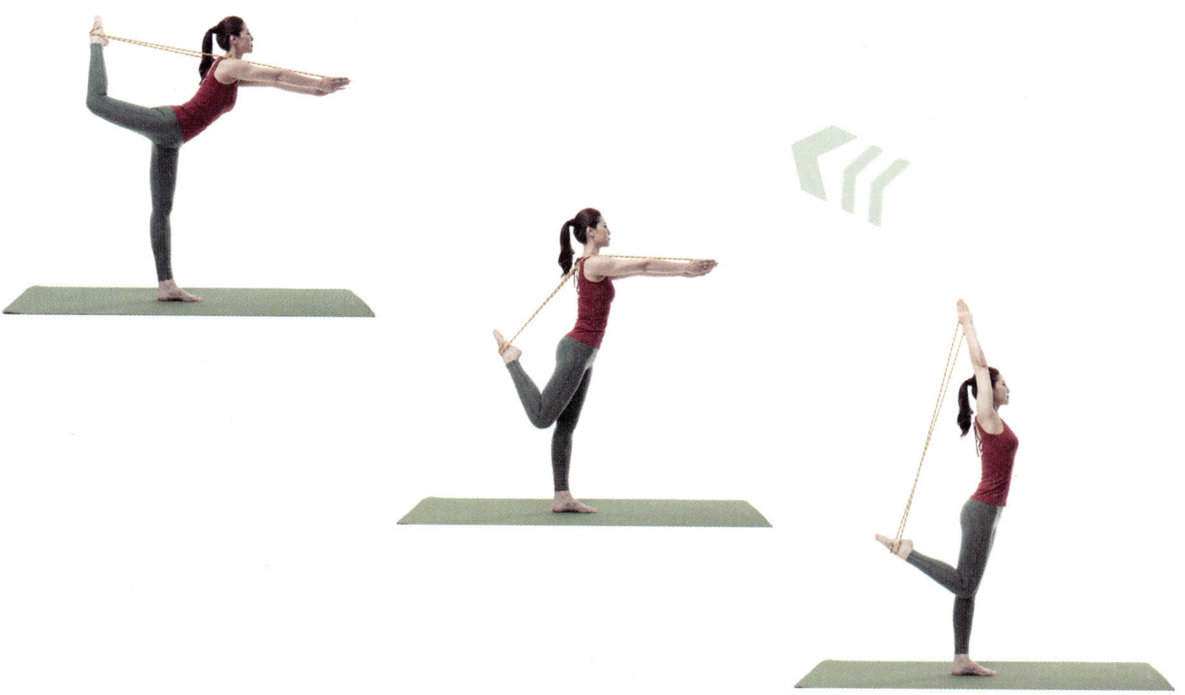

Rhythmicyoga Flow (music - See you again)

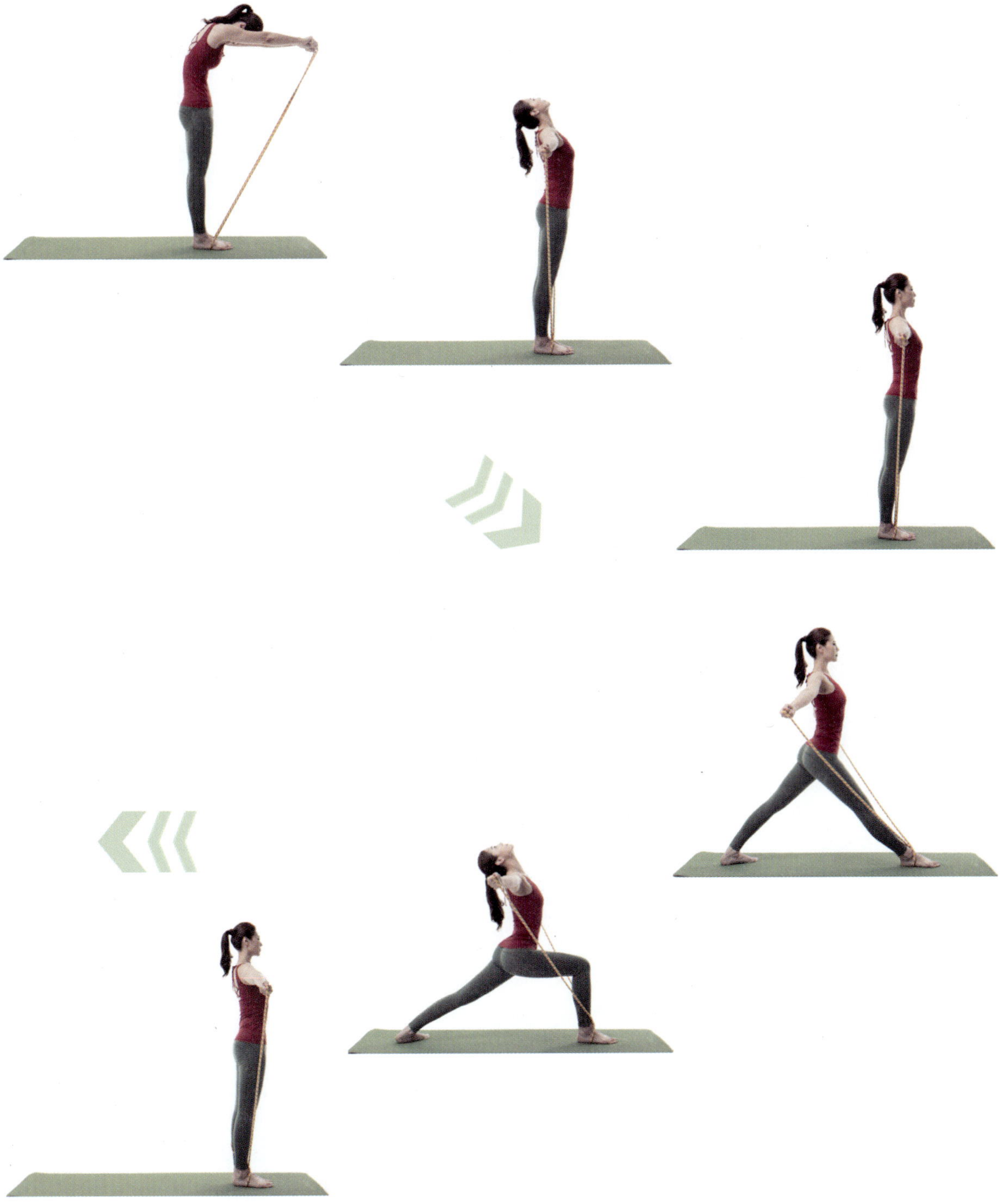

Rhythmicyoga Flow (music - See you again)

Start 2

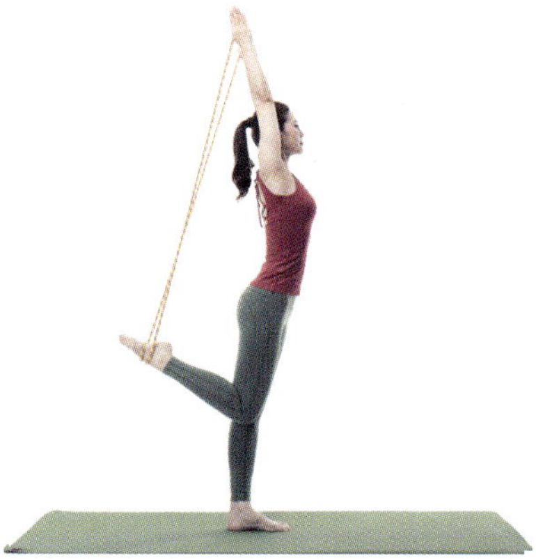

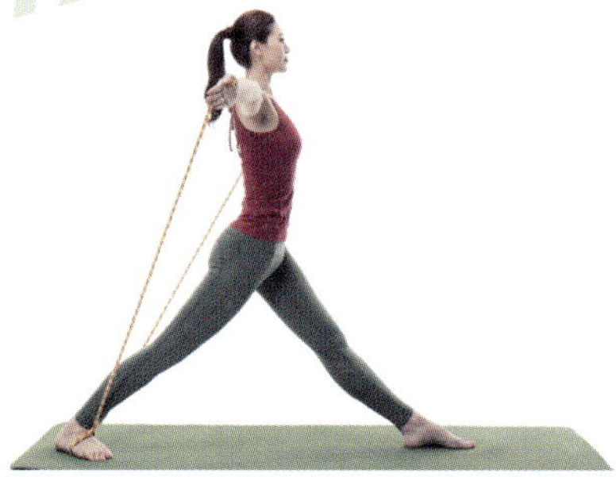

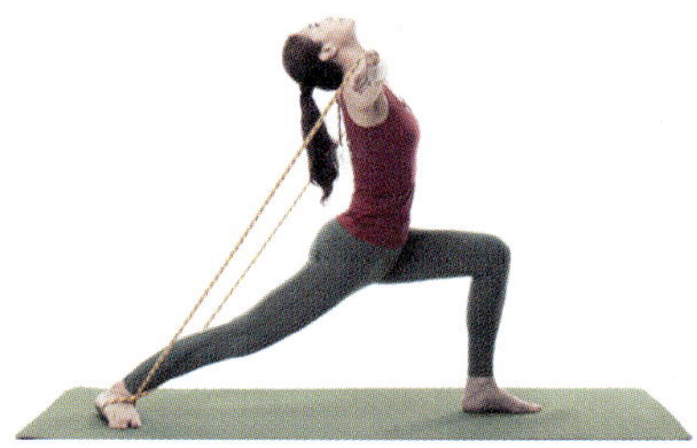

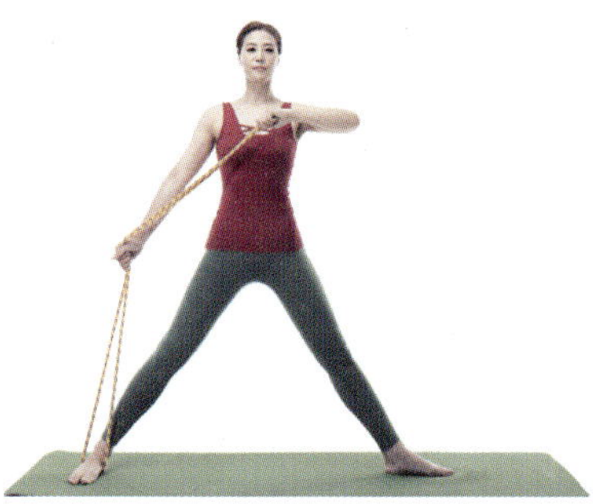

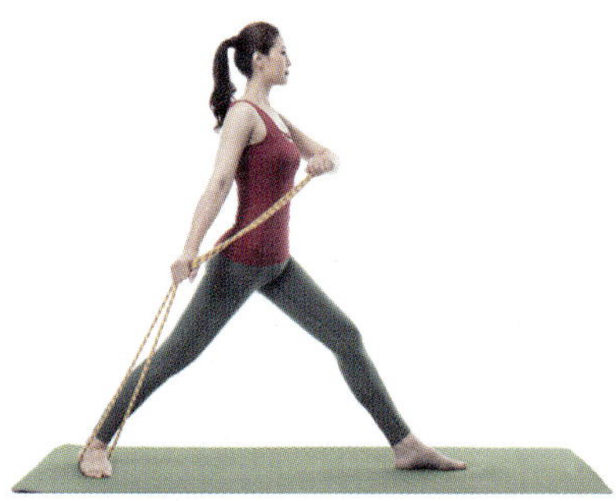

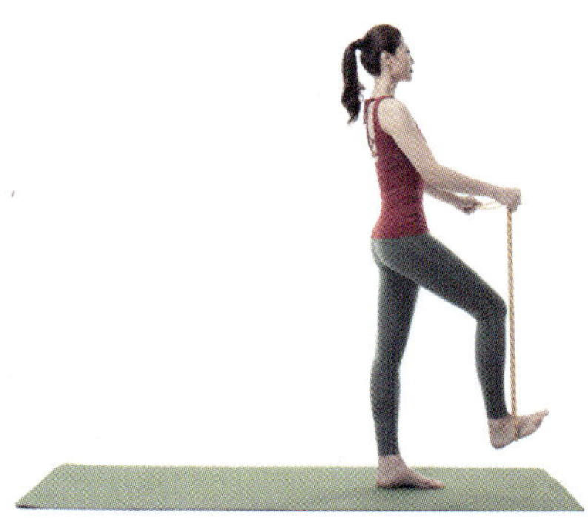

Rhythmic YOGA 리드믹요가

Rhythmicyoga Flow (music - See you again)

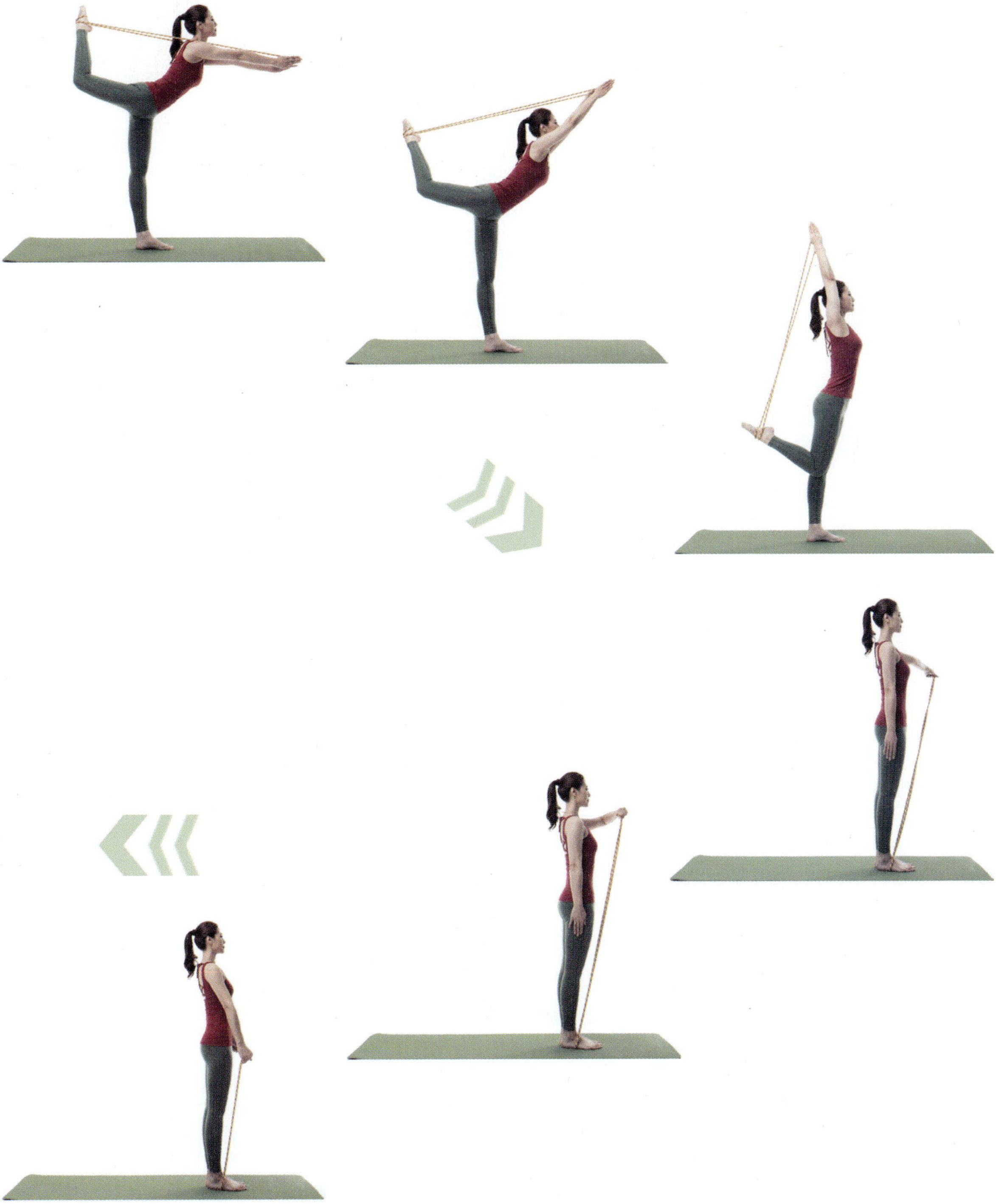

Rhythmicyoga Flow (music - See you again)

Start 3

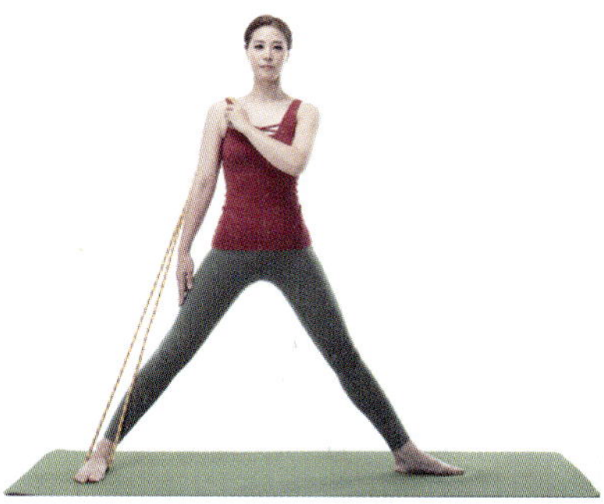

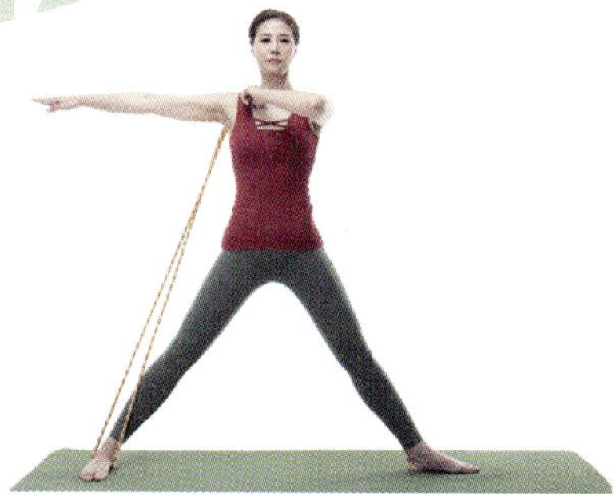

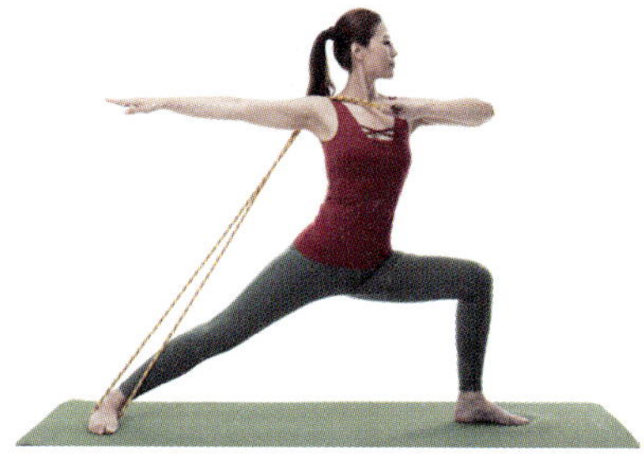

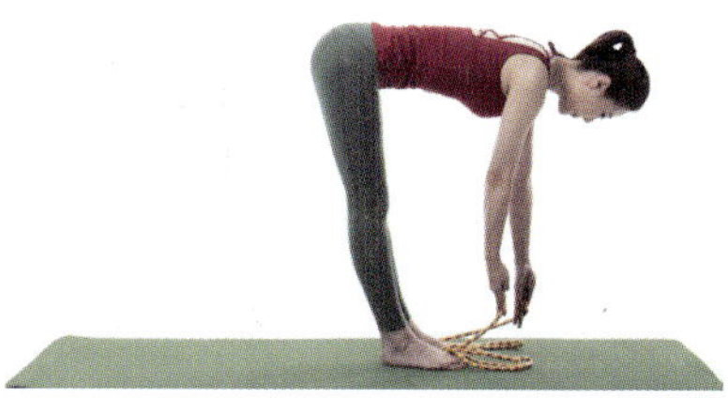

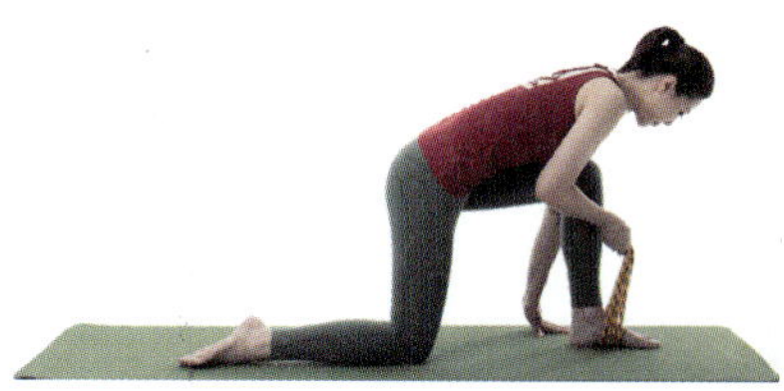

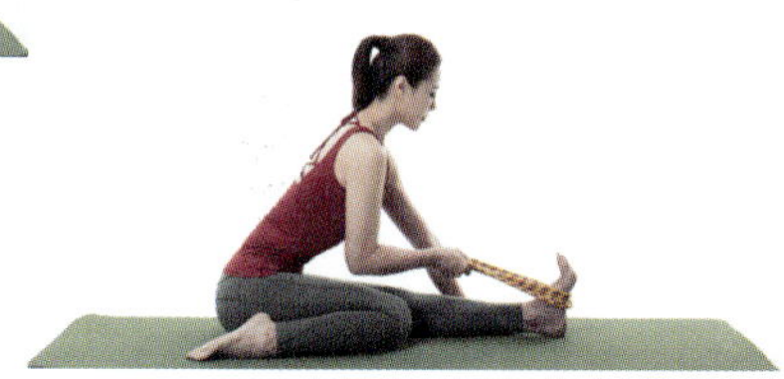

Rhythmicyoga Flow (music - See you again)

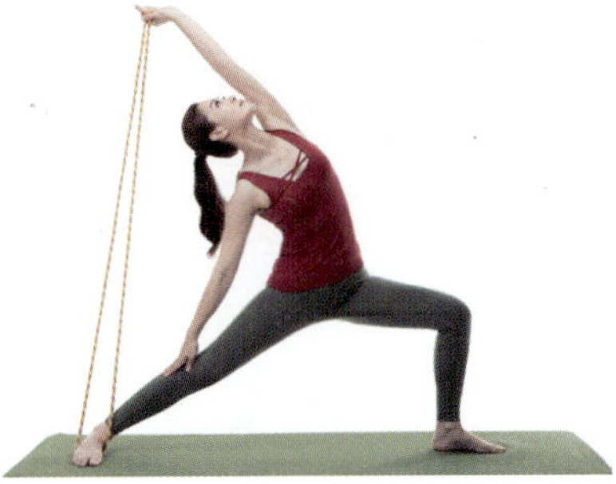

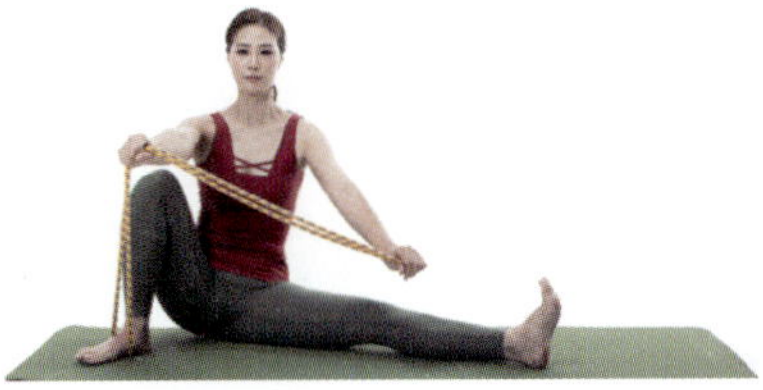

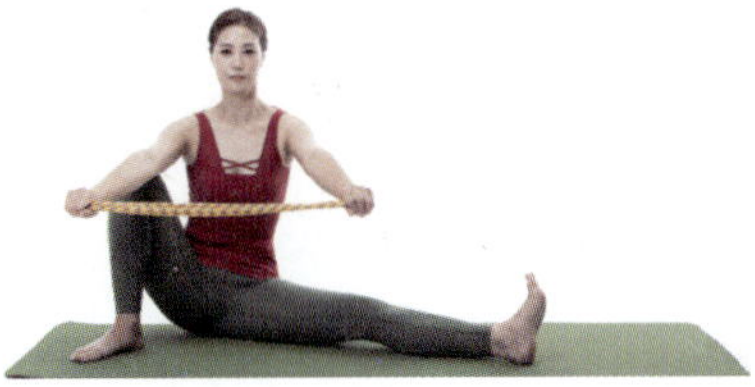

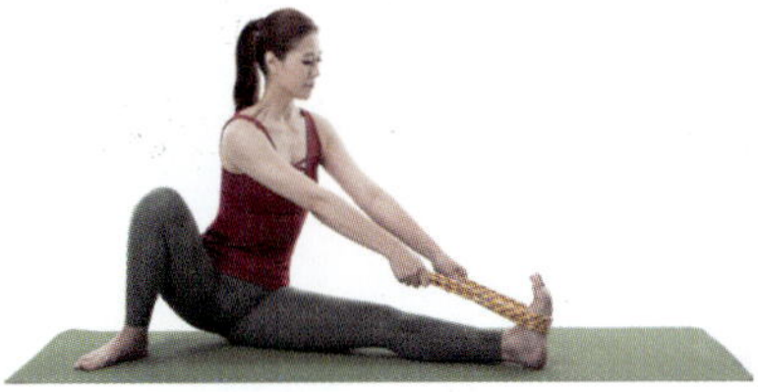

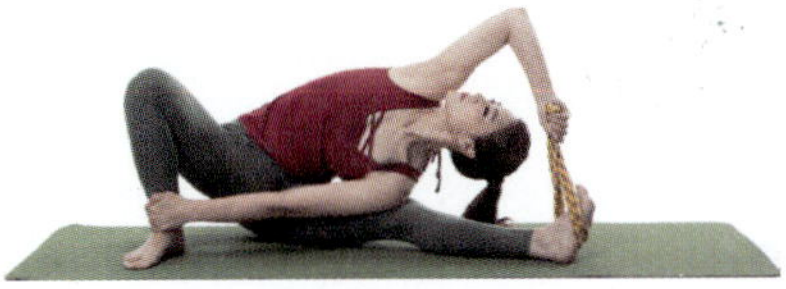

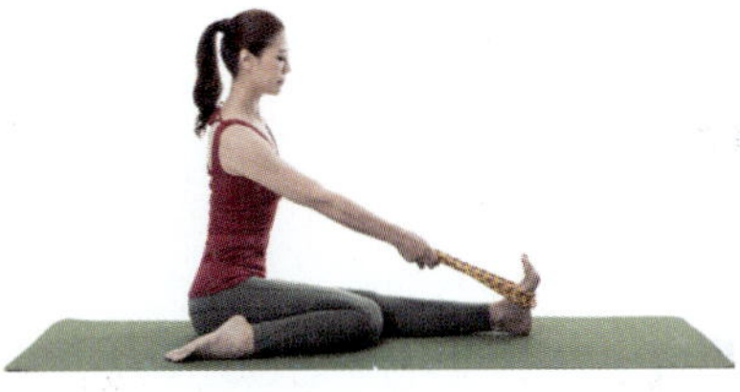

Rhythmic YOGA 리드믹요가

Rhythmicyoga Flow (music - See you again)

Start 4

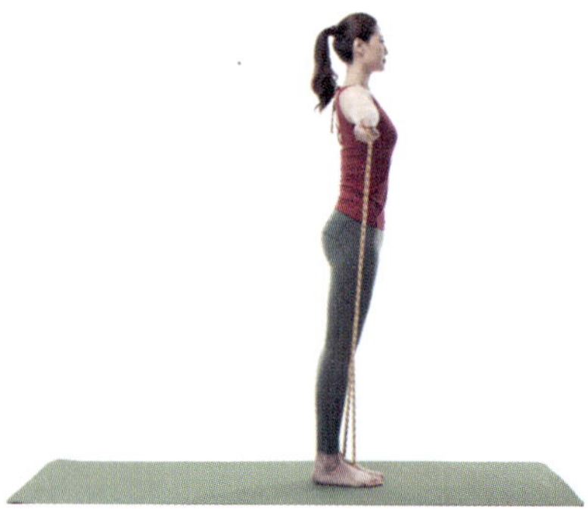

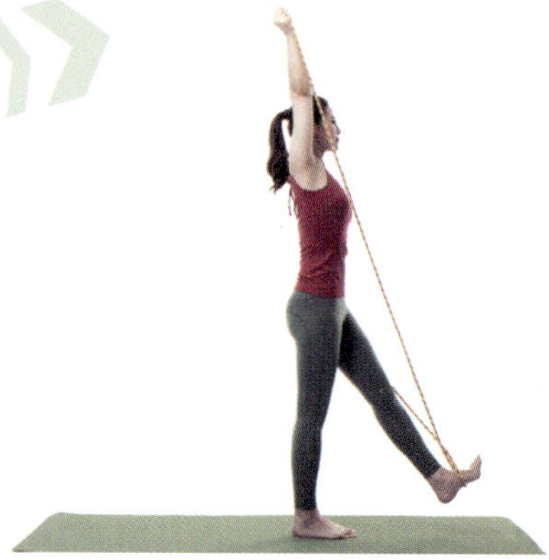

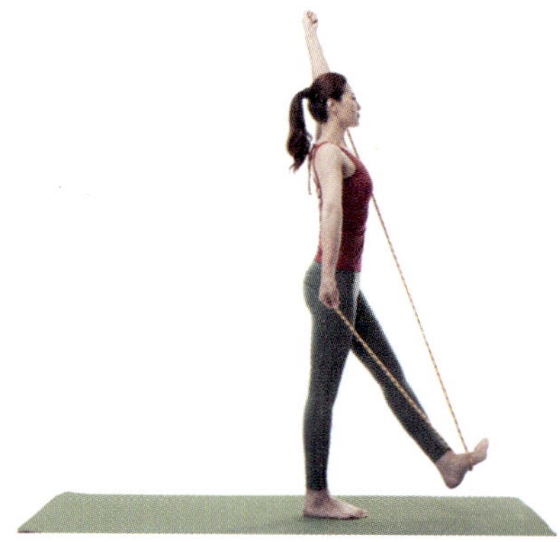

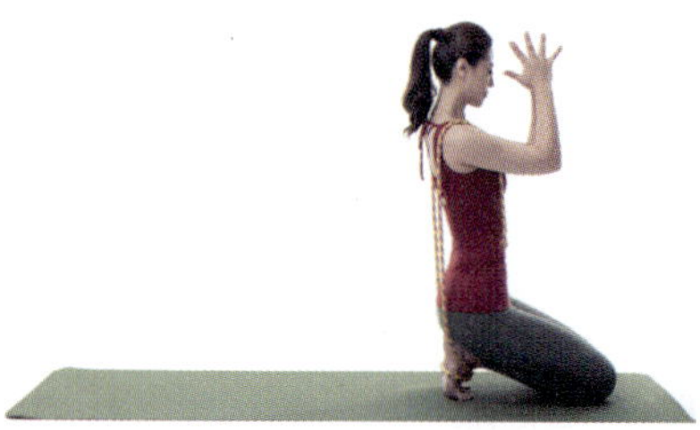

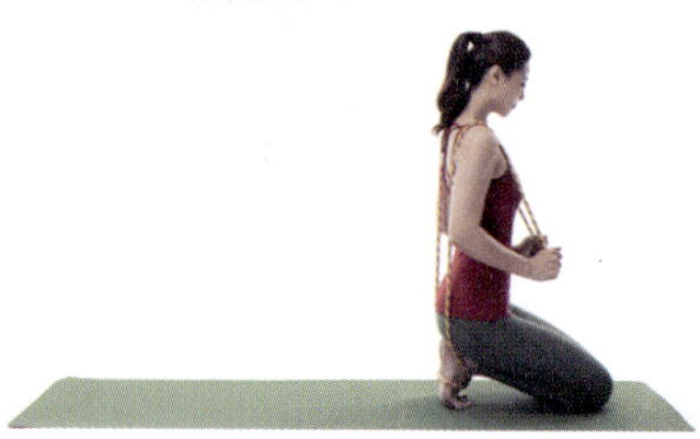

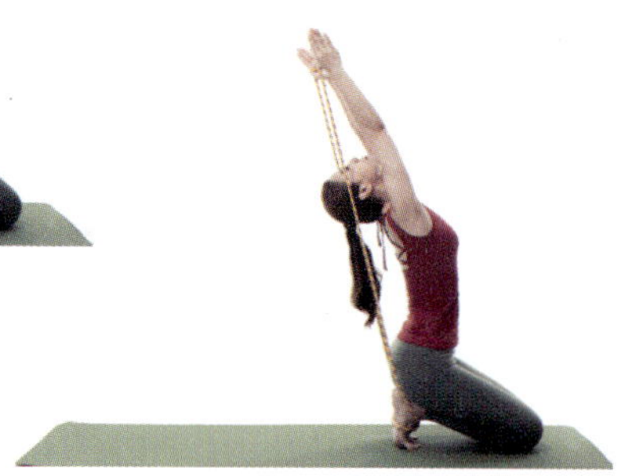

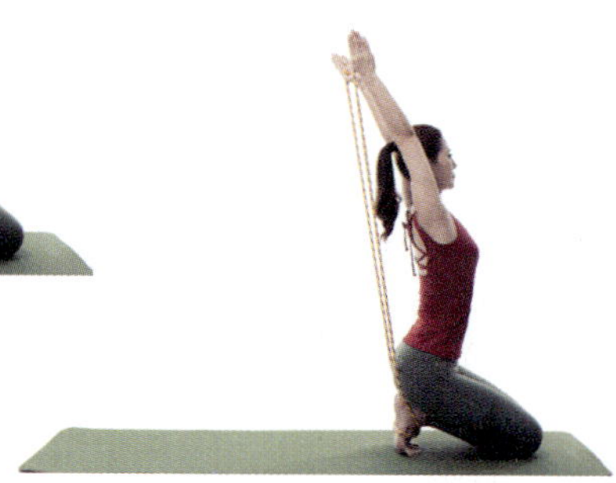

Rhythmicyoga Flow (music - See you again)

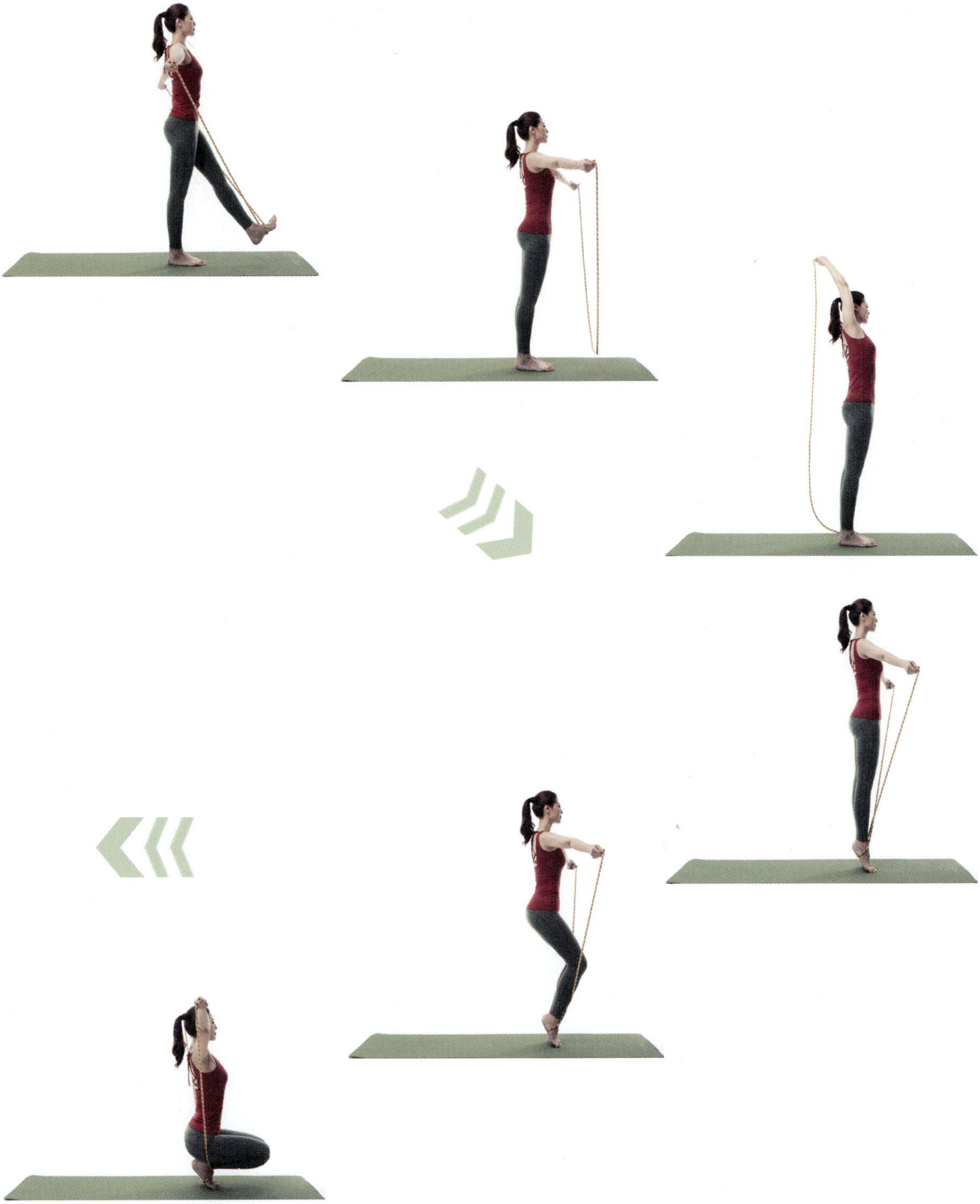

참고 문헌

스트레칭을 위한 가이드 / Sophie Cornish-Keefe / 영문출판사(2022)

근력운동을 위한 가이드 / Hollis Liebman / 영문출판사(2022)

생활체육 요가지도사 2급 / 대한요가회 / DH미디어(2022)

오버커밍 그라비티 / Steven Low / 대성의학사(2019)

비대칭 자세 교정 / Jane Johnson / 영문출판사(2018)

정석 요가 해부학 / Jo Ann Staugaard-Jones / 영문출판사(2017)

아헹가 요가 / B.K.S Iyengar / 선요가(2016)

스트레칭 처방 / Kristian Berg / 영문출판사(2012)

요가 지도법 / Mark Stephens / 영문출판사(2011)

요가 디피카 / B.K.S Iyengar / 선요가(2009)

요가피아 / 안지용 / ㈜요가코리아(2006)

리드믹요가 지도자 교육 Info.

대한리드믹요가협회 아카데미
용인시 기흥구 강남동로 114번길 18-4
https://blog.naver.com/rhythmicyoga
https://www.instagram.com/rhythmicyoga_master/

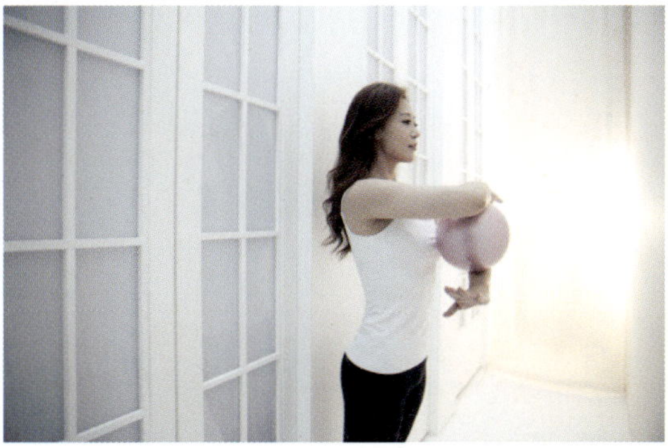

생활의 리듬을 깨워주는 볼요가

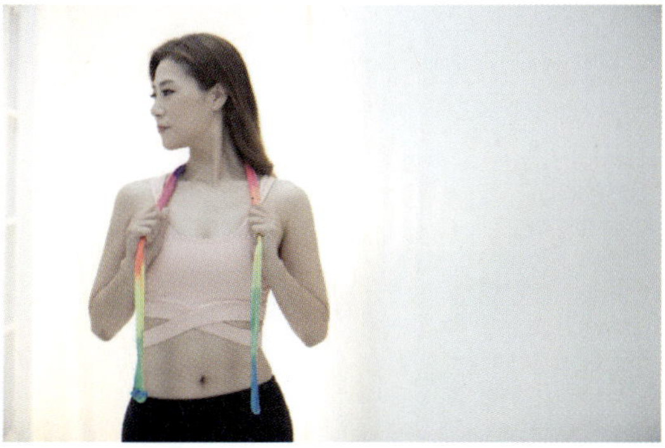

바디밸런스를 잡아주는 로프요가

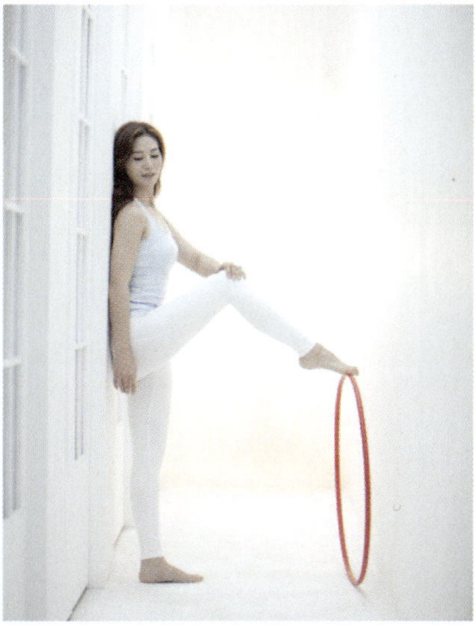

몸과 마음에 건강한 에너지를 주는 후프요가